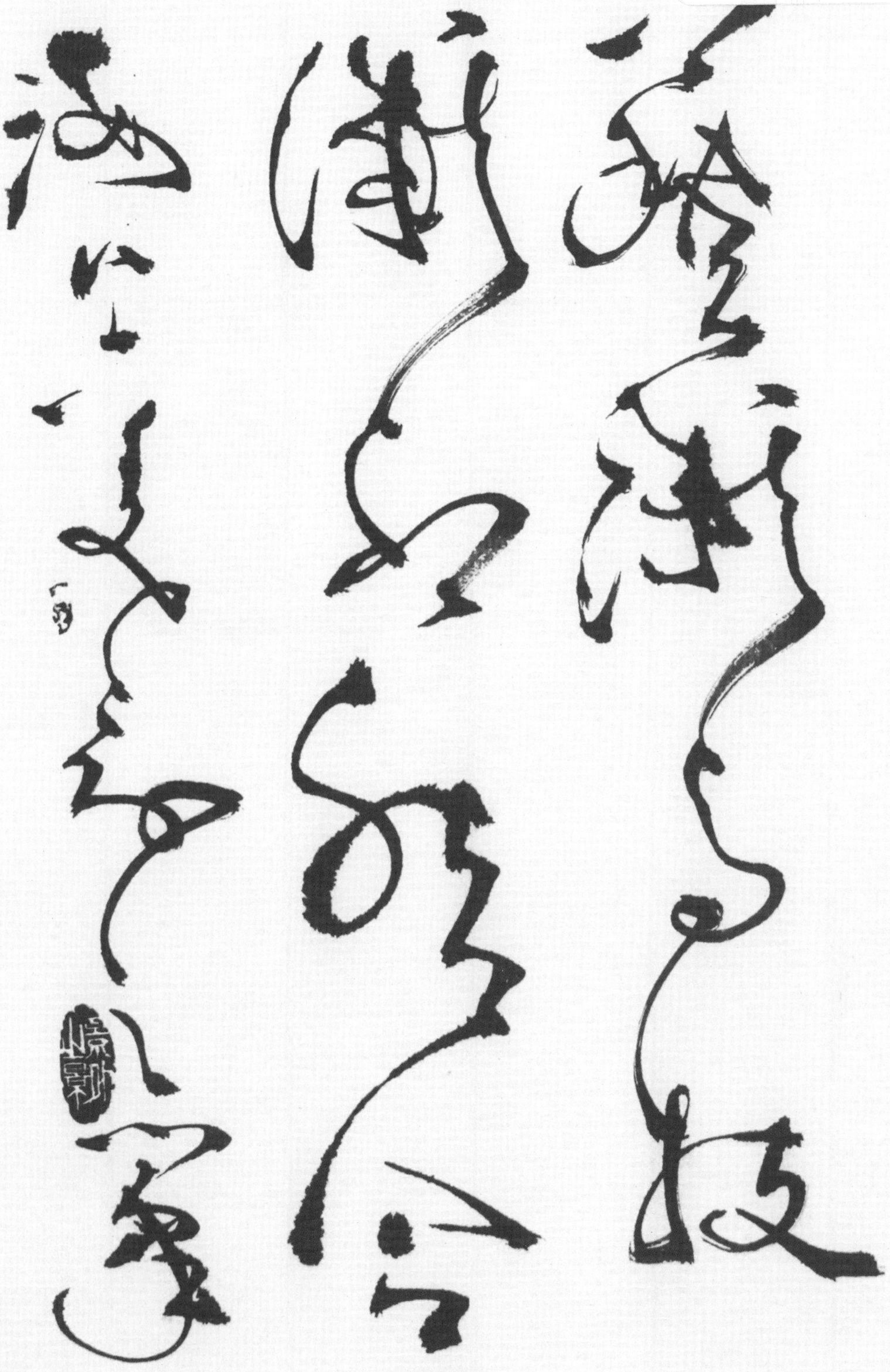

血管腔内器具学

（第 2 版）

ENDOVASCULAR SURGERY AND DEVICES

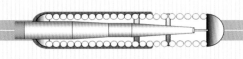

编·著

毛华娟　戴伟辉　景在平

上海科学技术出版社

图书在版编目（CIP）数据

血管腔内器具学 / 毛华娟，戴伟辉，景在平编著 . —2 版 .
—上海：上海科学技术出版社，2018.10
ISBN 978-7-5478-3850-1

Ⅰ. ①血…　Ⅱ. ①毛…　②戴…　③景…　Ⅲ. ①血管外科学 –
人工器官　Ⅳ. ① R654 ② R318.1

中国版本图书馆 CIP 数据核字（2017）第 305038 号

--- --- --- --- --- --- ---

血管腔内器具学（第 2 版）

编著　毛华娟　戴伟辉　景在平

--- --- --- --- --- --- ---

上海世纪出版（集团）有限公司
上 海 科 学 技 术 出 版 社　　出版、发行

（上海钦州南路 71 号　邮政编码 200235　www.sstp.cn）

浙江新华印刷技术有限公司印刷
开本 889×1194　1/16　印张 21.25　插页 4
字数 500 千字
2017 年 1 月第 1 版
2018 年 10 月第 2 版　2018 年 10 月第 2 次印刷
ISBN 978-7-5478-3850-1/R · 1527
定价：188.00 元

--- --- --- --- --- --- ---

内容提要

　　《血管腔内器具学》从腔内血管学的发展和临床应用的专业化研究与人才培养角度，提出了血管腔内器具学的学科概念。第 2 版在第 1 版的基础上，对血管腔内器具及其临床应用、输送配合管理做了系统性论述。本书通过基础篇、应用篇、管理篇三个篇章，对血管腔内器具的基础知识、应用方案、操作步骤与管理模式做了归纳和阐述；结合大量复杂病例，深入分析了上述器具的组合选择及使用操作技术。同时，从敏捷供应链管理、自主智能决策、神经管理学与医疗智慧服务等角度，为面向临床手术的器具输送配合服务管理提供了先进的理论、方法与智能技术。

　　本书系多学科合作研究的成果，与临床应用结合紧密，内容新颖，知识丰富，具有很好的实践操作性，可供相关专业领域的临床医生、护理人员、器具管理人员以及大学、培训机构、研发机构的相关人员参考。

编委名单

编 著　毛华娟　戴伟辉　景在平

顾 问　包俊敏　赵志青　陆清声　冯　睿　冯　翔

编 者　(以姓氏汉语拼音为序)

陈智勇　安徽医科大学第一附属医院血管外科

董　健　第二军医大学附属长海医院血管外科

冯家炟　第二军医大学附属长海医院血管外科

胡文平　第二军医大学附属长海医院血管外科

江　薇　第二军医大学附属长海医院导管室

李海燕　第二军医大学附属长海医院血管外科

刘广钦　第二军医大学附属长海医院血管外科

陆　烨　第二军医大学附属长海医院血管外科

毛燕君　第二军医大学附属长海医院护理部

梅志军　第二军医大学附属长海医院血管外科

裴轶飞　第二军医大学附属长海医院血管外科

施美芹　第二军医大学附属长海医院血管外科

宋　超　第二军医大学附属长海医院血管外科

孙羽东　第二军医大学附属长海医院血管外科

田　文　第二军医大学附属长海医院血管外科

王富香　第二军医大学附属长海医院血管外科

王宏飞　第二军医大学附属长海医院血管外科

魏小龙　第二军医大学附属长海医院血管外科

肖　煜　第二军医大学附属长海医院血管外科

袁良喜　第二军医大学附属长海医院血管外科

张　雷　第二军医大学附属长海医院血管外科

张　磊　第二军医大学附属长海医院血管外科

周　建　第二军医大学附属长海医院血管外科

庄郁峰　第二军医大学附属长海医院血管外科

注：第二军医大学现更名为海军军医大学

作者简介

毛华娟

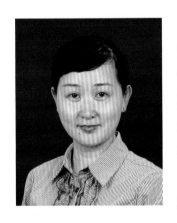

护师，硕士研究生毕业，第二军医大学附属长海医院血管外科器具平台负责人。从事血管外科临床工作20年，在复旦大学软件工程专业获得硕士学位，主要负责血管腔内器具的管理、研究，以及腔内微创手术的配合、护理。现任中国医师协会腔内血管学专业委员会研究与转化委员会副主任委员、国际血管联盟(IUA)中国分部护理专业委员会副主任委员、中国管理科学与工程学会神经管理与神经工程研究会理事。以第一完成人申请并获得国家发明专利、实用新型专利及外观设计专利10余项，发表SCI、EI论文6篇，国内核心期刊论文10余篇，主编专著2部（其中一部英文版由Springer Nature出版），参编专著5部。作为项目组主要成员参与完成国家自然科学基金重大研究计划培育项目、科技部政府间科技交流项目、上海市白玉兰科技人才基金项目等重要科研项目5项，获得上海市科技进步奖二等奖1项。

作者简介

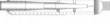

戴伟辉

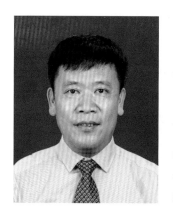

博士研究生毕业，复旦大学管理学院教授，现任中国医师协会腔内血管学专业委员会研究与转化专家委员会副主任委员、中国管理科学与工程学会常务理事、中国管理科学与工程学会神经管理与神经工程研究会理事长、中国计算机学会上海委员。1996年毕业于浙江大学生物医学工程与仪器专业，获得博士学位。1997—1999年在复旦大学管理学院从事管理科学与工程专业博士后研究工作。2000年，赴美国麻省理工学院斯隆管理学院从事访问学者研究。2002年，受教育部派遣赴云南大学支教。2012年12月，担任韩国全南国立大学客座教授。2014年，赴美国哥伦比亚大学医学院担任访问教授。曾任企业总工程师、高级投资分析员和董事顾问等职。主持国家高技术研究发展计划（863计划）、国家自然科学基金重大研究计划培育项目、国家社会科学基金项目等重要科研项目22项，以及全国社会医疗保险首批试点城市信息管理系统总设计、全国首家数字社区建设规划、"西部药谷"产业发展顶层设计方案等大型规划、设计与咨询项目30多项，发表学术论文200余篇，出版著作7部（其中1部英文版由 Springer Nature 出版），起草编制了中华人民共和国城镇建设行业标准《数字社区管理与服务分类与代码》、中国工程院重大战略咨询项目"我国转化医学发展战略：前瞻性医疗信息化技术"专题报告。获得全国商业科技进步奖一等奖、上海市科技进步奖二等奖、上海市级教学成果奖二等奖等奖励与荣誉称号11项。

作者简介

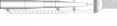

景在平

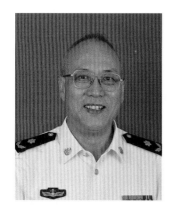

　　教授，主任医师，博士生导师，著名血管外科专家，中国腔内血管学奠基人。现任第二军医大学附属长海医院血管外科主任、上海市血管系统疾病临床医学中心主任、全军血管外科研究所所长、全军血管外科学组组长、中国医师协会腔内血管学专业委员会（二级学会）主任委员，并担任亚洲血管外科协会理事，欧洲血管外科协会和国际腔内血管专家协会委员；为中央保健委及中央军委保健委持证专家，享受国务院特殊津贴。在包括国家高技术研究发展计划（863 计划）在内的国家、军队及上海市重大、重点项目资助下，在血管外科疾病诊治的临床与基础研究方面取得突破性进展，获得国家级发明和实用新型专利授权近 40 项，相关成果已经发表了 SCI 论文 87 篇，总影响因子 264.9，其中发表在 *J Am Coll Cardiol* 的单篇影响因子 19.9，发表在 *Circulation* 的单篇影响因子 14.739。发表中文核心期刊 299 篇。出版专著 10 余部（其中一部英文版由 Springer Nature 出版）。先后获得包括国家科学技术进步奖二等奖、教育部科技进步奖一等奖、中华医学科技奖一等奖、国家级教学成果奖、军队科技进步奖、军队医疗成果奖、上海市医学科技奖、上海市优秀科学成果奖、上海市临床医疗成果奖在内的各类省、部和国家级重大成果奖 10 余项。从医近 40 年，"浴血"创新，热心慈善，事迹感人，于 2014 年被评为"感动上海年度十大人物"，2015 年荣获"总后道德模范"称号。2017 年荣获"中国好医生"称号和"全国道德模范"提名奖。

序一

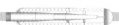

This book is a much needed and excellent addition to the fields of endovascular treatments, vascular surgery and vascular interventions. In many ways it is a treasure.

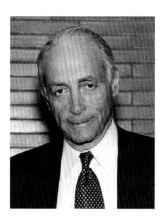

Since the world's first and well recognized description of mini-invasive endovascular treatment of an abdominal aortic aneurysm in 1991, the endovascular treatment of most vascular diseases have made explosive progress, and have become an over-riding trend in vascular surgery and other disciplines. The combination of creativity, ingenious technology and wonderful manufacturing skills have given birth to the innovative endovascular devices which serve as the basis of developing endovascular procedures which benefit patients.

This book is an important part of the theoretical system of "ENDOVASCOLOGY" which was first proposed by the prominent and well-known Chinese vascular surgeon, Zaiping Jing in 1997. This volume expands on this system and introduces for the first time the new term, "ENDOVASDEVICOLOGY". It also provides excellent guidance and important information about endovascular devices and their clinical application in the treatment of vascular diseases.

China has an old saying, "Spending ten years in grinding a sword". This means that outstanding achievements come from diligent persistence. This book provides a clear and excellent classification of numerous endovascular devices and gives precise information about their optimal clinical usage. It also provides a rich source of clear and artful illustrations. Many of these illustrate the application of these endovascular devices in the treatment of particularly difficult cases. This book could not have been conceived and written without the authors' decades of rich experience focusing on the progressive development of these endovascular devices, or without their systematic and creative contributions as this experience accumulated. Professor Jing and all the authors deserve to be congratulated on the great and successful effort that went into this important volume.

This book represents the combined effort of expert vascular surgeons and leaders in nursing and management. Their cooperation reflects their multidisciplinary knowledge and participation in the efficient clinical application of these endovascular devices.

This volume also analyzes the characteristics and requirements of the various devices during different endovascular procedures. It introduces the use of an agile supply chain management system, autonomous intelligence technology and other advanced information techniques to assure the availability of the devices when they are needed. These systems assure that device supply will automatically be adjusted to endovascular procedural needs. And finally this device supply model will integrate with external supply chain resources to provide a "best supply strategy" and assure that vascular surgeons will have the endovascular devices they need, even in urgent circumstances.

This supply chain model will also make the choosing of endovascular devices more scientific and economical. In addition, it will provide data mining technology to facilitate analysis and reporting of results with appropriate statistical aids. In this way, early warning of poorly chosen devices will be provided and clinical outcomes optimized.

As the first description of ENDOVASODEVICOLOGY, this book will provide a knowledge system and scientific research method for the optimal clinical application of endovascular devices. As such it should prove useful to all those around the world interested in improving outcomes of endovascular procedures in the future. It should also further advances in the field of ENDOVASCOLOGY - first proposed by Professor Jing – a field that continues to evolve and grow exponentially. As it does, it is essential that this originally surgical discipline merge with and incorporate the skills of device management and information technology. This merger and cross-disciplinary integration is begun by this book which should prove beneficial to all the vascular patients that we serve globally.

Frank J. Veith
Clinical Visiting Professor, F. Edward Hebert School of Medicine, Uniformed
Services University of the Health Sciences, USA
Professor of Surgery, Cleveland Clinic Lerner College of
Medicine of Case Western Reserve University, USA
The William J. von Liebig Chair Vascular Surgery,
The Cleveland Clinic Foundation, USA
Professor of Surgery, New York University Medical Center, USA

序一（中译文）

本书对血管腔内治疗、血管外科手术及血管介入技术领域是非常必要和极好的补充，就各方面而言都是一种财富。

———

自 1991 年成功实现全球首例腹主动脉瘤的腔内微创手术治疗以来，腔内微创治疗在大多数血管疾病的治疗中取得了暴发式进步，已成为血管外科和其他外科领域最重要的发展趋势。创造力、巧妙技术和精湛制作工艺的结合促进了血管腔内器具的诞生和创新，为血管腔内手术的发展提供了基础，造福了患者。

———

本书是中国著名血管外科医师景在平教授于 1997 年首次提出的"腔内血管学（Endovascology）"理论体系的重要组成部分。本书扩展了上述理论体系，并首次引入了"血管腔内器具学（Endovasdevicology）"这一新术语。它为血管腔内器具及其在血管疾病腔内治疗中的临床应用提供了很好的操作指导和重要信息。

———

中国有句俗语"十年磨一剑"，喻意杰出的成就来自长年累月的刻苦磨练。本书对品种众多的血管腔内器具做了明晰的分类，为其最合适的临床应用提供了精准说明。本书还配有大量清晰生动的插图，展示了上述器具在很多复杂病例中的应用。如果没有作者数十年专注于这些血管腔内器具发展而积累起来的丰富经验，以及对这些经验进行系统性、创造性的总结，就不会有此书的问世。景教授和本书的所有作者为创作及成功出版这本著作所付出的巨大努力，值得庆贺。

———

这本书汇聚了血管外科专家、护理和管理领导者的共同努力。他们的合作体现出了多学科知识的融合，并促成了这些血管腔内器具的高效临床应用。

———

本书还分析了不同血管腔内手术过程中各种器具的特点及要求，并对敏捷供应链管理系统、自主智能技术和其他先进信息技术的应用做了介绍，为需要上述器具时提供了可用性保障。这些系统确保了器具的供应将自动根据血管腔内手术进程的需求进行调整。最后，以上器具供应模式将与外部供应链资源进行整合，形成"最佳供应策略"，并确保即使在紧急情况下血管外科医师也可及时获得他们所需的血管腔内器具。

———

这种供应链模式也将使血管腔内器具的选择更加科学和经济。除此以外，它还提供了数据挖掘技术，有利于选用合适的统计辅助工具进行各种分析及生成报告结果，并通过以上方式对器具的不适当选择进行预警，优化临床治疗效果。

———

作为《血管腔内器具学》的第 2 版，本书将为血管腔内器具的最佳临床应用提供系统知识和科学的研究方法。因此，它对世界各地有志于改善未来血管腔内手术结果的人来说将是有用的。它还将在景教授最早提出的"腔内血管学（Endovascology）"这一呈指数级不断发展、成长的领域内取得进一步发展。正如本书所述，血管外科与器具管理技能及信息技术的融合是至关重要的。这种融合和跨学科的整合始于本书，它必将造福于全球范围内所有的血管疾病患者。

弗兰克·维斯

美国卫生科学军队服务大学爱德华赫伯特医学院外科病区临床访问教授
美国凯斯西储大学克利夫兰医学中心勒纳医学院外科教授
美国克利夫兰临床基金会血管外科威廉 J.Von LeeBead 主席
美国纽约大学医学中心外科教授

序二

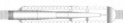

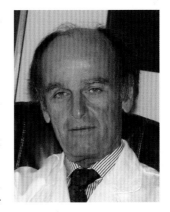

The current edition of the book Endovascular Surgery and Devices (2nd edition), written by Prof Zaiping Jing and his team, is focusing on the endovascular devices field, including not only arterial procedures but also the entire venous area.

Today, the modern heart and vascular surgery is faced with challenges not only in the endovascular treatment of thoracic and abdominal aneurysms but also in minimal invasive heart valve repair.

Prof Jing is one of China's leading vascular surgeons and I first got to know him on my visit to China back in March of 1997. I was accompanied by Prof Müller-Wiefel (Duisburg) and Mrs Agatha-Lindenthal, representing BSC, when Professor Jing, along with his team, and I were first in to introduce the EVAR procedure in China, which we did at the Second Military Hospital (Shanghai Hospital). Since then, I visited Shanghai several times a year for the reason of carrying out EVAR surgery with Prof Jing. Over the time, Prof Jing and his team have proven to be highly qualified. In fact, Prof Jing and his team not only contributed effectively in improving the surgical techniques of EVAR surgery but also offered valuable contributions in improving the pre- and post-operative care.

Prof Jing was ahead in time to realize the value and importance of vascular treatment regarding arterial and venous disease as he already opened up a vascular surgery department at the Changhai Hospital in 1989. Then, in 1998, Prof Jing completed the first domestic TEVAR case in a patient with aortic dissection.

Prof Jing's department has grown famous in treatment focusing on the thoracic aorta with its branches, including the aortic arch and the ascending aorta. As a logical consequence, Prof Jing and his team also specialized in minimal invasive transcatheter heart valve surgery.

Numerous presentations, publications and frequent hospitations of different vascular surgeons at his clinic have greatly contributed to stimulate vascular surgeons all over China. Since 1997, annually in October, the congress *Endovascology*, is taking place in Shanghai.

This congress is growing more and more and has a steadily rising number of visitors from China and especially from overseas.

Besides the supraaortic trunc, the book also covers endovascular therapy of the extra- and intracranial carotid artery. Additional chapters cover the intestinal arteries, the obliterations of the lower extremity and the management of venous- occlusive disease, including malformations. Unfortunately, these procedures have never been sufficiently recognized in our Western culture.

Prof Jing's work was honored by numerous awards, especially one by President Xi Jinping in 2017, and when Prof Jing was honored in the Hall of the People in Beijing.

We are pleased to announce that the important book is now also offered in English thanks to the Springer Verlag/Heideberg. This will contribute to further recognition all over the world.

Dieter Raithel
Former Head of the Department Vascular Surgery,
The University of Erlangen-Nuernberg's School of Medcine, Germany
Honorary Prof of The Second Military University of Shanghai, China

序二（中译文）

由景在平教授及他的团队撰写的著作《血管腔内器具学》（第 2 版）着重于整个血管腔内器具领域，不仅包括动脉治疗器具，还涵盖了整个静脉治疗器具领域。

如今，现代化的心脏和血管外科面临的挑战不仅是胸、腹主动脉瘤的腔内隔绝治疗，还包括心脏瓣膜的腔内微创修复。

景教授是中国血管外科的领军人物，我第一次见到他是在 1997 年 3 月的中国之行时。当时在杜伊斯堡大学教授 Müller-Wiefel 和 BSC（Boston Scientific Company）的 Agatha-Lindenthal 女士的陪同下，我向景教授及他的团队第一次在中国介绍了动脉瘤腔内修补（endovascular aneurysm repair，EVAR）手术，并在第二军医大学附属长海医院做了中国第一台 EVAR 手术。时至今日，景教授与他的团队已经非常专业。事实上，景教授与他的团队不仅在提高 EVAR 手术的技术上做出了重大贡献，更在血管腔内手术的围手术期处理方面提供了极具价值的经验。

景教授预见到了血管疾病包括动脉与静脉疾病治疗的价值和重要性，并且于 1989 年在上海长海医院成立了血管外科。此后，景教授于 1998 年完成了中国首例主动脉夹层腔内隔绝术。

景教授的科室以胸主动脉及主动脉弓、升主动脉腔内的微创治疗而著称。同时，景教授及其团队在心脏瓣膜的微创腔内治疗专业领域也卓有成效。

景教授培养出来的血管外科医师，通过大量的学术交流、论文发表以及医疗服务，极大地促进了血管外科在中国的发展。自从 1997 年开始，每年 10 月 "Endovascology（腔内血管学）" 大会都在上海举办，国内外专业人士特别是来自海外的同行的参会人数都在逐年稳定增长。

除了主动脉血管外，本书还介绍颈外动脉和颈内动脉的血管腔内治疗。还有另外的章节涵盖了内脏动脉、下肢动脉闭塞和静脉阻塞性疾病，包括动静脉畸形等疾病。令人遗憾的是，这些疾病的腔内治疗在西方国家还尚未获得充分的认识。

景教授荣膺众多的奖项，尤其是 2017 年在人民大会堂接受了习近平主席的颁奖。

我们非常高兴地看到这一重要著作在 Springer Nature 的支持下已经有了英文版。这将为推动血管外科在全球的认同和发展做出贡献。

迪特尔·雷瑟尔

德国埃朗根纽伦堡医学院血管外科前主任

中国上海第二军医大学名誉教授

序三

作为多年从事转化医学和医疗信息化管理领域研究的工作者，我首先关注的是血管腔内器具的临床应用与信息化管理。现代血管腔内器具是众多高新技术与精湛工艺相结合的产物，在促进腔内微创治疗技术发展的临床应用转化中，也不断对器具本身的科技创新产生了新的驱动力，两者之间构成了可持续创新的生态链。医疗信息化的发展正在从信息化管理走向基于大数据驱动的智能化决策，从机器的理性智能走向与情感智能相结合的智慧医疗，从医院内部的管理走向以患者为中心的泛在服务集成，正在引发传统医疗管理模式的深刻变革。与此同时，对医疗器械的输送配合服务及其全程供应链管理也不断提出了新的要求。

血管腔内器具种类、规格多达千余种，变化日新月异，已成为现代医疗器械中最庞杂和作用于人体部位最广泛的介入性器具，在研发设计、生产制作、存储保管、应用选择和操作技能等诸多方面均具有复杂的要求和特殊性。尤其在面向临床手术的输送配合中，不仅要考虑到需求的动态变化、医师的使用行为习惯差异以及对器具使用不当的预警提示，还必须针对其备货模式与应急输送模式，构建以个性化规模需求为导向的敏捷供应链体系，其决策涉及患者、医师、供应商和医院多方面的利益。从总体上看，腔内器具的信息化管理是医疗器械在临床应用中覆盖范围最广泛、智能化程度要求最高、决策最复杂的领域。为此，本书从敏捷供应链管理、自主智能决策、神经管理学与医疗智慧服务等角度，为面向临床手术的上述器具输送配合服务及其全程供应链管理提供了新的理论、方法与智能技术方案，旨在对以上复杂管理与决策问题的解决做出新的探索。

现代科学技术的发展是在其自身知识体系的建构以及上述知识与应用之间

不断交互的双螺旋演进中实现的，血管腔内器具学的发展更是一个多学科研究学者、临床应用专家、研发与生产机构、代理商与经销商协同合作的群智演进过程。本书第1版及其英文版 *Endovascular Surgery and Devices* 出版以来，引起了国内外专家与读者的广泛关注并提出了大量宝贵的意见和建议，使得本书第2版在很多方面得以进一步完善。在此，感谢各位专家、读者的关心与支持！感谢国际著名血管外科专家 Raithel 教授和 Veith 教授为本书作序并给予了极大的鼓励！

———

本书提出的血管腔内器具学（Endovasodevicology），系我国著名血管外科专家景在平教授创立的"腔内血管学"（Endovascology）学科领域的重要组成部分，是现代医疗器械及其相关学科在腔内血管学临床应用领域交叉发展的一个分支。虽然上述学科的独特内涵、知识结构、理论体系、研究方法及其主要的研究领域等诸多问题还有待于进一步探讨和明确，但其研究与发展必将为腔内血管学提供更加丰富的内容，在血管腔内器具的科技创新与应用转化之间形成有机生态链，对于推动腔内血管微创手术的进步、促进医疗器械学科与临床应用的密切结合及相关专业人才的培养产生深远的影响。

戴律毅

2018 年 3 月

前　言

自 1991 年成功实现全球首例腹主动脉瘤腔内微创手术治疗以来，血管腔内微创手术方式已成为众多患者，尤其是老年高危患者的首要选择，代表了相关疾病手术治疗的发展方向。上述手术的成功在很大程度上依赖于腔内器具的创新发展。与此同时，器具的管理及其在临床手术中的输送配合水平，不仅是手术成功的重要保障，而且对于患者、医师、供应商的满意度和医疗服务质量以及医院经济效益将产生直接影响。

———

血管腔内器具涉及的种类、规格繁多，其保管和适用性选择复杂，在临床手术中要随时考虑可能出现的各种意外情况对器具的输送配合要求。《血管腔内器具学》（第 1 版）从腔内血管学的发展和临床应用的专业化研究与人才培养角度提出了血管腔内器具学的学科概念，是我国首部血管腔内器具学领域的专业著作。本书在第二军医大学附属长海医院血管外科多年的临床实践工作基础上，针对目前血管外科手术室的腔内器具管理，从基础性、实用性、技术性、前沿性及规范化管理角度做了系统阐述，对相关的新理论、新技术、新经验及特殊病例进行了归纳和总结，并以图文并茂的形式直观明了地展示了各类器具的结构与功能特征、使用场景及其管理要领。

———

本书提出的血管腔内器具学（Endovasodevicology），系景在平教授创立的腔内血管学（Endovascology）学科领域的重要分支。血管腔内器具学的内涵、理论与方法等诸多问题还有待于同行学者共同探索和完善。本书的主要目的在于对血管腔内器具及其临床应用的零散知识进行系统性归纳总结，形成关于上述器具管理的基本理论与方法，为血管腔内器具学的后续研究与发展奠定开拓性基础。本书第 1 版于 2017 年 1 月出版以来，受到了兄弟医院和临床医生们的广泛关注。在 2017 年第 21 届国际腔内血管学大会（Endovascology 2017）上就本书的内容作专题报告时，引起了国际同行的极大兴趣。与此同时，我们也收到了各位专家和读者大量宝贵的意见与建议。在上述专家的建议下，本书补充了最新的知识和具有重要参考价值的复杂病例分析，增加了面向临床手术的器具输送配合服务混合决策模式等最新的研究成果，介绍了神经管理学的发展背景，并对书中的错误和遗漏做了补正。国际著名血管外科专家 Veith 教授和 Raithel 教授对本书给予了高度评价，欣然为本书的第 2 版撰写了序言。于 2018 年 7 月由 Springer 面向国际出版了英文版本 *Endovascular Surgery and Devices*。此书已入选为 2017 年度上海新闻出版首次启动的"一带一路"资助项目。

————

本书是在第二军医大学附属长海医院血管外科景在平教授的亲自指导与构思下，在各兄弟医院和器具供应商的大力支持下，通过对血管腔内器具发展与临床应用 20 余年的思考，由第二军医大学附属长海医院血管外科的临床专家、医务人员和本人的导师复旦大学管理学院戴伟辉教授共同组成编著小组，历时 5 年多集体努力完成的成果。正如 Veith 教授在其序言中写的那样："如果没有作者数十年专注于这些血管腔内器具发展而积累起来的丰富经验，以及对这些经验进行系统性、创造性的总结，就不会有此书的问世。"本书中大量的创新性成果在实践应用中获得了很好的效果。对此，Raithel 教授在其序言中评价道："令我感到遗憾的是，这些疾病的腔内治疗在我们西方国家还尚未获得足够的认识。"本书的问世，是临床医学、医疗器械学、护理学、管理学、信息科学等多学科研究结合的智慧结晶，其中的自主智能决策技术、敏捷供应链管理系统等成果获得了 2014 年全国商业科技进步奖一等奖、2015 年上海市科技进步奖二等奖，为推动行业管理创新与技术进步发挥了重要促进作用。对于上述多学科研究的结合，Veith 教授在其序言中给予了高度评价："正如本书所述，血管外科与器具管理技能及信息技术的融合是至关重要的。这种融合和跨学科的整合始于本书，它必将造福于全球范围内所有的血管疾病患者。"

————

感谢各位专家和读者为本书提出的宝贵意见与建议！感谢兄弟医院和供应商的大力支持！感谢全体编著小组成员所付出的智慧和辛勤劳动！由于血管腔内器具的创新发展很快，本书还存在很多不足之处，相关学科领域专家的智慧以及兄弟医院大量的临床应用经验尚未全面收集，恳请各位读者和专家给予评判、指正！

2018 年 3 月

目　录

第三篇
血管腔内器具管理篇
273

绪　论

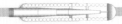

血管腔内器具是指用于血管腔内病变探查和手术治疗的各类器械及装置，包括穿刺针、血管鞘、导丝、导管、球囊、支架、Y阀、滤器、弹簧圈、圈套器、连接管、压力泵、血管闭合装置、抗栓塞保护装置、液态栓塞系统、血栓抽吸及切除系统、斑块切除系统以及腔内移植物和人造血管等，其种类、规格复杂，形态与功能各异，已成为现代医疗器械中最庞杂和作用于人体部位最广泛的介入性器具。目前，关于上述器具的分类尚未建立统一的标准，在临床实践中一般按常用器具、应用于不同手术、作用于人体不同部位的特殊器具等角度大致划分。其中消耗性的器具，连同其他除药物以外的消耗品统称为耗材，按其价值大小分为高值耗材和低值耗材两大类。

血管腔内器具是材料、机械、电子、生物等众多高新技术与精湛工艺相结合的产物。近年来，随着上述技术的发展和工艺水平的不断提高，血管腔内器具呈现了日新月异的创新发展趋势，为现代血管腔内手术的微创化发展提供了先进的技术支撑和重要保障。血管腔内器具在设计、制作上，必须考虑到人体不同部位的血管形态、构造和病变情况，必须考虑到手术操作的便利性和对血流动力学的影响以及各种可能出现的并发症。在使用上，应该针对不同的病情及手术目标进行最佳的组合选择，这与医师对相关器具的操作熟练程度有着密切的关系。在保管上，对环境、容器、标签和有效期管理及人员管理都有着很高的专业性要求。由于临床手术中所涉及的器具及耗材繁多，备货成本非常高、管理难度大，一般只能在临床科室建立常用备货库存，对于手术中缺乏的器具及耗材，则由供应商直接面向手术室应急输送。因此，上述输送配合管理涉及从供应商出货、物流配送到医院入库及出库等一系列环节，涉及患者、医师、供应商和医院多方面的利益。腔内器具的信息化管理系医疗器械在临床应用中覆盖范围最广泛、智能化程度要求最高、决策因子最复杂的领域。因此，对上述器具及其管理的专业化研究和专业人才的培养，已成为医疗器械学科发展以及临床应用实践的迫切需求。

1997年，我国著名血管外科专家景在平教授提出了"腔内血管学"（Endovascology）的新概念，并主持了首届国际腔内血管学大会。2014年，中国医师协会腔内血管学专业委员会正式成立。经过近20年的发展，腔内血管学正成为一门以多学科联合组织为纽带、以腔内微创为发展方向的临床新学科。本书提出的血管腔内器具学（Endovasodevicology），系腔内血管学学科领域的重要组成部分，是现代医疗器械及其相关学科在腔内血管学临床应用领域交叉发展的一个分支，涉及血管腔内器具的研发设计、生产制作、应用与管理、人才培养等相关的理论与应用知识。其主要研究领域包括：①血管腔内器具的材料、结构、形态与功能；②血管腔内器具的工艺设计；③血管腔内器具的人体生理学影响；④血管腔内器具的临床应用；⑤血管腔内器具的研发创新；⑥血管腔内器具的生产制作；⑦血管腔内器具及其输送配合管理；⑧血管腔内器具的专业化人才培养。

本书主要从血管腔内器具的基础知识及其临床应用、管理理论与方法角度进行归纳和阐述，在内容结构上划分为以下3篇，共22章。

第一篇　血管腔内器具基础篇（第一章至第十章）：从血管腔内治疗的经皮血管腔内球囊成形术、血管腔内支架成形术、动脉扩张疾病的腔内隔绝术、血管腔内溶栓/取栓术和心脏瓣膜腔内微创置换术（置管溶栓、血栓或斑块的吸除或切削等）五大技术角度，对所涉及的血管腔内器具发展历史做了阐述，对目前临床使用的各类血管腔内器具的特性、规格型号、功能及其适应证以图文并茂的形式进行了归纳与总结。

第二篇　血管腔内器具应用篇（第十一章至第十九章）：从临床前沿技术角度介绍了血管腔内治疗的主要手术及其需要准备的腔内器具、操作步骤和术中观察要点。针对其中的特殊、复杂病例，以应用案例的方式对手术要领、特殊器具的使用和相关经验做了分析、总结和阐述。

第三篇　血管腔内器具管理篇（第二十章至第二十二章）：从血管腔内器具的动态需求特征及输送配合管理要求出发，阐述了上述器具的敏捷供应链管理理论、方法及自主智能化管理技术，介绍了面向临床手术的器具输送配合服务混合决策模式和神经管理学与医疗智慧服务，对临床科室的器具存储、保管、使用和器具平台的构建及人员管理做了分析阐述。

第一篇

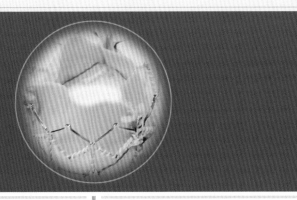

血管腔内器具基础篇

第一章
血管腔内器具的发展史

血管腔内治疗的发展，离不开腔内器具的不断改进与革新。血管腔内治疗基本上可分为六大技术：经皮血管腔内球囊成形术、血管腔内支架成形术、动脉扩张疾病的腔内隔绝术、血管腔内溶栓/取栓术和心脏瓣膜腔内微创置换。五种治疗技术的单独或联合应用使腔内血管治疗的效果日益改善，治疗范围逐步扩大。由于经皮血管腔内球囊成形术、血管腔内支架成形术和动脉扩张疾病的腔内隔绝术代表了血管腔内治疗的发展主线，下面将重点结合这三种技术概述一下相关血管腔内器具的发展进程，并重点以腹主动脉瘤腔内隔绝术这一标志性主动脉腔内手术为例，阐述主动脉支架移植物的演变与改进的历史，从而分析得出血管腔内器具的发展方向和趋势。

一、经皮血管腔内球囊成形术

1953 年，Seldinger 发明了经皮血管穿刺术，这是目前公认的现代血管腔内治疗的开始。借由这一通路，冠状动脉介入治疗和结构性心脏病的腔内治疗迅速发展，其中经皮血管腔内球囊成术（percutaneous transluminal angiography，PTA）为代表的血管扩张技术是腔内血管外科历史最悠久、应用最为广泛的技术。

1964 年，美国医师 Dotter 首次用一根导管穿过狭窄区，然后使用一根 2.54 mm（0.1 in）的头端为锥形的导管沿前一根导管置入，扩张狭窄区，最后使用 5.1 mm（0.2 in）的导管再次扩张狭窄区，完成了具有里程碑意义的世界上首例 PTA。1974 年，Dotter 又发明了网篮球囊导管，并用于治疗髂动脉狭窄，成功率超过 90%。20 世纪 70 年代，瑞典的 Gruentzig 先后发明了单腔及双腔球囊扩张导管，并在此后成功地用于冠状动脉球囊扩张成形术。双腔球囊扩张导管使 PTA 的治疗范围不断扩大，并逐渐取代了 Dotter 的同轴导管技术，目前仍是最常用的扩张导管。发展至今，球囊可按照其使用特点主要分为同轴整体交换型（over the wire，OTW）、快速交换型（rapid exchange system，RX）及固定导丝球囊（balloon on wire）3 种类型，临床上基本不再使用固定导丝球囊，OTW 和 RX 球囊是目前临床在用的主流球囊。

随着生物工程和药物工程学的进步，一些特殊设计的球囊如灌注球囊、切割球囊、双导丝聚力球囊、药物涂层球囊（drug coated balloon，DCB）、冷冻球囊等逐渐在各种复杂病变的处理中发挥重要作用，收获奇效。例如，DCB 即药物涂层球囊，是为了降低 PTA 和支架成形术后的再狭窄发生率而研发的一款球囊，其在球囊的表面进行等离子溅射刻蚀，使球囊的表面形成纳米级的微孔结构，再在其表面制备药物涂层。2001 年，德国学者 Scheller 完成了 DCB 的初步设计，德国 B.Braun 公司第一个推出了 DCB，并首先运用于冠状动脉疾病的治疗。目前，DCB 在冠状动脉疾病中的应用价值已经被证实，然而其在外周血管病变中的应用目前仍处在临床试验阶段，其初步临床结果被认为是值得期待的。

二、血管腔内支架成形术

血管腔内支架的应用是为了预防 PTA 后再狭窄或治疗 PTA 后的局部夹层等并发症，提高病变血管的远期通畅率。1983 年，Dotter 及 Crag 分别制成了镍钛记忆合金丝绕成的弹簧管状动脉内支架，进行了犬下肢动脉及腹主动脉置入的实验研究。1984 年，Mass 等制作了双螺旋扁平形状记忆合金片绕制的弹簧状动脉内支架，进行了 70 例犬、牛等胸、腹主动脉及下腔静脉置入的试验。1985 年，Palmaz 报道了一种球囊扩张式钢丝网状编织血管内支架并进行了动物实验。之后，为追求更大的周向张力，他将支架的构造进行了改进，先将无缝不锈钢管用激光镂空刻出许多纵向切口，导入体内用球囊扩张，超出弹性系数后金属管无法回缩而变成较大直径的钻石网孔状管形支架，经置入犬主动脉、肺动脉、冠状动脉、肾动脉、腔静脉等的实验研究，取得了较为满意的结果。这就是最早获得美国 FDA 批准的 Palmaz 支架。同期，Janturco 研制了一种具有更大的扩张压缩比的"Z"形折叠的不锈钢支架，即 Janturco 支架。1985 年，Volodos 率先报道了支架在髂动脉、主动脉的临床应用。1987 年，Sigwart 等率先报道了金属支架在人体冠状动脉的临床应用。同年 Palmaz 及 Schatz 等报道了 Palmaz 支架在人体的应用，标志着血管内金属支架进入了正式的临床应用阶段。此后，金属支架的形态、规格、种类越来越多，置入部位从冠状动脉到腹主动脉，从动脉到静脉，几乎遍及全身的大、中血管。目前常用的支架有以 Palmaz 支架为代表的球囊扩张式和以 Wallstent 支架为代表的自膨式两大类，PTA 与血管腔内支架的结合使血管术后的远期通畅率大大提高。

2003 年，Cordis 公司推出第一款载药支架，随后 Boston Scientific 公司也立即推出了载药支架用于冠状动脉成形，标志着载药支架时代的到来。载药支架，即药物洗脱支架（drug-eluting stent，DES），是在支架上涂覆了一层能缓慢释放出抑制血管内膜过度增生的药物，在支架支撑血管的同时，涂层中的药物选择性地抑制内膜、平滑肌细胞的过度增生和迁移，从而有效避免血管再狭窄。其设计制作涉及材料科学和生物医药科学等交叉学科，工艺技术极其复杂，目前国外有美国 Cordis 公司和 Boston Scientific 公司等掌握该项技术。我国国产 DES 在 2004 年上市，之后其在冠状动脉粥样硬化狭窄病变中的应用迅速推广，其份额已大大超过裸支架，标志着冠状动脉的介入治疗进入 DES 时代。目前所载药物主要分为 3 种：雷帕霉素（西罗莫司）、雷帕霉素衍生物和紫杉醇，三者抗内膜增生的效果目前没有显著差异。上海微创、北京乐普、山东吉威等国内厂商均推出了各自的 DES。但是在外周动脉中，载药支架主要应用于膝下动脉病变、椎动脉开口狭窄等小口径动脉疾病的治疗中，主要是因为外周动脉口径明显大于冠状动脉的口径，其裸支架和 DES 的经济 / 效益比的差距不像冠状动脉等小口径动脉那样明显。目前国际上已上市的自膨式载药支架有 Cook Zilver PTX 支架和 Boston Scientific Eluvia 支架。

但 DES 也并非完美，2006 年 DES 内血栓的副作用被披露。原因是药物抑制了正常内皮细胞的增殖，使得血管内膜愈合延迟，支架的钢梁如果不被内皮覆盖，血液里的血小板就容易黏附在血管壁，形成血栓。而且 DES 上有聚合物涂层，起到了控制药物缓慢释放的作用，但聚合物涂层也会引发血管的炎症反应，从而造成晚期血栓的形成。虽然目前其总体发生率仅为 1%，但是在冠状动脉 DES 中一旦发生就可能是灾难性后果，死亡率高达 40%。所以，患者置入支架后，尤其是 DES，一定要严格服用两种抗血小板药物。

为了增强血管内支架的安全性，新的支架技术逐渐朝可降解方向发展，出现了可溶性聚合物、无聚合物以及更好生物兼容性聚合物等不同的发展方向。研究和开发这种生物可降解血管支架（bioresorbable vascular scaffold，BVS）的工作早在 20 世纪 80 年代就在美国杜克大学悄然进行了。材质的生物工程特点、支架骨架设计、可控制药物释放的涂层载体等复杂而尖端的科学难题被一一破解后，这种支架经历了 30 年的反复实验才得以正式上市。BVS 具备目前金属药物支架的所有优势，包括优良的输送能力和血管壁支撑强度，有效抑制血管内膜增生的表层药物释放模式。近期临床报道显示，BVS 跟市场上使用的药物支架具有同等效果，支架内再狭窄率仅为 4%。BVS 的发展基本上弥补了药物支架的一些缺陷和不足。它不像金属材料永久残留在血管内，从而可使血管恢复原来的解剖形态，并且血管能恢复生理性的收缩和舒张功能，就会更合理地调节冠状动脉以符合心肌代谢需要的血液供应。BVS 在置入人体后 3 个月开始自行溶解，平均 2 年就会完全消失。支架中应用的聚乳酸（polylactide）物质会降解成乳酸（lactic acid），最终代谢成二氧化碳和水。

虽然 BVS 是血管腔内支架发展史上的另一个重要里程碑，但是它毕竟是仅有 5 年临床应用历史的新产品，对其远期的安全性和有效性，我们还需要更多的临床资料来肯定它的真实价值。2014 美国心脏病学会（ACC）年会公布的 NEXT 研究，这是一项目前比较生物可降解聚合物 Biolimus 洗脱支架（bioresorbable eluting scaffold，BES）和永久多聚物依维莫司洗脱支架（everolimus eluting scaffold，EES）最大规模的前瞻性、多中心、随机、开放试验。1 年随访时，两组的靶病变再次血运重建率、支架内血栓形成累积发生率以及累积死亡率均无显著差异。2014 美国心脏协会（American Heart Association，AHA）年会发布的 BASKET-PROVE Ⅱ 和 EVOLVE Ⅱ 研究，分别将第一、二代生物可降解聚合物药物洗脱支架与第二代依维莫司洗脱支架进行对比，1 年随访时，两组的血管血运重建、支架内血栓形成发生率均无显著差异，提示这两种生物可降解聚合物支架不劣于永久聚合物药物洗脱支架。EVOLVE 研究比较了第二代 BES 和第一代 BES，两者存在非劣效性，但前者的支架更薄，且 3~4 个月内即可被吸收，相较于后者的 9 个月更有优势。

目前已有研究报道 BVS 应用于下肢膝下动脉病变的早期临床结果，但国际上一直在研发专用于外周血管疾病的可降解支架，至今仍没有产品能够上市应用，原因在于外周血管支架与冠状动脉支架对可降解支架的材料、口径和长度要求都不同：冠状动脉支架口径小、长度短、没有外界的机械挤压，相对来说耐疲劳性能要求不高；而外周血管支架口径相对大，冠状动脉支架口径为 2~3 mm，外周血管的口径至少为 5~6 mm；冠状动脉支架长 1~2 cm 已足够，而外周血管支架要长得多。

三、动脉扩张疾病的腔内隔绝术

血管腔内移植物的最早报道见于 1969 年，Dotter 报道了经腔内将血管移植物置入犬股动脉、腘动脉的实验，所用移植物为塑料材料。1985 年，苏联时期医师 Nichok Volodos 等使用腔内移植物治疗髂动脉狭窄获得成功，这一结果以俄文在国内发表。20 世纪 80 年代后期开始出现针对动脉扩张病腔内器具的研究报道。1986 年，美国 Brown 大学医学中心外科医师 Balko 等率先报道了应用不锈钢及镍钛合金丝制作的外包聚氨酯薄膜的直形自扩张全程 "Z" 形组合支架治疗犬腹主动脉瘤的实验。其实，阿根廷血管外科医师 Parodi 早在 1979 年便开始构想用于动脉扩张病的腔内移植物，1988 年 Parodi 将 Palmaz 支架、涤纶编织人造血管缝合在一起，制成了近端或两端支撑的直形移植物系统，并于 1990 年 9 月 6 日施行了世界上第一例腹主动脉瘤腔内隔绝术。1991 年，Parodi 率先报道了覆膜支架治疗 5 例腹主动脉瘤的临床应用，成为腔内血管治疗历史上的一块里程碑。Parodi 的成功经验使得主动脉瘤的腔内隔绝术在国际范围内得到迅速推广。1998 年，Dake M 和 Nienaber C 在 *The New England Journal of Medicine* 上同期分别报道了采用覆膜支架隔绝主动脉夹层近端破裂口的早期临床结果，标志着主动脉夹层开始逐渐进入腔内治疗时代。目前采用覆膜支架的腔内隔绝术已成为 Stanford B 型主动脉夹层的首选治疗方式。由于腹主动脉瘤是覆膜支架最早应用的主动脉病变，所以下面以其腔内器具的发展演进来反映整个覆膜支架腔内隔绝术的进展。

第一代腹主动脉瘤支架移植物，以 Medtronic AneuRx、Guidant Ancure、Gore Original Excluder、Cook Zenith 为代表，其支架骨架较硬，适用于瘤颈扭曲角度小于 60°、瘤颈长度大于 15 mm 的病变。其释放性能一般，临床上可见释放失败的病例报道，而且中长期临床结果有较高的转开放手术率、内漏率、再次腔内手术率和移植物破裂率，临床评价其不适用于瘤颈条件不佳的病例，且长期疗效有待改进。

新一代腹主动脉瘤支架移植物的进展主要体现在以下几个方面：①输送系统的外径逐渐缩小，从 1999 年上市的 Ancure 输送系统 27 F 口径，减小到 2013 年上市的 Ovation 仅有 14 F 的输送系统外径。小的输送系统外径能更轻易地通过扭曲、狭窄、钙化的髂股动脉，避免动脉损伤，更适用于女性患者，带来更少的穿刺点并发症。如何减少输送系统的口径，各款支架移植物的方法不一。Gore 的新一代 Excluder 采用了更薄、更强韧的织物来减小外径，Cook Zenith LP 采用镍钛合金支架代替了不锈钢支架，使得输送系统从 18~22 F 降低到 16 F。②支架移植物的尺寸更全，能适应瘤颈 16~32 mm 的不同口径。③改进了释放系统，使得近端锚定更加精确，这以 Gore C3 支架移植物为代表，其后释放、可折叠回收的设计便于调整支架移植物的定位释放。④在现有支架移植物的基础上，可进行开窗等改造，使得支架移植物能应用于极短瘤颈甚至无瘤颈的病变。⑤近端瘤颈的锚定方式的革新，出现了像 Ovation、Aorfix 这样新的环形支架用于近端锚定，其近端锚定区柔顺性极佳，适用于瘤颈极度扭曲的病例，同时，还有Heli-FX 的腔内订书机（endostapler）器具可辅助进行近端瘤颈锚定。⑥ Cook、Gore 设计了多种髂支或覆膜支架用于保留髂内动脉，使得患者术后发生盆腔缺血的风险更小，术后的生活质量得到改善。总的来说，新一代的腹主动脉支架更能适应复杂的瘤颈条件，锚定贴附性更好，降低了内漏率，远期疗效更可靠，使很多原本无法行腔内治疗的腹主动脉瘤病变也能得以行腔内微创治疗。

另外，近年来美国初步进入临床应用的 Nellix 系统，采用 Endobag 进行瘤腔内填充，将传统的动脉瘤腔内修补（endovascular aneurysm repair，EVAR）理念发展为动脉瘤腔内填充（endovascular aneurysm sealing，EVAS），旨在解决复杂瘤颈、远期移植物移位等问题，有望成为新一代腹主动脉瘤腔内治疗器具，但目前尚未进入中国市场，其中、远期疗效尚待观察。

四、总结

今天，腔内血管外科的治疗范围已涉及动脉扩张病、动脉阻塞病、静脉阻塞病、静脉倒流病、先天性血管畸形、血管外伤等诸多领域。同时，不断涌现的新器具使腔内血管外科技术日趋完善，治疗谱逐步扩大，治疗结果不断改进，这体现了材料学、生物工程学与临床医学的紧密结合，基础科研向临床应用的加速转化。血管腔内器具以更微创和更佳的病变适应性、更好的长期有效性为发展方向，新的设计理念、材料和制造工艺层出不穷，预示着完全腔内微创治疗血管疾病时代的加速到来。

参 · 考 · 文 · 献

[1] Brahmbhatt A, Misra S.Techniques in vascular and interventional radiology drug delivery technologies in the superficial femoral artery[J]. Tech Vasc Interv Radiol, 2016,19:145-152.

[2] Naghi J, Yalvac E A, Pourdjabbar A, et al. New developments in the clinical use of drug-coated balloon catheters in peripheral arterial disease[J]. Med Devices (Auckl), 2016,9:161-174.

[3] White G H, Yu W, May J, et al. Endoleak as a complication of endoluminal grafting of abdominal aortic aneurysms: classification, incidence, diagnosis and management[J]. J Endovasc Surg, 1997,4(2):152-168.

[4] Chaikof E L, Blankensteijn J D, Harris P L, et al. Reporting standards for endovascular aortic aneurysm repair[J]. J Vasc Surg, 2002,35:1048-1060.

[5] Veith F J, Baum B A, Ohki T, et al. Nature and significance of endoleaks and endotension: summary of opinions expressed at an international conference[J]. J Vasc Surg, 2002,35:1029-1035.

[6] Baxendale B R, Baker D M, Hutchinson A, et al. Haemodynamic and metabolic response to endovascular repair of infrarenal aortic aneurysms[J]. Br J Anaesthesia, 1996,77:581-585.

[7] Baum R A, Carpenter J P, Cope C, et al. Aneurysm sac pressure measurements after endovascular repair of abdominal aortic aneurysms[J]. J Vasc Surg, 2001,33:32-41.

[8] Mehta M, Veith F J, Ohki T, et al. Significance of endotension, endoleak and aneurysm pulsatility after endovascular repair[J]. J Vasc Surg, 2003,37:842-846.

[9] Hagan P G, Nienaber C A, Isselbacher E M, et al. The international registry of acute aortic dissection (IRAD): new insights into an old disease[J]. JAMA, 2000,283:897-903.

[10] Zimpfer D, Schima H, Czerny M, et al. Experimental stent-graft treatment of ascending aortic dissection[J]. Ann Thorac Surg, 2008, 85:470-473.

[11] Wang Z, Massimo C, Li M, et al. Deployment of endograft in the ascending aorta to reverse type A aortic dissection[J].

Asian J Surg, 2003,26:117-119.

[12] Feng R, Zhao Z, Bao J, et al. Double-chimney technology for treating secondary type I endoleak after endovascular repair for complicated thoracic aortic dissection[J]. J Vasc Surg, 2011, 54:212-215.

[13] Yuan L, Feng X, Jing Z. Endovascular repair of a thoracic arch aneurysm with a fenestrated stent-graft[J]. J Endovasc Ther, 2008,15:539-543.

[14] Lu Q, Jing Z, Zhao Z, et al. Endovascular stent graft repair of aortic dissection type B extending to the aortic arch[J]. Eur J Vasc Endovasc Surg, 2011,42:456-463.

[15] Lin C, Lu Q, Liao M, et al. Endovascular repair of the half aortic arch in pigs with an improved, single-branched stent graft system for the brachiocephalic trunk[J]. Vascular, 2011,19:242-249.

[16] Hayashida K, Lefevre T, Chevalier B, et al. Transfemoral aortic valve implantation new criteria to predict vascular complications[J]. JACC Cardiovasc Interv, 2011,4:851-858.

[17] David H D, Manish M, Karthik K, et al. The phase I multicenter trial (STAPLE-1) of the Aptus endovascular repair system: results at 6 months and 1 year[J]. J Vasc Surg, 2009,49:851-857; discussion 857-858.

[18] Leon M B, Smith C R, Mack M, et al. Transcatheter aortic-valve implantation for aortic stenosis in patients who cannot undergo surgery[J]. N Engl J Med, 2010,363:1597-1607.

[19] Reijnen M M, de Bruin J L, Mathijssen E G, et al. Global experience with the nellix endosystem for ruptured and symptomatic abdominal aortic aneurysms[J]. J Endovasc Ther, 2016,23:21-28.

[20] Stone G W. Bioresorbable vascular scaffolds: more different than alike?[J]. JACC Cardiovasc Interv, 2016, 9:575-577.

第二章
常规腔内器具

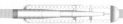

第一节　穿刺针

一、产品结构

穿刺针为经皮血管穿刺的基本器具，多为套管针，由外套管和针芯组成。使用时需使针芯尾端的突起嵌入外套管尾部的凹槽，以使针芯尖头斜面方向与外套管尖头的斜面方向一致。为便于持针和识别针头斜面方向，有的穿刺针尾部还有一尾翼。穿刺针多为不锈钢材质，外套管部分用塑料制成。

套管针根据穿刺针尖端的不同，又分为 2 种：

- Seldinger 针，外套管为钝头，针芯为尖头锐面。
- Biley 针，外套管为锐面，针芯为钝头，不露出外套管。

除上述套管针外，另一类常用的穿刺针为前壁穿刺针，也称为单壁穿刺针，其不带外套管，材质通常为金属物，在操作时前壁穿刺针无须穿透血管后壁，操作较为简单，临床最为常用。

二、型号规格

国外一般以"G"（gauge）表示穿刺针的管径大小，数字越大，管径越细。国内却多以"号"表示管径，"号"越大，管径越粗。例如常用的 8、9、12 号分别表示穿刺针的外径为 0.8、0.9、1.2 mm。"G"和"号"的对应关系大致为：14G=20 号，16G=16 号，18G=12 号，20G=9 号，21G=8 号，22G=7 号。成人一般选用 16~19G 穿刺针，儿童可选用 18~19G 穿刺针，可插入最大直径为 0.965 mm（0.038 in）导丝进行腔内治疗。目前穿刺针品牌较多，本节主要介绍 Cook 穿刺针。

三、品牌介绍

1．Cook 穿刺针

该穿刺针由美国 Cook 公司生产（图 2-1），为前壁穿刺针。针管材质为不锈钢，管座材质为塑料，不带外套管。针直径为 18G（其中微穿刺针为 21G，为 4F 微穿鞘配套产品），长度为 7 cm。

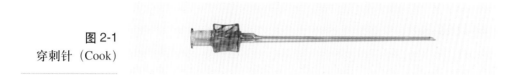

图 2-1
穿刺针（Cook）

2．Terumo 穿刺针

该穿刺针由日本 Terumo 公司生产（图 2-2），为 Seldinger 套管针，由塑料穿刺套管和金属穿刺针组成，为 Terumo 血管鞘的配套产品。针芯为 18G，穿刺针内芯长度为 8.5 cm，外套管长度为 7.5 cm，外套管较穿刺针略短，穿刺进入血管后拔出穿刺针留下外套管即可置入导丝。与金属穿刺针相比，塑料套管针顺应性好，头端柔软，可以与导丝一起弯入血管，不易造成血管或导丝受损。套管针大多需先穿透血管后壁，再回撤入血管腔内。

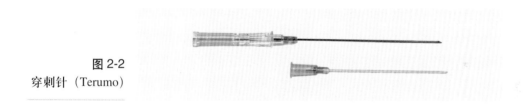

图 2-2
穿刺针（Terumo）

第二节　血管鞘

一、产品结构

血管鞘组由血管鞘和扩张器两部分构成。血管鞘为塑料制成的一种套管鞘。将此鞘套在扩张器外面，随扩张器一起插入血管，拔出扩张器后即可置入导管，之后一切操作均可通过血管鞘进行。血管鞘不仅可以便于术中操作，为导管、导丝提供支撑、导引作用，也可减少穿刺处的出血、减轻患者的疼痛等。

1．血管鞘

在此鞘的近端有一侧臂，并有一根短的连接管，尾端连接一个三通阀门。通过此连接管可注入肝素稀释液，为预防鞘内导管间的空隙处形成血凝块。在鞘的接头处有一块橡皮片，中间有一裂隙，导管可以由此隙内插入。由于橡皮片紧贴导管，所以血管内血液不易漏出。因此，这类血管鞘常被称为防漏鞘。

2. 扩张器

扩张器头部逐渐缩细，用以扩张皮肤至血管壁的通道，以便随后置入导管。当导丝通过穿刺针进入血管后，即在导丝上套入扩张器，随导丝插入血管。使用时注意所用的扩张器应比随后所用的导管稍细，以细0.5 F为宜，不能粗于继后使用的导管，否则导管插入血管后，导管周围可能漏血，严重影响操作。如果发生这种情况，应立即换用较粗的导管或置入血管鞘。

二、型号规格

血管鞘、导引导管、导管、球囊导管、支架等的直径单位用 Fr. 表示，也可简写为 F。Fr. 原是测量周长的单位，由一位法国医师发明，为英文 French 的简写。Fr. 系统以 π（圆周率）为基础，用导管或鞘管的"French"尺寸除以 π 或是除以 3，即可得到导管或鞘管的直径。

根据血管鞘的长短来分，可分为血管短鞘（简称短鞘）和血管长鞘（简称长鞘，也称导引鞘）。

• 短鞘适用于普通血管的穿刺、造影，以及下肢血管的顺行穿刺、逆行穿刺等。短鞘的内径为 4~14 F，其中 5 F 和 6 F 的短鞘最为常用。短鞘的长度一般为 10~20 cm。

• 长鞘适用于超选距离穿刺位置较远的血管，例如颈动脉、椎动脉、锁骨下动脉、肾动脉等血管，可以根据不同的病变部位选择不同的血管鞘。长鞘的内径为 4~26 F。长鞘长度的选择可根据需要到达病变部位的长短来决定，例如，从股动脉入路治疗肾动脉狭窄病变可选择 45~55 cm 的长鞘，若选择从肱动脉入路治疗肾动脉狭窄病变可选择 70~90 cm 的长鞘等。值得注意的是，在选择长度较长的长鞘时，要选择超出长鞘 10 cm 左右的导管来配合使用。另外，长鞘的头型也分为直型和弯型以适应不同病变、不同部位的血管。

目前的血管鞘品牌主要有 Terumo、St.Jude、Cook、Cordis、Arrow、Gore、Merit、先健等，本节主要介绍 Terumo、St.Jude、Cook、Cordis、Arrow、Gore、先健血管鞘。

三、品牌介绍

1. Terumo 血管鞘

• 该短鞘由日本 Terumo 公司生产（图 2-3），内径为 5~9 F。血管鞘管身为亲水涂层，适用于各类血管的造影和腔内治疗，临床最为常用。

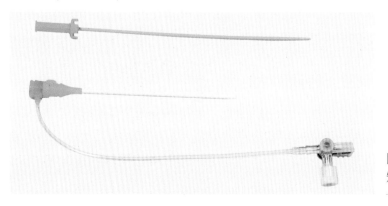

图 2-3
短鞘（Terumo）

• 该长鞘由日本 Terumo 公司生产（图 2-4），内径为 6~8 F。血管鞘管身为亲水涂层，鞘管头型分为直型和弯型，长度为 45~90 cm，适用于内脏动脉、颈动脉、椎动脉、锁骨下动脉等血管的腔内治疗。

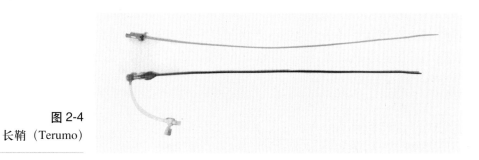

图 2-4
长鞘（Terumo）

2. St.Jude 血管鞘

该短鞘由美国 St.Jude 公司生产（图 2-5），内径为 5~10 F，适用于下肢动脉顺行穿刺和血管造影等腔内治疗。

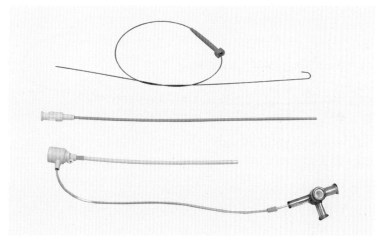

图 2-5
短鞘（St.Jude）

3. Cook 血管鞘

• 该短鞘由美国 Cook 公司生产（图 2-6），内径为 4~14 F。其中 4 F 短鞘为微穿鞘，配用 21G 微穿刺针、0.457 mm（0.018 in）导丝，适用于下肢细小动脉的逆行穿刺。12 F 和 14 F 短鞘各配有 8 F 和 10 F 扩张鞘芯。

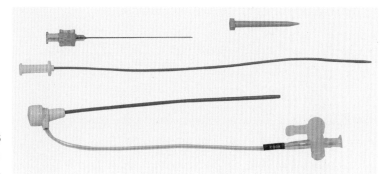

图 2-6
短鞘（Cook）

• 该长鞘由美国 Cook 公司生产，分为 Raabe 长鞘（图 2-7）、Ansel 长鞘、Balkin 长鞘（图 2-8）等。Raabe 长鞘管的头型为直型，长度有 55、70、80、90 cm 4 种规格，鞘的内径为4~10 F，适用于下肢动脉、颈动脉、椎动脉、锁骨下动脉等血管超选治疗；Ansel 长鞘的头型为弯型，此头型专为肾动脉设计，长度为 45 cm，鞘的内径为 6 F，适用于肾动脉、肠系膜上动脉、脾动脉等内脏动脉的超选治疗；Balkin 长鞘俗称翻山鞘，鞘的头型为弯型，此头型专为下肢动脉翻山设计，长度为 40 cm，鞘的内径为 6~8 F，适用于下肢动脉翻山治疗。

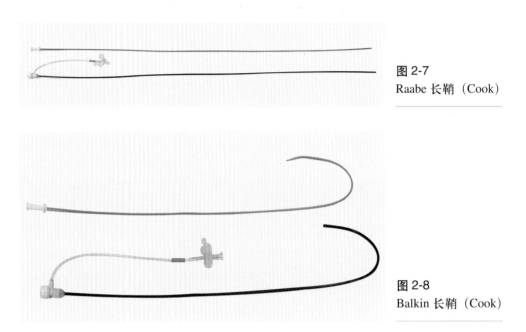

图 2-7
Raabe 长鞘（Cook）

图 2-8
Balkin 长鞘（Cook）

4. Cordis 血管鞘

该短鞘由美国 Cordis 公司生产，内径为 4~8 F。其中 4 F 短鞘（图 2-9）适用于下肢动脉逆行穿刺治疗，也可用于儿童或较细的血管穿刺治疗，可通过 0.889 mm（0.035 in）直径的导丝。

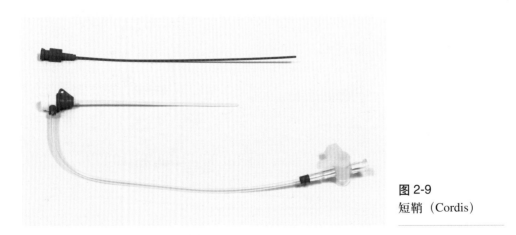

图 2-9
短鞘（Cordis）

5. Arrow 血管鞘

该长鞘由美国 Arrow 公司生产（图 2-10），鞘管由金属线圈制成。相比其他长鞘，Arrow 长鞘质地更软，易通过扭曲的血管，但支撑力稍差。该长鞘内径为 6~10 F，长度为 35~90 cm。

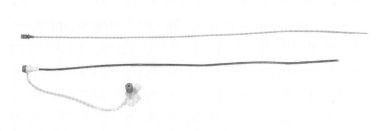

图 2-10
长鞘（Arrow）

6. Gore 血管鞘

Dryseal 长鞘由美国 Gore 公司生产（图 2-11）。此鞘为配合 Gore 大动脉支架使用，直径为 12~26 F，长度为 28 cm。

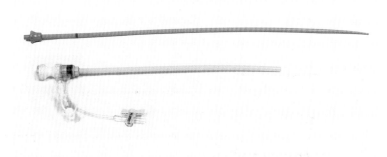

图 2-11
Dryseal 长鞘（Gore）

7. 先健可调弯鞘

Fustar 可调弯鞘由中国深圳先健科技公司生产（图 2-12）。Fustar 可调弯鞘可通过鞘管近端的调节操作使鞘管远端反复地在 0~160° 变化，以适应不同的血管形态。该鞘的内径为 5~14 F，长度为 55、70、80、90 cm，可调弯的长度为 30、50 mm，可调弯的角度为 0~160°。Fustar 可调弯鞘用于经皮穿刺血管造影或治疗中，进入血管系统建立通道，将器具或药物导入或导出病变部位，如导入先天性心脏缺损封堵器、球囊导管、造影导管、支架，或导出临时性下腔静脉滤器等。

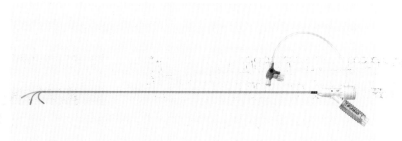

图 2-12
Fustar 可调弯鞘（深圳先健）

第三节 导 丝

导丝对于腔内治疗来说至关重要。导丝的到达并且通过病变，很大程度上影响了手术的成功与否，选择合适的导丝能够让整台手术事半功倍。由于不同品牌的导丝结构设计以及材料选取的不同，致使导丝的性能差异很大。本节针对导丝的结构和材料，对不同设计下导丝的特点进行介绍，并简要说明其对性能的影响。

一、产品结构

（一）导引导丝的结构

导引导丝通常分为头端塑形段、过渡段、支撑段、输送段4个结构（图2-13）。

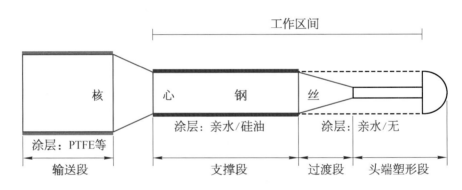

图 2-13 导引导丝的结构

1. 头端塑形段

（1）头端设计

• 弹簧圈护套头端设计（图2-14）：此种设计可以获得良好的触觉反馈，同时增强导丝的可视性，但是这种头端设计摩擦力较大，不利于通过严重钙化、扭曲以及闭塞病变。

• 聚合物护套头端设计（图2-15）：聚合物护套头端设计是在弹簧圈的外层加上了聚合物涂层（通常为亲水涂层），使得导丝的表面变得光滑，有效地减少了导丝的摩擦力。这种设计一定意义上是弹簧圈护套设计的一次改进，但是同样有着一些自身设计的缺点：不能提供良好的尖

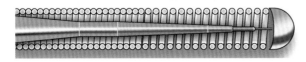

弹簧圈护套（coil）

图 2-14 弹簧圈护套头端设计的导引导丝

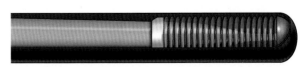

聚合物护套（polymer cover）

图 2-15 聚合物护套头端设计的导引导丝

端触觉反馈；增加了术中夹层和穿孔的风险。

- 部分聚合物护套＋部分直接弹簧圈护套头端设计（图2-16）：由于聚合物护套设计上暴露出的缺点，弹簧圈联合聚合物护套设计被开发并且得到广泛的应用。弹簧圈联合聚合物护套设计是由部分聚合物护套联合部分直接弹簧圈护套，此种设计相对于弹簧圈护套摩擦力小，易于通过病变，而相对于聚合物护套设计增大了一部分摩擦力，在触觉反馈上优秀，降低了术中夹层和穿孔的风险，使手术更安全。

- 渐细弹簧圈护套头端设计（图2-17）：渐细弹簧圈护套设计是一种特殊的设计，此种设计的目的是增加导丝头端的硬度，从而达到易于通过闭塞病变的效果，但是由于导丝头端硬度的增加，穿孔的风险也被提升。此设计主要是为了通过闭塞病变而诞生的头端设计，常规手术情况下，不推荐使用。

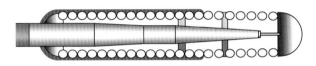

弹簧圈联合聚合物护套（coil+polymer cover）

图2-16 聚合物护套＋弹簧圈护套头端设计的导引导丝

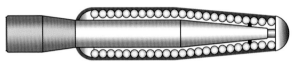

渐细弹簧圈（taper coil）

图2-17 渐细弹簧圈护套头端设计的导引导丝

（2）头端塑形段设计

- core to tip 头端塑形段设计（图2-18）：为塑形针和核心钢丝一体化的设计，称为 core to tip。此种设计的触觉反馈好，操控性良好，头端硬度适合，能通过阻力较大的病变。

- shaping ribbon 头端塑形段设计（图2-19）：这是另一种塑形针和核心钢丝分体化的设计，称为 shaping ribbon。此种设计头端柔软，塑形针和核心钢丝的分体化使得头端塑形后维持塑形的能力增加。

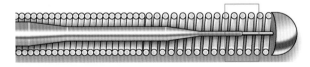

图2-18 core to tip 头端塑形段设计的导引导丝

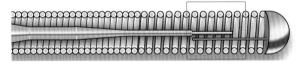

图2-19 shaping ribbon 头端塑形段设计的导引导丝

2. 过渡段

由于头端为软头区，方便塑形和减少对血管的损伤，而支撑段为核心钢丝，硬度大，两者硬度差异很大，使得导丝容易在硬度急剧变化的部分打折，过渡段的作用就是减少这两段硬度变化的差异，使整根导丝的硬度得到平滑的过渡，减少硬度差异造成的导引导丝打折和损坏。

导丝过渡段的设计主要是在锥体上的改进。最初的锥体较短，通过技术的不断提升，将锥形渐细段的长度加大，进一步地缓解硬度变化。逐渐地，经物理学实验研究发现，流线型的锥体比线性锥体过渡作用更优秀，因为流线型的锥体和多层平面锥体在不断发明和改进中。

3. 支撑段

导引导丝支撑段的材料选择以及横截面的大小决定了导丝的支撑力。在材料选择上，最初导引导丝的材质选择是不锈钢材质，现阶段部分新型的导丝则使用镍钛合金或其他合金材料。导引导丝支撑力的提升，使得输送血管腔内器具的能力增强，同时带来的是对于该部分血管拉直程度的增大。通常情况下，材料强度越大，支撑力越强；支撑段横截面积越大，支撑力越强。

4. 输送段

从支撑段到导丝尾端为输送段，主要起输送器具和支撑器具的作用。在输送段通常会使用疏水涂层或者亲水涂层，但涂层不一定和其他段涂层相同，主要目的是用来平衡整个导丝的润滑程度和触觉反馈。

（二）导引导丝的作用以及性能参数

导引导丝在腔内治疗中起到的作用分别是入路、到达病变、通过病变以及输送腔内器具。鉴于导丝的这四大作用，评价一款导引导丝的性能参数通常参考以下几点。

- 操控性：术者旋转导丝近端的时候，导丝尖（远）端转动的能力。
- 柔顺性：导丝顺应自然血管状态通过病变的能力。
- 推送性：导丝在术者操纵体外推送杆作用下，通过病变的能力。
- 支撑力：导丝作为导轨在病变血管中的稳定程度和输送腔内器具的能力。

（三）不同血管病变中导丝的应用

不同血管病变中导丝的应用见表2-1。

表 2-1　不同血管病变对导丝性能的不同要求（仅供参考）

病变类型	定　义	导丝性能要求
普通血管病变	简单的病变	支撑力一般 柔软的头端 操控性好 柔顺性好
迂曲血管病变	靶血管扭曲严重，呈波纹状	操控性好 柔软的头端 最佳的柔顺性 支撑力一般
需要超强支撑的血管病变	输送体积大的器具以及血管近端成角大	支撑力强 柔软的头端 操控性好 柔顺性一般
高度狭窄的血管病变	慢性闭塞病变	操控性好 推送性好 柔顺性一般 支撑力较强

二、规格型号

导丝的外径习惯上仍以英寸（inch）计，常用的导丝外径有 0.014 in（0.356 mm）、0.018 in（0.457 mm）、0.021 in（0.533 mm）、0.025 in（0.635 mm）、0.028 in（0.711 mm）、0.032 in（0.813 mm）、0.035 in（0.889 mm）以及 0.038 in（0.965 mm）这 8 种，其中 0.035 in（0.889 mm）直径最为常用。导丝的长度有 150、180 cm 2 种规格，在血管鞘、封堵器等腔内器具中也配有 50、80、100、125 cm 等规格的导丝配合使用。交换导丝的长度有 260、300、400 cm 等规格。在导丝的选择上，我们一般按下列方法来选择。

1. 长度

一般成人在接受血管造影时通常使用长度为 150 cm 或 180 cm 的导丝，但应根据所用导管长度而定。在置入导管时，导丝头部经穿刺针插入体内（至少 10 cm）；留在体外部分必须比即将置入的导管要长，这样当导管置入血管时，术者仍能抓住导丝的外露部分进行腔内治疗操作，避免导丝随导管一起进入血管而不能拔出。如果预计将导管置入某一级血管后，要交换导管方能置入下一级血管，则常选用较长的交换导丝。

2. 外径

导丝粗细要与穿刺针和导管内径相匹配，比穿刺针芯和导管内径粗的导丝不能被插入穿刺针和置入导管内。而过细的导丝又由于导管不能紧裹导丝，加之过细导丝的支撑力不足，使导管不能顺导丝前进，常顶在皮下疏松组织，不易进入血管，甚至还可能将导丝从血管内牵出，一起进入皮下组织；由于力的分离状态，导丝对导管的牵拉造成导管口的裂开。所以，导丝的外径与导管内径相匹配非常重要，甚至会直接影响手术的成败。

3. 外形

从穿刺针插入导丝引入导管，以及继后引导导管至第一血管分支时，通常选用 J 型头端导丝，只有颈动脉或某些过于狭窄的血管才选用直头的导丝，在导丝导管成襻时一般也用直头导丝，术者应根据实际情况进行选用。

目前的导丝品牌主要有 Terumo、Boston Scientific、Cook、Abbott、Merit、Asahi、Cordis、Medtronic 等，本节主要介绍 Terumo、Boston Scientific、Cook、Abbott、Asahi 品牌的常用导丝（表 2-2）。

表 2-2 常用导丝种类介绍（仅供参考）

导丝常用名称	品牌	外径（in）	长度（cm）	头型	特性及用途
普通泥鳅导丝	Terumo	0.035	150、180、260	J 型	整体亲水涂层，超滑，质地软，适用于所有血管的导入和超选，临床最为常用
加硬泥鳅导丝		0.035	150、260	J 型	整体亲水涂层，超滑，质地略硬，适用于狭窄或闭塞血管的超选和开通
Zipwire 泥鳅导丝	Boston Scientific	0.035	150、180、260	直型、J 型	亲水涂层，超滑，质地软，适用于各类动、静脉的导入
Amplatz 超硬导丝		0.035	150、180、260	直型、J 型	具有较高支撑力，较硬，适用于血管较直的大动脉放置支架时使用

续表

导丝常用名称	品牌	外径（in）	长度（cm）	头型	特性及用途
V-18 可控导丝	Boston Scientific	0.018	150、200、300	可塑形直型	头端为亲水涂层，操控性和支撑力强，近端具有 PTFE 涂层，适用于外周动脉的开通和治疗
PT2 导丝		0.014	185、300	可塑形、J 型	头端为亲水涂层，近端具有 PTFE 涂层，适用于外周细小动脉的开通和治疗
Amplatz 超硬导丝	Cook	0.035	180、260	直型	硬度一般，适用于扭曲的血管需放置外周覆膜支架时使用
Rosen 超硬导丝		0.035	180、260	G 型	头端弯曲，可避免刺破血管，硬度一般，适用于肾动脉等超选或因血管扭曲需置入外周支架时使用
Lunderquist 超硬导丝		0.035	260	直型	不锈钢材质，硬度高，适用于血管较为扭曲的大动脉需放置支架时使用
Pilot50 导丝	Abbott	0.014	300	直型	头端为弹簧圈设计，柔软易塑形，远端为亲水涂层，适用于简单血管病变的超选
Pilot150 导丝		0.014	300	直型	带有聚合物护套的头端设计，支撑力强，亲水涂层，适用于血管狭窄、闭塞病变的开通
Pilot200 导丝		0.014	300	直型	带有聚合物护套的头端设计，支撑力强，亲水涂层，适用于比较严重血管闭塞病变的开通
Command 导丝		0.014	190、300	可塑形直型	头端可塑形，远端亲水涂层，支撑力一般，适用于狭窄或闭塞不严重的下肢动脉超选
Command ES 导丝		0.014	190、300	可塑形直型	头端可塑形，远端亲水涂层，支撑力强，适用于较为复杂的下肢动脉闭塞的开通
Progress 系列导丝		0.014	190、300	直型	尖端较硬，头端为渐细弹簧圈设计，带有聚合物护套，为亲水涂层，适用于严重下肢动脉闭塞病变的开通
Treasure Floppy	Asahi	0.018	190、300	可塑形直型	头端负荷 4 g，杆身为 PTFE 涂层，卓越的扭控性能，适用于外周血管的开通和治疗
Treasure 12		0.018	180、300	可塑形直型	头端负荷 12 g，杆身为 PTFE 涂层，卓越的扭控性能，适用于慢性完全性闭塞病变的开通
Astato 30		0.018	180、300	直型	头端负荷 30 g，锥形头端，高穿透力，适用于穿透纤维帽和钙化沉积病变
Regalia XS 1.0		0.014	180、300	可塑形直型	头端负荷 1 g，头端拥有多聚合物保护套，适用于外周细小血管的开通和治疗
Astato XS 20		0.014	190、300	直型	头端负荷 20 g，锥形头端，高穿透力，适用于穿透纤维帽和钙化沉积病变
Extension 导丝		0.014	150	/	0.356 mm（0.014 in）的延长导丝，适用于已置入体内的导丝因操作长度不够而需延长时使用

注：PTEE，聚四氟乙烯（polytetrafluoroethylene）。0.014 in=0.356 mm，0.018 in=0.457 mm，0.035 in=0.889 mm。

三、品牌介绍

1. Terumo 交换导丝

该导丝由日本 Terumo 公司生产，由内芯、尖端环、管状容器组成，内芯的材料为镍钛合金，有两层涂层：内涂层材料为含钨的聚氨酯，外涂层为半酯甲基乙烯醚 – 顺丁烯二酸酐共聚物。临床最为常用。根据导丝的软硬度可分为普通泥鳅导丝和加硬泥鳅导丝。

2. Boston Scientific 导丝

该导丝由美国 Boston Scientific 公司生产，种类较多，有 Zipwire 泥鳅导丝、Amplatz 超硬导丝、V-18 可控导丝、PT 2 导丝等。Zipwire 泥鳅导丝内芯为镍钛诺合金轴芯，外覆有不透 X 线的聚亚安酯的聚合物外壳，在聚合物外壳黏合有亲水性涂层。Amplatz 超硬导丝有一个硬的轴芯，外层覆有 PTFE 涂层，支撑力强，不作为初始导丝使用。V-18 可控导丝由不锈钢合金轴芯和可塑形的无创性头端组成，在导丝远端 8、12 cm 处有亲水性涂层，头端有 2 cm 柔软的可塑形段。PT 2 导丝内芯为镍钛诺合金轴芯，远端有 30 cm 涂有亲水涂层的聚合物套管，头端有 2 cm 柔软的可塑形段，导丝的近端有 PTFE 涂层。V-18 和 PT2 这两种导丝通常用于下肢病变的开通与治疗。

3. Cook 导丝

该导丝由美国 Cook 公司生产，种类较多，其中 Amplatz 超硬导丝、Rosen 超硬导丝和 Lunderquist 超硬导丝等在临床较为常用，主要用于辅助大动脉血管疾病腔内隔绝治疗。其中 Rosen 超硬导丝头端呈 G 型弯曲，可避免刺破血管，适用于肾动脉等扭曲动脉的超选治疗。

4. Abbott 导丝

该导丝由美国 Abbott 公司生产，种类、型号较多，常用的有 Pilot 系列导丝和 Command 系列导丝。Pilot 导丝型号分为 Pilot 50、Pilot 150 和 Pilot 200 这 3 种类型，根据后缀数字的大小来决定导丝头端的硬度，Pilot 50 导丝头端较软，Pilot150 导丝头端硬度适中，Pilot 200 导丝头端较硬。Command 导丝系列型号分为 Command 和 Command ES 2 种类型，Command ES 的支撑力与 Command 相比更强。在手术过程中，可根据血管病变的不同对导丝进行选择。该类导丝通常用来治疗下肢动脉狭窄和闭塞病变的开通。

5. Asahi 导丝

该导丝由日本 Asahi 公司生产，种类型号较多，在临床上主要使用 Treasure Floppy、Treasure 12、Astato 30、Regalia XS 1.0 和 Regalia XS 1.0、Astato XS 20 导丝。它们之间的区别主要为头端硬度不同，Treasure Floppy 头端的负荷为 4 g，Treasure 12 头端的负荷为 12 g，Astato 30 头端的负荷为 30 g，Regalia XS 1.0 头端的负荷为 1 g，Astato XS 20 头端的负荷为 20 g。Asahi 下肢导丝全部采用 "core to tip" 的单一核芯丝设计，可以为术者提供近乎于 1:1 的扭控力表现。其中，Regalia XS 1.0 在导丝的头端设计了多聚合物保护套结构，以提供优秀的顺滑表现和血管跟踪能力，Astato 30 与 Astato XS 20 则拥有特殊设计的锥形头端，并且尖端无亲水涂层，配合超硬的头端负荷，其高穿透力的表现为突破近端纤维帽和钙化沉积病变提供便利，该类导丝适用于慢性完全性闭塞（chronic total occlusion，CTO）病变血管的开通治疗。

第四节　导　管

导管为薄壁空心的长塑料管，它随导丝进入血管后，可作为选择性、超选择性导管，也可通过导管注入造影剂进行腔内血管造影、注入药物做灌注治疗或注入栓塞剂作栓塞治疗。导管的性能主要表现在摩擦系数、扭力和弹性记忆3个方面。

- 摩擦系数：摩擦系数越小，插管时导管进退活动越方便。
- 扭力：扭力代表导管旋转的传送能力。扭力好的导管是当导管近端转动时，其转动方向与角度会以同等程度立即传到导管的远端；而扭力差的导管通常在导管近端转动时，远端才突然做大幅度的转动，形成失控状态。
- 弹性记忆：弹性记忆作为导管塑形后保持形状的能力以及在外力撤除后恢复它原来形状的能力。做选择性或超选择性插管时，往往需要选择某种形状的导管或对导管进行塑形，以便通过扭曲狭窄的血管。而弹性记忆差的导管则可能失去导管的原来形状，使之无法做选择性插管。

一、产品结构

导管的性能是由导管材质决定，以下针对导管的材料和结构进行具体分析。

（一）导管材料

目前市场上常用的导管材料分为以下4类。

1. 聚乙烯

聚乙烯（polyethylene，PE），此材料较常用，硬度适中，易预成形，有较好的弹性记忆力，摩擦系数中等，故导管较光滑。缺点为不耐高温消毒。

2. 聚氨基甲酸乙酯

聚氨基甲酸乙酯（polyurathane，PU），此材料弹性记忆力好，与聚乙烯材料相比较软，摩擦系数较小。缺点为血栓形成概率高，使用此类材料导管时需全身肝素化，还不耐高温消毒。

3. 聚氯乙烯

聚氯乙烯（polyvinyl chloride，PVC），此材料较软，摩擦系数大。缺点为弹性记忆不好，因此不易预成形，且其血栓形成概率也高。

4. 聚四氟乙烯

聚四氟乙烯（polytetrafluoroethylene，PTFE），此材料的导管表面光滑，摩擦系数低。缺点为导管硬，弹性记忆差，不易预成形。

此外，导管在制作中往往加入铅、铋、钡等金属材料，使其能够不透X线，方便术者在透视下进行操作。

（二）导管结构

最初导管是用均质材料制成。为了加强扭力作用，逐渐地在导管内加入用极细的不锈钢丝编织网，这种导管称为网纹导管。

随着国际上流行细针细管技术，尤其是采用数字减影血管造影以来，大部分医师选择 5 F 导管进行操作。5 F 导管通常都不是网纹导管，这种导管细而软，与 7 F 网纹导管在操作上有很大差别，使用时需掌握其性能与方法。导管中较特殊的一类是扩张导管。最初，Dotter 等设计的扩张导管是用几根导管由细到粗互相套合在一起使用的，以扩张狭窄的血管，称为同轴扩张导管。之后，Gruentzig 创新采用双腔带囊导管，优点更显著，很快替代了同轴扩张导管。带囊导管在国内被译为球囊导管。球囊导管有两个腔，一个腔与普通导管一样，可以通过导丝引导导管，也可注入造影剂做灌注治疗；另外一个腔与围绕导管远端的一个囊相通，通过此腔注入稀释的造影剂，使球囊膨胀，达到扩张狭窄血管的作用。囊的长度与外径按需要各不相同，有的囊可弯曲成弧形。囊的部位一般在距导管头端 1~2 cm 处。为使透视下能看清囊的部位，在囊的两端设有金属圈。

在外形上，导管的远端或头端是指首先随导丝进入人体血管的一端，近端或尾端始终在体外。导管头端如有 2 个以上弧形，则最靠近头端的一弧称为第一弧，依次向尾侧数，弧的峰部称膝部，两侧的导管分别称为侧臂与远臂。为了能选择性或超选择性地将导管插入目标病变血管，必须根据目标病变血管的粗细、走向以及长度弯曲成一定形状。有的导管外形上差别很大，但实际使用时几乎没有什么差别，如左、右冠状动脉导管；有的导管外形似乎完全一致，但互不通用，如肠系膜上、下动脉导管，这就要求操作者不仅了解外形，更要了解其原理才能准确使用导管，并可自行塑形或"借用"某一导管为己所用。图 2-20 列出部分为常用导管的头型。除各种形状外，有些导管有侧孔，其数不等。目的在于高压注射造影剂时，避免导管攀抽打血管或导管退出病变血管。

各种导管的近端基本相似，呈喇叭状开口，以便于导管的接头套合在一起；有的接头为塑料所制，与导管完全结合在一起。

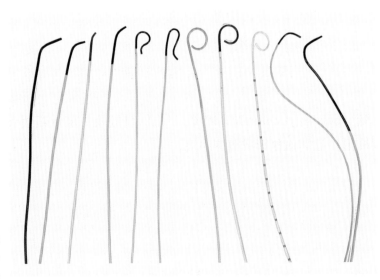

图 2-20
各种头型的导管

二、规格型号

导管的计量方式和血管鞘一样，是以 F 来标量的，本节主要介绍常规使用的导管（表 2-3）。特殊用途的导管，如支持导管、溶栓灌注导管、取栓导管、球囊扩张导管等将在本章第五节和第三章中进行详细介绍，此处略过。在常规腔内治疗中，根据导管用途一般可分为灌注造影导管和指引导管。灌注造影导管是指头端有多个侧孔，可用来进行造影操作的导管，如猪尾巴造影导管；指引导管又可根据治疗部位的不同分为腹部造影导管、冠状动脉造影导管和颈部造影导管等，其特点是根据血管的不同部位导管的预塑形和长度也有相应不同，使操作者在超选各种血管时能够更快速、准确，减少血管损伤。当然在特殊情况下，也可以自行修改头形以达到通过血管的目的。

目前的导管品牌主要有 AngioDynamics、Cook、Terumo、Cordis、Optimed、Merit 等，本节主要介绍 AngioDynamics、Cook、Terumo、Cordis 品牌的常用导管。

表 2-3 常用导管种类介绍（仅供参考）

导管常用名称	品牌	外径型号（F）	长度（cm）	功能
Pigtail 普通猪尾巴导管	Cook、AngioDynamics、Optimed、Cordis	5、6	90、100、110	用于各类血管的造影等
Pigtail 刻度猪尾巴导管	Cook、AngioDynamics、Optimed	5	100、110	用于各类血管的造影及测量等
Omni Flush 导管	AngioDynamics	4、5	90、100	用于下肢翻山超选对侧肢体等
Straight 直头导管	AngioDynamics	4、5	90	用于超选各类血管等
RIM 导管	Cook	5	80	用于下肢翻山超选对侧肢体等
RH 肝动脉导管	Cook、Cordis	4、5	80	用于超选肝动脉等
RS 脾动脉导管	Cook、Cordis	4、5	80	用于超选脾动脉等
Cobra 导管（C1、C2、C3）	Cook、AngioDynamics	4、5	90	用于超选各类血管等
Sos Omni 导管	AngioDynamics	4、5	80	用于超选肾动脉等
超滑导管	Terumo	4、5	100	用于超选比较扭曲的血管等
Aqua 亲水导管	Cordis	4、5	100	用于超选狭窄的下肢动脉等
左冠状动脉造影导管（AL Ⅰ、AL Ⅱ、AL Ⅲ）	Cordis	6、7	100	用于超选左冠状动脉等

续表

导管常用名称	品牌	外径型号（F）	长度（cm）	功能
右冠状动脉造影导管（AR Ⅰ、AR Ⅱ、AR Ⅲ）	Cordis	6、7	100	用于超选右冠状动脉等
椎动脉导管	AngioDynamics、Cordis、Cook	4、5	100	用于超选各类血管等
MPA 多功能导管	Cordis	4、5、6	100、125	用于超选弓上分支、下肢动脉等
HeadHunter 猎人头导管（H1）	AngioDynamics	4、5	100	用于超选内脏动脉等
Simmons 导管（SIM1、SIM2、SIM3）	AngioDynamics、Cordis	4、5	100	用于超选弓上分支动脉等
Bentson 导管（JB1、JB2、JB3）	AngioDynamics、Cordis	4、5	100	用于超选弓上分支动脉等
VTK 导管	Cook	4、5	125	用于超选弓上分支动脉等
Mariner Berenstein 导管	AngioDynamics	4、5	130、150	用于超选下肢动脉（上肢入路）等

三、品牌介绍

1．AngioDynamics 导管

该导管由美国 AngioDynamics 公司生产，种类较多，有椎动脉导管（俗称单弯导管）、Bentson 导管、Sos Omni 导管、Omni Flush 导管等。特点为硬度适中，头端有一段黑色段，为亲水涂层，方便超选血管。导管的型号为 4 F 和 5 F，长度为 80~150 cm。

2．Cook 导管

该导管由美国 Cook 公司生产，有肝动脉导管、脾动脉导管、猪尾巴导管等各种头型的导管。其标记猪尾巴导管为黄金刻度，使显影更清晰，方便血管测量。导管的型号为 4~6 F，长度 80~125 cm。

3．Terumo 导管

该导管由日本 Terumo 公司生产，有单弯导管、直头导管等各种头型的导管。导管特点为全程亲水涂层，导管软、滑。导管的型号为 4~5 F，长度为 100 cm。

4．Cordis 导管

该导管由美国 Cordis 公司生产，有 Aqua 导管、左冠状动脉造影导管、右冠状动脉造影导管、导引导管等。其中 Aqua 导管为整体亲水涂层，与 Terumo 超滑导管相比较，Aqua 导管支撑力更强，可超选下肢闭塞病变。Aqua 导管型号为 4 F 和 5 F，长度为 100 cm；左冠状动脉造影导管、右冠状动脉造影导管型号为 5、6、7 F；导引导管为 3 层设计，外层为尼龙，中层为不锈钢编织网，内层为 PTFE 涂层，有多种头型可供选择，型号为 6~9 F，长度为 55、90、95、125 cm（特殊型）4 种规格。

第五节 特殊导管

一、支持导管

1. 产品结构

支持导管是由导管、导管座组成，为OTW型单腔导管（图2-21）。导管表面涂覆亲水涂层，头端有不透射线的标记用于定位导管位置，标记之间间距为1 cm，可作为测量使用。

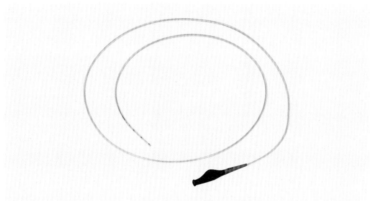

图 2-21
TrailBlazer 支持导管（Medtronic）

2. 产品特性

支持导管具有支持性、通过性、可视性等特点。

- 支持性：为导丝提供强有力的支撑，提高病变开通率，同时管体的特殊聚合材料又赋予导管良好的柔顺性，更易跟随导丝走形。
- 通过性：亲水涂层设计提高导管通过迂曲血管和致密病变的能力。
- 可视性：不透X线标记便于测量血管内径与长度。深度标记可清楚显示导管的进鞘深度。

目前支持导管的品牌主要有Cook、Medtronic、Boston Scientific、Bard等。本节主要介绍CXI支持导管（Cook）和TrailBlazer支持导管（Medtronic）。

3. 品牌介绍

（1）CXI 支持导管

- CXI支持导管是由美国Cook公司生产，导管与导丝之间无缝衔接，内腔光滑，以便于导丝交换。直头导管提供的推送力强，弯头导管可超选精细的血管，提高了导管的通过能力。CXI支持导管主要用于开通下肢闭塞性血管病变。
- CXI支持导管的外径为2.6 F和4 F，头端分为直头和弯头两种，适配导丝为0.457 mm（0.018 in）和0.889 mm（0.035 in）。2.6 F的支持导管输送杆长度有90、150 cm 2种规格；4 F的支持导管输送杆长度有90、130、150 cm 3种规格。

（2）TrailBlazer 支持导管

• TrailBlazer 支持导管是由美国 Medtronic 公司生产，是一款带有无创伤锥形尖头的 OTW 型单腔导管。远端导管轴有 3 个辅助导管定位的不透射线标记。导管远端 40 cm 部分涂有亲水涂层。

• TrailBlazer 支持导管的适配导丝为 0.356 mm（0.014 in）、0.457 mm（0.018 in）和 0.889 mm（0.035 in），头型为直头，输送杆长度有 135、150 cm 2 种规格，最大适配鞘为 5 F。

二、微导管

1. 产品结构

微导管是一种单腔尾端带孔的导管（图 2-22），其内配有一根塑形针，近端有标准的座可与其他附件相连接。导管由半硬的近端杆和高度柔韧的远端杆构成。导管远端有 2 个不透射线标记点。导管的表层附有亲水涂层。

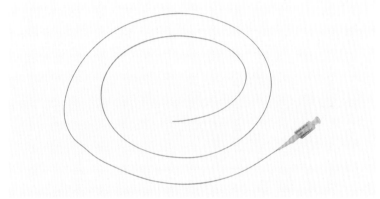

图 2-22
Renegade STC 18 微导管
（Boston Scientific）

2. 产品特性

微导管主要作为弹簧圈、液态栓塞剂等栓塞产品的输送导管。目前微导管的品牌有 Boston Scientific、Medtronic、Cook、Asahi、Terumo 等，本节主要介绍 Renegade STC 18（Boston Scientific）微导管和 Echelon 微导管（Medtronic）。

3. 品牌介绍

（1）Renegade STC 18 微导管

• Renegade STC 18 微导管是美国 Boston Scientific 公司生产，由微导管、塑形针、旋转止血阀组成。在远端有一个不透射线的标记，头端可通过蒸汽加热塑形。微导管的近端合并一个标准 Luer 接头。沿着从 3 F 近端半硬区域到 2.4 F 远端柔性区域的长轴，微导管的外径逐渐变细。微导管内径最大为 0.533 mm（0.021 in）。微导管远端节段的外表面涂有 Hydro Pass 亲水涂层。

• Renegade STC 18 微导管专用于外周血管的腔内栓塞治疗，配合 Boston Scientific 公司生产的 Interlock 弹簧圈使用。在一根可控导丝上，可以同轴追踪微导管，以便进入远端扭曲的血管。在已经进入亚选择区之后，可以使用微导管，可控而选择性地将弹簧圈等栓塞物推送到血管内。Renegade STC 18 微导管可通过 0.457 mm（0.018 in）的导丝。

（2）Echelon 微导管

• Echelon 微导管是美国 Medtronic 公司生产的一种单腔尾端带孔的微导管，由镍钛合金钢丝编织，具有持久稳定的支撑力和管腔形状保持力。其内配有一根塑形针，近端有标准的座可与其他附件相连接。导管为半硬近端杆和柔韧的远端杆组合而成。导管的表面涂有亲水涂层，可增加导管的润滑度，便于更好地进入血管病变部位。

• Echelon 微导管是用于腔内栓塞治疗动脉瘤病变时作为配套使用的导管，配合 Onyx 液态栓塞剂使用，型号分为 Echelon 14 和 Echelon 10 两种。① Echelon14：远端外径为 1.7 F，近端外径为 2 F，远端内径为 0.432 mm（0.017 in），导管的长度为 150 cm，适配的导丝为 0.356 mm（0.014 in）。头型分直型、45° 角弯型和 90° 角弯型 3 种类型。② Echelon10：远端外径为 1.9 F，近端外径为 2.4 F，远端内径为 0.432 mm（0.017 in），导管的长度为 150 cm，适配的导丝为 0.356 mm（0.014 in）。头型分直型、45° 角弯型和 90° 角弯型 3 种类型。

三、取栓导管

1. 产品结构

动脉取栓导管由导管、气囊和柄组成。远端装置有一个小乳胶橡胶气囊，并与导管相通，可在导管末端注入生理盐水使气囊充盈取血栓。根据动脉取栓导管的结构可分为单腔取血栓导管（图 2-23）和双腔取血栓导管（图 2-24），区别在于双腔较单腔多了一个导丝腔，可先将导丝置入栓塞血管远端，在血管造影下将双腔取栓导管沿导丝引导下取栓。目前常用的取栓导管

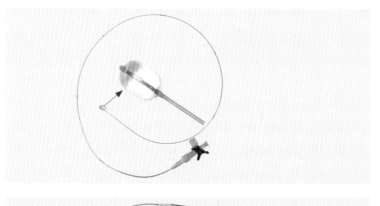

图 2-23
Fogarty 单腔取栓导管（Edwards）

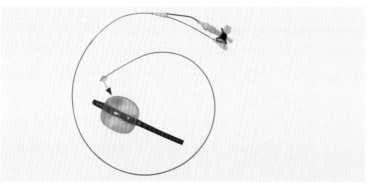

图 2-24
Fogarty 双腔取栓导管（Edwards）

为美国 Edwards 公司生产的 Fogarty 动脉取血栓导管。

2. 特性与型号

Fogarty 动脉取血栓导管适用于在血管中清除新形成的软栓子和血栓的导管。单腔取血栓导管的直径为 2~7 F，双腔取血栓导管的导管直径为 3~7 F，适配导丝为 0.457 mm（0.018 in）、0.635 mm（0.025 in）和 0.889 mm（0.035 in）；导管最大长度为 100 cm。

四、溶栓导管

溶栓导管也称溶栓灌注导管，用于灌注液体（包括溶栓药物及造影剂）进入外周血管的灌注系统。目前溶栓导管的品牌有 Cook、AngioDynamics、Merit 等。本节主要介绍美国 AngioDynamics 公司生产的 Uni Fuse 灌注系统和美国 Merit 公司生产的 Fountain 灌注系统。

1. Uni Fuse 灌注系统

（1）产品结构：Uni Fuse 灌注系统是由美国 AngioDynamics 公司生产（图 2-25）。该系统采用激光切缝技术，切缝设计为每 0.5 cm 有 4 个切缝，沿圆周方向每隔 90° 有 1 个切缝。该灌注系统由外管和内芯两部分组成，即"溶栓导管 + 闭塞导丝"设计，当外管和内芯组成在一起，可确保全部溶栓药物从侧缝喷射而出。溶栓段两端均有 2 个不透 X 线标记，可用于调整溶栓段的位置。

（2）特性与型号：Uni Fuse 灌注系统适用于外周动脉急性栓塞和外周静脉急性血栓等的溶栓治疗。在治疗过程中，通常采用术中脉冲式喷射法和术后微泵连续式灌注法，这两种方法也可叠加使用，但是要注意药物的使用量不要过度。

Uni Fuse 灌注系统的特点为：

• 内芯为闭塞导丝，抗折和可激发压力反应式灌注。

• 采用切缝设计相较于侧孔设计更安全。切缝设计为单向开放，在未进行溶栓操作时侧缝为关闭状态，加压推药后，溶栓药物才会通过切缝进入病变血管。

• 最长灌注段达 50 cm，适用于血管任何部位的长段血栓。

Uni Fuse 灌注系统导管长度为 135 cm，可通过 0.889 mm（0.035 in）导丝，导管外径为 4~5 F，灌注段长度为 5~50 cm，侧缝最多可达 400 个。

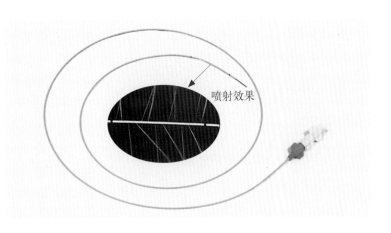

喷射效果

图 2-25
Uni Fuse 溶栓导管（AngioDynamics）

2. Fountain 灌注系统

（1）产品结构：Fountain 灌注系统是由美国 Merit 公司生产的一款溶栓导管（图 2-26）。该灌注系统由带侧孔的 Fountain 灌注溶栓导管、带按扣帽的封堵导丝、Y 阀和 Squirt 脉冲喷药装置组成。Fountain 灌注导管通过激光打孔技术，每厘米 8 孔，沿导管的外周旋转均匀分布。其原理是通过脉冲式喷射的机械性力量打破血栓，同时辅以药物来溶栓。

（2）特性与型号：该灌注系统适用于外周动脉阻塞、深静脉血栓、透析通路阻塞等疾病的溶栓治疗。Fountain 灌注系统有两种灌注方式：一是脉冲式喷注，二是缓慢浸润式推注。其导管为专利梯度孔设计，孔径沿导管由近端到远端逐渐扩大。Fountain 灌注导管长度有 45、90、135 cm 3 种规格，导管头的内径为 0.940 mm（0.037 in），导管的外径有 4 F 和 5 F 2 种规格，灌注段长度为 5~50 cm（其中灌注导管长度为 45 cm 的灌注段长度为 5~20 cm）。

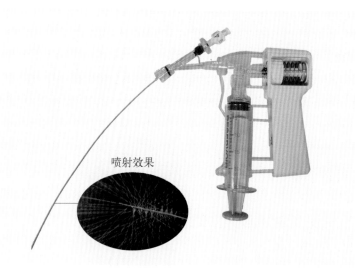

喷射效果

图 2-26
Fountain 灌注系统（Merit）

第六节　Y　阀

Y 阀是腔内微创手术治疗中用到的一种常规器具，可以连接在导管、血管鞘等腔内器具上，作用为增加一个可用腔，通常与三通配合使用。目前常用的 Y 阀品牌较多，本节主要介绍 Abbott 公司生产的 Y 阀三件套（图 2-27），其包含 3 个配件：旋转式止血阀（Y 阀）、导丝导引器和导丝扭控器。

1. 旋转式止血阀

旋转式止血阀（Y 阀）是一个 Tuohy-Borst 型适配器，可以通过旋钮使血管腔内治疗的周围保持密封状态，以防止液体渗漏。

2. 导丝导引器

导丝导引器是一种可协助 0.229~0.457 mm（0.009~0.018 in）的导引导丝进入血管腔内治

疗，并与之合并使用的器具。

3. 导丝扭控器

导丝扭控器可与 0.229~0.457 mm（0.009~0.018 in）的导引导丝一起使用，通过旋钮导丝扭控器固定住导引导丝的近端，操控导丝进行腔内治疗的操作，便于操控较细的导引导丝在血管中移动。

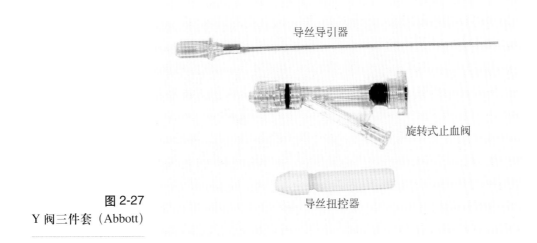

图 2-27
Y 阀三件套（Abbott）

导丝导引器

旋转式止血阀

导丝扭控器

第七节　连接管

常用连接管分为一般连接管和高压连接管两种，在使用时需排尽管内空气。

1. 一般连接管

通常用于延长输液器管道，作为加长管使用，耐受压力不强（图 2-28）。

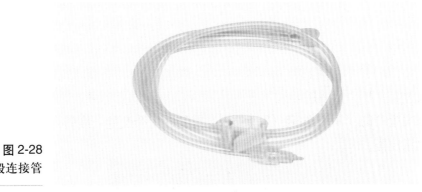

图 2-28
一般连接管

2. 高压连接管

主要用于导管与压力注射器头端的连接，耐受压力高，在压力注射器注射造影剂时不会因为灌注压力过大而造成连接管爆破等现象（图 2-29）。

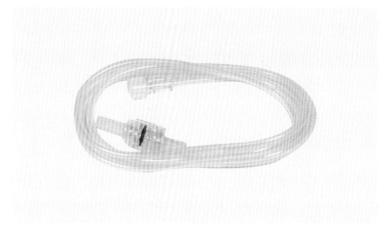

图 2-29
高压连接管

第八节　压力泵

　　压力泵是一个螺纹栓塞、锁定装置，作为连接球囊扩张导管时精准控制、监控压力的器具。目前压力泵的品牌有 Boston Scientific、Cordis、Merit 等。本节主要介绍 Boston Scientific 公司的 Encore 26 压力泵（图 2-30）。该装置通过指状栓（黄色部分）启动，按下指状栓之后，螺纹栓塞将会解锁，并根据需要前进或后退；放开指状栓之后，装置将会处于锁定位置。压力泵集成了一个压力表（刻度盘为 0~26 atm），通过该装置，可以产生和监控大气压力（atm）和压强（kPa）。

　　Encore 26 压力泵用于对球囊扩张导管和球囊扩张式支架进行球囊的扩张和回抽，最大压力为 26 atm。在腔内治疗中可采用 1:1 稀释造影剂通过该压力泵用于充盈球囊，即可在透视的情况下看到球囊内产生的压力情况。与手推注射器相比，压力泵可以更加精准地控制球囊扩张时的压力值，不会因压力过大或过小而影响治疗效果。

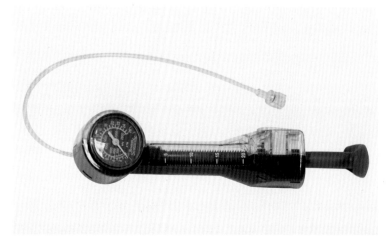

图 2-30
Encore 26 压力泵（Boston Scientific）

第九节　血管闭合装置

血管闭合装置已成为腔内微创手术的常备器具，主要用于腔内微创手术治疗结束时闭合动脉穿刺点、防止出血的装置。其操作简单，可提高手术成功率，减少患者术后血肿的发生，同时也能减少患者下肢制动的时间，使其能及早下床活动，减少下肢深静脉血栓的发生等。对于股动脉穿刺处有明显动脉粥样硬化斑块，直径 < 5 mm，血管管腔显著狭窄，股动脉严重钙化、迂曲或穿刺点位于股动脉分叉处以远（如股浅）等情况需慎重使用。

目前血管闭合装置的品牌有 St.Jude、Abbott、Cordis、Cardiva、普益盛济等。本节主要介绍 Angio-seal 血管封堵器（St.Jude）、Perclose Proglide 血管缝合器系统（Abbott）、Starclose SE 血管闭合器系统（Abbott）、ExoSeal 封堵止血系统（Cordis）和 Hemostat 止血器（普益盛济）。

一、Angio-seal 血管封堵器

1. 产品结构

Angio-seal 血管封堵器为美国 St.Jude 公司生产，由 Angio-seal 封堵装置、插入鞘（6 F 或 8 F）、动脉改良扩张器（定位器）组成（图 2-31）。该装置内有一片可吸收胶原纱布及一个特别设计的可吸收聚合物固定块（锚），两者由一条附有自动收紧滑结的可吸收定位缝线连接。封堵器的锚、胶原和拉线在 90 天内可完全吸收。

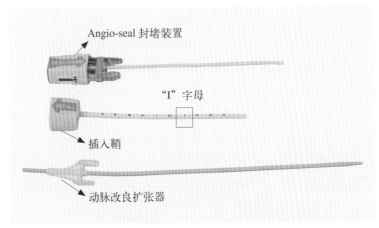

图 2-31
Angio-seal 血管封堵器（St.Jude）

2. 特性与型号

Angio-seal 装置适用于行股动脉穿刺的血管腔内微创闭合治疗。型号为 6 F 和 8 F。

3. 操作步骤

（1）根据术中使用的血管鞘选择相匹配的 Angio-seal 血管封堵器。

（2）先将定位器插入鞘管中，再将鞘管沿导丝进入到血管。当见到血液从出血孔冒出直至标记出现"I"字母，再向血管内进入 1~2 cm。当血流停止时，拔出定位器。

（3）将封堵器插入鞘管中，一直到封堵器的帽和鞘管的轮轴结合在一起，听到一声"咔嗒（click）"（这样锚就从鞘管里伸出来）。

（4）回抽装置帽再次听到一声"咔嗒（click）"，直至有阻力产生。此时感受到的阻力是锚和鞘管的尖端发生了阻挡。在袖边上的色带此时有部分暴露出来。

（5）左手按住穿刺点两侧，右手继续向后拉（这时左右手处于一种相对抗衡力）装置帽直至最后锁定，即整个黑线完全暴露出来（此时装置帽和鞘管轮轴不能独立活动）。

（6）撤出整个封堵装置，维持锚盘张力10秒，穿刺点无渗血则剪断缝线，加压包扎。

二、Perclose Proglide 血管缝合器系统

1. 产品结构

Perclose Proglide 血管缝合器系统为美国 Abbott 公司生产，由血管缝合器和缝线修整器组成（图 2-32）。血管缝合器包括两根不锈钢针及缝线，缝线材料为聚丙烯，规格为 3-0。

2. 特性与型号

Perclose Proglide 血管缝合器系统适用于股总动脉穿刺点为 5~21 F 血管鞘的血管缝合治疗。当鞘管直径超过 12 F 时，可酌情使用 2 枚或 2 枚以上血管缝合器，术中可根据手术方式采用预先埋置缝合器技术。其型号为 6 F。

3. 操作步骤

（1）造影：对需闭合部位的血管进行血管造影，明确血管是否可进行缝合操作。

（2）定位：退出原有血管鞘，沿交换导丝置入血管缝合器（可选择预埋或直接缝合的方法）。前推血管缝合器至白色导丝出口和皮肤位置接近。撤走导丝，继续推进至血液呈线性搏动性喷出，向上扳起线脚控制杆，此时线脚在股动脉内打开。

（3）打针：回撤血管缝合器直至遇到阻力时停止，此时线脚位于股动脉内壁，停止喷血。保持血管缝合器与皮肤表面呈 45° 角以及向上拉的张力，按下打针器，停留 2 秒。

（4）拔针：拔出打针器后看到 2 根细长的针，长针上连有 1 根带有白色连接线的蓝色缝线，拉紧这根蓝色缝线，然后绕至血管缝合器主体标有小剪刀标记的开口凹陷处，向上提拉缝线，将缝线割断。将线脚控制器扳下，回撤血管缝合器，直到白色导丝出口出现在皮肤表面。分出 2 根缝线，并在一起，找出较长的一根蓝色缝线，将其绕在左手示指上，沿缝合器主体同轴方向拉紧，此时右手回撤血管缝合器，预置的线结将进入到股动脉外壁。

（5）锁结：左手示指绕紧较长的蓝色缝线同轴方向绷紧，左手拇指顶住缝线修整器顶端，缝线使之与皮肤呈 75° 角。调整至 45° 角后，左手单手维持 60 秒左右，右手将短线拉紧，退出缝线修整器。嘱患者咳嗽、抬腿，检查缝合止血效果。若止血效果满意，使用缝线修整器顺着 2 根缝线滑入股动脉外壁，顶住股动脉外壁后，向上扳动红色指柄切断缝线即可。

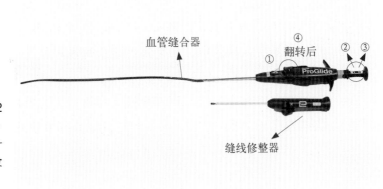

血管缝合器

④
翻转后 ② ③
①

缝线修整器

图 2-32
Perclose Proglide 血管缝合器（Abbott）
①向上扳起线脚控制杆；②按下打针
器；③拔出打针器；④扳下线脚控
制杆

三、Starclose SE 血管闭合器系统

1. 产品结构

Starclose SE 血管闭合器系统（图 2-33）为美国 Abbott 公司生产，由置入式夹子的施夹钳、交换鞘、扩张器和导丝组成。夹子的材料为超级弹性镍钛合金，通过夹子上的固定针夹住血管外壁及中膜，从而达到闭合止血的效果。

2. 特性与型号

Starclose SE 血管闭合器系统适用于 5~7 F 血管鞘的股动脉穿刺点的血管闭合治疗，尤其适用于反复股动脉穿刺的血管闭合治疗。其型号为 6 F。

3. 操作步骤

Starclose SE 血管闭合器系统是通过操作器械时发出的 4 个声音（click）来完成操作步骤。

（1）第一声（click1）：将闭合器带有"Starclose SE"logo 的一面朝上，使用交换鞘与闭合器主体连接口相连。连接时，将听到第一声清脆的"click"声音，检查连接是否紧密。

（2）第二声（click2）：左手握住闭合器椭圆形指环柄稳住闭合器主体，与皮肤表面呈 30°~40° 角，右手拇指按住闭合器顶端位置的血管定位器按钮，示指、中指勾住拇指推进柄，右手拇指按下血管定位器按钮，将听到第二声喑哑的"click"声音，以确认血管定位器按钮被按下。

（3）第三声（click3）：左手握住闭合器椭圆形指环柄稳住闭合器主体，与皮肤表面呈 30°~40° 角，将闭合器主体回撤 2~3 cm，右手拇指放在拇指推进柄上，其余四指握住闭合器上端，利用拇指向下推动拇指推进柄以撕开转换鞘 2~3 cm，将右手姿势转变为注射器注射动作，轻柔回撤闭合器。当遇有阻力时，停止回撤，利用拇指向下推动拇指推进柄，撕开转换鞘余下部分，拇指推进柄推送到结束箭头，此时听到第三声（click3），检查箭头与结束箭头对齐。

（4）第四声（click4）：左手持纱布握住金属传送杆，将闭合器角度抬高至 60°~75°，向下轻送闭合器 1 mm 左右，感觉到股动脉搏动后，右手拇指按动血管夹释放扳机，左手稳住血管缝合器等待 2 秒，右手移开血管缝合器，再用纱布按压皮肤穿刺口 1~2 分钟，确保血管夹恢复至其平铺的记忆状态。

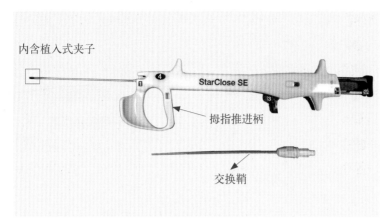

图 2-33
Starclose SE 血管闭合器（Abbott）

四、Exoseal 封堵止血系统

1. 产品结构

Exoseal 封堵止血系统为美国 Cordis 公司生产，由插塞填充器和可吸收性插塞组成（图 2-34）。插塞填充器由手柄组件和输送杆组成，可吸收性插塞被完全封闭在输送杆的远端部分。插塞为生物可吸收的材料制成，可降解为二氧化碳和水，在置入 30 天内大部分被吸收，在 60~90 天就会被完全吸收。

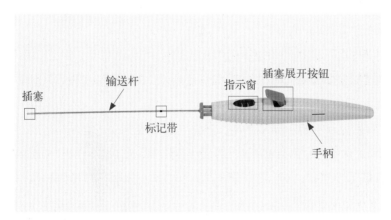

图 2-34
Exoseal 封堵止血系统

2. 特性与型号

Exoseal 封堵止血系统适用于股动脉穿刺部位的闭合治疗。通过使用工作长度不超过 12 cm 对应尺寸的血管鞘引导器，插塞填充器将可吸收性插塞定位并释放至穿刺部位的血管表面，当可吸收性插塞被置于动脉切开部位顶端时即可实现止血。型号为 5、6、7 F。

3. 操作步骤

（1）将 Exoseal 装置通过 30°~45° 角置入相对应直径的血管鞘，直至标记带到达鞘管末端止血阀。

（2）右手固定 Exoseal 手柄位置，左手回撤鞘，直至将指示器导丝罩回压与手柄贴合，此过程中可以观察到脉动式血流从回血指示器中流出。

（3）右手轻托手柄，注意不要碰到插塞展开按钮，左手固定在患者体表，缓慢将鞘回撤，观察回血指示器直至脉动式血流明显减缓或停止。

（4）观察指示窗，同时左手更加缓慢地撤鞘（约 1 cm），直至指示窗由"黑－白"变为"黑－黑"。

（5）左手固定在患者体表，同时拇指和示指捏住血管鞘，使其不移动以固定"黑－黑"指示，右手拇指将插塞展开一次性按压到底，停留 3 秒，将 Exoseal 连同鞘管缓慢撤出，手动按压 2~4 分钟即可。

五、Hemostat 止血器

1. 产品结构

Hemostat 止血器为中国北京普益盛济公司生产，由推拉锁、银色手柄、扩张套管和止血伞组成（图 2-35）。该装置最大外径相当于 18 G 针，远端带有一个可展开的记忆合金止血伞，表面为生物膜包裹，该生物膜可迅速、暂时性止血。

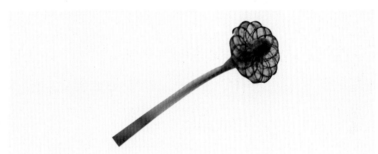

图 2-35
Hemostat 止血器（北京普益盛济）

2. 特性与型号

Hemostat 止血器适用于动脉穿刺点为 6~8 F 血管鞘的血管止血治疗。止血伞展开的直径为 6 mm，止血伞到扩张套管末端为 15 cm。

3. 操作步骤

（1）经导引血管鞘插入止血器之前，通过无菌操作展开和收回止血伞以检查有无损坏，观察止血伞是否是同心圆形状。

（2）从血管鞘尾部的止血阀推送止血器进入血管，直至蓝色扩张导管完全没入。

（3）握住银色手柄向后拉推拉锁，展开止血伞，向后拉到手上感觉出现明显顿挫感即为锁定状态，慢慢回拉止血器，感觉到轻微的阻力时，表明止血伞处于导引鞘的顶端。

（4）用右手的拇指和示指握住血管鞘的止血阀，沿穿刺反方向轻柔地撤出血管鞘。撤导引鞘时不要强拉止血器的任何部分。

（5）当蓝色的扩张套管显露时，用左手拇指和示指轻拉蓝色的扩张套管，继续通过止血伞导丝完全拔除血管鞘。握住蓝色扩张套管，轻柔地向上牵拉止血器 1~1.5 cm，直至血管出血停止，然后用固定夹在股动脉穿刺点皮肤表面固定以保持持续的拉力。

（6）观察穿刺部位有无出血，如果动脉持续性渗血超过 1 分钟，应重新调节张力。

（7）用手指近端压迫，去除固定夹，维持近端压迫，收回止血伞，抽出止血器并维持近端压力。

（8）手指压迫，去除固定夹，在动脉穿刺口的近端（上方），摸清股动脉的搏动，用手指压迫，不要直接压迫在止血伞上，去除固定夹时应维持近端的压力。

（9）向前按压推拉锁收回止血伞，止血伞完全收回时仅能看到 1 mm 的蓝色标记。注意不要使止血器有张力。

（10）止血伞收回后，止血器可安全地从体内抽出。在抽出止血器时，可轻轻地转动止血器。

第三章
球囊扩张导管

第一节　概　述

球囊扩张导管简称球囊，是用于扩张病变部位及输送支架的腔内器具，也可当作支持导管开通血管病变段。从球囊结构上分为头端、球囊囊体、连接段、输送杆4个部分。

一、球囊的性能

评价球囊扩张导管的性能，通常参考以下几个参数：

1. 通过外径

通过外径（crossing profile）是指未扩张状态下球囊的外径，目前是以球囊通过的最小外径作为标准，一般指测量球囊标记部分的外径。

2. 柔顺性

柔顺性（flexibility）是指顺应自然血管状态时通过病变的能力。

3. 跟踪性

跟踪性（trackbility）是指球囊在导丝的指引下到达病变的能力。

4. 推送性

推送性（pushbility）是指操作者在体外操纵球囊输送器时，球囊头端通过病变的能力。

二、球囊的顺应性

球囊的顺应性是指球囊充盈时球囊直径随气压变化的能力，也是球囊拉伸能力的一个指标。当球囊达到额定标准压后，继续加压至额定爆破压，根据最终直径与额定直径所呈的比值可分为非顺应性球囊、半顺应性球囊和顺应性球囊。

1. 非顺应性球囊

最终直径与额定直径的比值为 100%~110%。通常为高压球囊，扩张力均匀且强，不易发生"狗骨头"现象（"狗骨头"现象指球囊在支架内充盈至额定爆破压力时，球囊近端、远端直径均大于支架近端、远端直径，在 X 线下显影类似一根狗骨头），可以扩张较硬斑块。

2. 半顺应性球囊

最终直径与额定直径的比值为 110%~130%，大多数的球囊为半顺应性，通过外径相对非顺应性小，通过性好。

3. 顺应性球囊

最终直径与额定直径的比值超过 130%，甚至可以达到自身体积的几倍之多。这类球囊主要用于大血管的扩张和临时封堵或人造内置血管的扩张。

三、球囊的分型及特点

球囊根据推送系统主要分为整体交换型和快速交换型两大类。

1. 整体交换型

整体交换型（over the wire，OTW）球囊扩张导管主要用于长段闭塞病变和需要交换导丝等情况。该类型特点是推送性好，交换导丝方便。常用于锁骨下动脉、髂动脉、股动脉、腘动脉及膝下动脉等血管的腔内治疗。

2. 快速交换型

快速交换型（rapid exchange system，RX）球囊扩张导管通常有更细的外径，方便术者操作，可快速更换球囊，但是缺点为跟踪性和推送性与 OTW 型相比较弱，不便交换导丝。常用于肾动脉、颈动脉、冠状动脉等血管的腔内治疗以及下肢动脉逆向穿刺等。

第二节　OTW 型球囊扩张导管

一、产品结构

OTW 型球囊扩张导管是指一根双内腔的轴杆在其远端处连接着球囊囊体（图 3-1）。双内腔轴杆在近端出现分支，其中一个内腔形成一个导丝进入中央内腔的入口，而另一个内腔作为一条通过造影剂与生理盐水的混合物来控制球囊的充盈和紧缩的通路。导管近端有一个光滑、柔软且无创的尖端，便于推进导管通过狭窄部位。为了在 X 线透视下能够准确定位球囊，在球囊"工作区域"的两端设有 2 条不透射线的标记带。

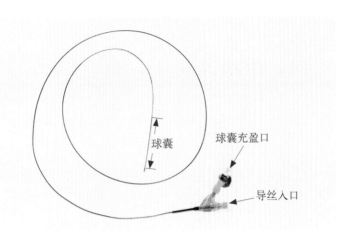

图 3-1
OTW 型球囊

二、规格型号

目前 OTW 型球囊扩张导管的品牌有 Boston Scientific、Medtronic、Bard、Cordis、Medtronic、Abbott、Biotronik、Optimed、Cook、Gore 等，其特性与型号见表 3-1。本节主要介绍 Mustang 球囊扩张导管（Boston Scientific）、Admiral Xtreme 球囊扩张导管（Medtronic）、Reekross 35 球囊扩张导管（Bard）、Savvy Long 球囊扩张导管（Cordis）、Evercross 球囊扩张导管（Medtronic）、Fox Sv 球囊扩张导管（Abbott）、Passeo-35 球囊扩张导管（Biotronik）、Coda 球囊扩张导管（Cook）、三叶球囊扩张导管（Gore）。

表 3-1　各品牌 OTW 型球囊规格一览表（仅供参考）

名称	品牌	顺应性	球囊直径（mm）	球囊长度（mm）	适配导丝（in）	适配鞘（F）	爆破压（atm）	输送杆（cm）
Mustang	Boston Scientific	非顺	3~12	20~200	0.035	5~7	14~24	40、75、135
Sterling OTW	Boston Scientific	半顺	2~10	20~150	0.018	4	10~14	80、90、135、150
Coyote	Boston Scientific	半顺	1.5~4	40~220	0.014	4	12~14	90、150
XXL	Boston Scientific	非顺	12~18	20~60	0.035	7	5~8	75、120
Admiral Xtreme	Medtronic	半顺	3~12	20~300	0.035	5~7	17.76	80、130
Pacific	Medtronic	半顺	2~7	20~300	0.018	4~5	24.67	90、130、180
Deep	Medtronic	半顺	1.5~4	20~210	0.014	5	15.79	120、150
Reekross14	Bard	半顺	2~5	40~220	0.014	4	13~16	140

续表

名称	品牌	顺应性	球囊直径（mm）	球囊长度（mm）	适配导丝（in）	适配鞘（F）	爆破压（atm）	输送杆（cm）
Reekross18	Bard	半顺	2~5	40~220	0.018	4	13~16	130
Reekross35	Bard	半顺	2~6	40~220	0.035	5~6	13~16	75、110
Bantam	Bard	半顺	2~9	20~220	0.018	4~6	12~16	75、90、130
Bantam α	Bard	半顺	1.25~5	15~220	0.014	4	13~16	100、130、150
PowerflexP3	Cordis	半顺	4~12	10~100	0.035	5~7	15	40、80、110、135
PowerflexPro	Cordis	半顺	3~12	20~220	0.035	5~7	18	80、135
Maxi LD	Cordis	半顺	14~25	40~80	0.035	8~12	5~6	40、80
Savvy	Cordis	半顺	2~6	20~100	0.018	4~5	10	80、120、150
Savvy Long	Cordis	半顺	2~6	120~220	0.018	4~5	12~15	80、120、150
Sleek	Cordis	半顺	1.5~5	15~280	0.014	4	10~16	150
Evercross	Medtronic	半顺	3~12	20~200	0.035	5~7	10~20	80、135
Powercross	Medtronic	半顺	2~6	20~200	0.018	4~6	14	90、150
Nanocross	Medtronic	半顺	1.5~4	20~210	0.014	4	14	90、150
Fox Sv	Abbott	半顺	2~5	15~120	0.018	4	16~22	90、135、150
Fox cross	Abbott	半顺	3~14	20~120	0.035	5~7	8~18	50、80、135
Armada 14	Abbott	半顺	1.5~4	20~200	0.014	4	14	90、150
Armada 35	Abbott	半顺	4~14	20~250	0.035	5~7	7~25	80、135
Passeo-35	Biotronik	半顺	3~10	20~200	0.035	5~6	16	80、90、130
Passeo-18	Biotronik	半顺	2~7	20~220	0.018	4~5	15	90、130、150
Passeo-14	Biotronik	半顺	1.5~4	20~220	0.014	4	14	90、120、150
Mars	Optimed	非顺	3~10	40~100	0.035	5~6	17.76	75、120
Coda	Cook	顺应	32	40	0.035	10	/	100
三叶	Gore	顺应	16~45	40	0.035	18	/	104

注：0.014 in=0.356 mm，0.018 in=0.457 mm，0.035 in=0.889 mm。

三、品牌介绍

（一）Mustang 球囊扩张导管

1. 产品结构

Mustang 球囊扩张导管是美国 Boston Scientific 公司生产的非顺应性高压球囊，由球囊、缓冲尖端、内层尖端、收缩管、应力缓冲、Y 形连接支管以及导管管杆组成。球囊"工作区域"的两端有亲水涂层，并带有铂铱合金不透射线标记带。

2. 产品特性

该球囊扩张导管适用于外周血管的腔内血管成形术。该球囊适配导丝为 0.889 mm（0.035 in），血管鞘为 5~7 F；球囊直径为 3~12 mm，长度为 20~200 mm；球囊爆破压为 14~24 atm，输送杆长度有 40、75、130 cm 3 种规格。

（二）Admiral Xtreme 球囊扩张导管

1. 产品结构

Admiral Xtreme 球囊扩张导管是美国 Medtronic 公司生产的半顺应性球囊，由一根同轴的双腔导管和球囊组成。同轴的双腔导管是由聚醚酰胺弹性体等材质制成，球囊是由聚酰胺制成，导管外层为亲水涂层。球囊"工作区域"的两端有 2 条不透射线的金属标记带。

2. 产品特性

该球囊扩张导管适用于外周血管的腔内血管成形术。该球囊适配导丝为 0.889 mm（0.035 in），血管鞘为 5~7 F；球囊直径为 3~12 mm，长度为 20~300 mm；球囊爆破压为 17.76 atm，输送杆长度有 80、130 cm 2 种规格。

（三）Reekross35 球囊扩张导管

1. 产品结构

Reekross35 球囊扩张导管是美国 Bard 公司生产的半顺应性球囊，由坚硬管轴（从近端手柄一直延伸至远端头端）和一个单独的、坚固的扩张腔组成。球囊材质是由尼龙和聚酰胺弹性体混合制成，坚硬管轴材质为 304 V 不锈钢，导管轴外覆 Silx 亲水涂层，采用 Quadflex 技术使该球囊通过长段闭塞性病变时可以多次扩张。球囊"工作区域"的两端为铂铱合金标记带，在透视下可准确定位。

2. 产品特性

该球囊扩张导管专为治疗下肢高难度重症钙化动脉病变设计，对于经真腔或经内腔下的血管成形术都适用。该球囊适配导丝为 0.889 mm（0.035 in），血管鞘为 5~6 F；球囊直径为 2~6 mm，长度为 40~220 mm；球囊爆破压为 13~16 atm，输送杆长度有 75、110 cm 2 种规格。

（四）Savvy Long 球囊扩张导管

1. 产品结构

Savvy Long 球囊扩张导管是美国 Cordis 公司生产的半顺应性球囊，由底座、应力释放装置、导管和球囊（2 mm 球囊有两褶，3~6 mm 球囊有三褶）组成。导管外层附有 Silx 亲水涂层，导管材质为尼龙混合物，球囊材质为尼龙混合物和聚醚嵌段酰胺树脂（Pebax）。球囊"工作区域"的两端有亲水涂层，并带有铂铱合金不透射线标记带。

2. 产品特性

该球囊扩张导管适用于下肢浅表股动脉、深部股动脉、腘动脉和膝下动脉的腔内扩张治疗。该球囊适配导丝为 0.457 mm（0.018 in），血管鞘为 4~5 F；球囊直径为 2~6 mm，长度为 120~220 mm；球囊爆破压为 12~15 atm，输送器长度为 80、120、150 cm 3 种规格。

（五）Evercross 球囊扩张导管

1. 产品结构

Evercross 球囊扩张导管是美国 Medtronic 公司生产的半顺应性球囊，由双腔导管和远端半柔软可充气球囊组成。球囊部分的材质为聚酰胺，导管部分的材质为聚酰胺和聚醚嵌段酰胺。导管的远端部分涂有一层光敏磺酸钠盐和聚乙烯吡咯烷酮的亲水涂层。球囊"工作区域"的两端各有 1 条不透射线的标记带，用于球囊定位。

2. 产品特性

该球囊扩张导管适用于下肢动脉和肾动脉等狭窄血管的腔内扩张治疗。该球囊适配导丝为 0.889 mm（0.035 in），血管鞘为 5~7 F；球囊直径为 3~12 mm，长度为 20~200 mm；球囊爆破压为 10~20 atm，输送杆长度有 80、135 cm 2 种规格。

（六）Fox Sv 球囊扩张导管

1. 产品结构

Fox Sv 球囊扩张导管是美国 Abbott 公司生产的半顺应性球囊，由双腔导管和球囊组成。其材质均为聚酰胺，导管、球囊锥部和导丝腔均覆有疏水涂层，球囊上无涂层。在球囊"工作区域"两端有铂铱金属标志带，用于定位球囊与血管狭窄段的相对位置。

2. 产品特性

该球囊扩张导管适用于下肢动脉粥样硬化闭塞以及支架置入后再狭窄的腔内扩张治疗。该球囊适配导丝为 0.457 mm（0.018 in），血管鞘为 4 F；球囊直径为 2~5 mm，长度为 15~120 mm；球囊爆破压为 16~22 atm，输送杆长度为 90、135、150 cm 3 种规格。

（七）Passeo-35 球囊扩张导管

1. 产品结构

Passeo-35 球囊扩张导管是德国 Biotronik 公司生产的半顺应性球囊，由球囊、导管和操作手柄组成。球囊材质为聚十二内酰胺，导管材质为聚醚嵌段酰胺，操作手柄带 Y 形接口部分的材质为聚碳酸酯。扩张导管的外表面均有疏水性硅酮涂层，球囊上有疏水性补缀涂层。球囊"工作区域"两端各有 1 个不透射线标记带，便于球囊定位。

2. 产品特性

该球囊扩张导管适用于下肢动脉、肾动脉等狭窄病变血管的腔内扩张治疗。该球囊适配导丝为 0.889 mm（0.035 in），血管鞘为 5~6 F；球囊直径为 3~10 mm，长度为 20~200 mm；球囊爆破压为 16 atm，输送杆长度有 80、90、130 cm 3 种规格。

（八）Coda 球囊扩张导管

1. 产品结构

Coda 球囊扩张导管是美国 Cook 公司生产的顺应性球囊，由球囊、导管和导管座组成（图 3-2）。球囊材质为聚氨酯，导管材质为聚氨酯、硫酸钡剂和黄色染料制成，导管座材质为聚氨酯，球囊腔接头材质为聚碳酸酯。球囊"工作区域"两端各有 1 条不透射线铂铱合金标记带，便于在透视下球囊定位。

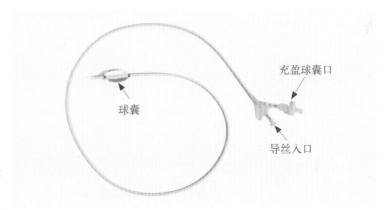

图 3-2
Coda 球囊扩张导管（Cook）

2. 特性与型号

该球囊主要用于大血管（胸、腹主动脉等）内的扩张和临时封堵或人造血管的腔内扩张治疗。该球囊适配导丝为 0.889 mm（0.035 in），血管鞘为 10 F（根据临床经验建议配用 11~12 F）；球囊直径为 32 mm，长度为 40 mm；球囊输送杆长度为 100 cm。

（九）三叶球囊扩张导管

1. 产品结构

三叶球囊扩张导管是美国 Gore 公司生产的顺应性球囊（图 3-3），由 3 个聚氨酯材质的球囊配置在双腔导管远端，并在球囊边缘设有不透射线的标志带。3 个充盈管腔均与一个球囊联通，近端充盈端口与所有的充盈管腔联通，并配有一个 Luer 接口。球囊扩张导管的三叶状设计在球囊完全充盈时不会完全阻断主动脉血流。

2. 特性与型号

该球囊扩张导管适用于协助自膨式覆膜支架在大直径血管（胸、腹主动脉）腔内的扩张治疗。该球囊适配导丝为 0.889 mm（0.035 in），血管鞘为 18 F；球囊型号可分为小球囊和大球囊：小球囊充盈直径为 16~34 mm，大球囊充盈直径为 26~45 mm；球囊输送杆长度为 104 cm。

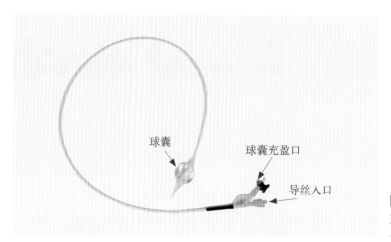

图 3-3
三叶球囊扩张导管（Gore）

第三节　RX 型球囊扩张导管

一、产品结构

RX 型（快速交换型）球囊扩张导管近端管腔用于充盈球囊，远端有一个同轴可推入导丝（图 3-4）。导管上有一个锥形头端，以便于将导丝插入并穿过血管狭窄处。球囊两端有 2 个不透射线的带状标记物，可准确地定位球囊。

二、规格型号

目前 RX 型球囊扩张导管品牌有 Boston Scientific、Bard、Medtronic、Cordis 等，其特性与型号见表 3-2。本节主要介绍 Sterling Monorail 球囊扩张导管（Boston Scientific）、LitePAC 球囊扩张导管（Bard）、Submarine Rapido 球囊扩张导管（Medtronic）。

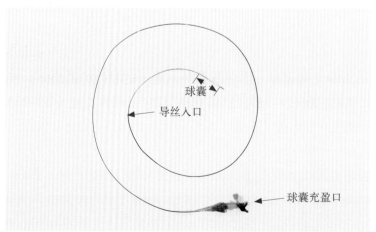

图 3-4
RX 型球囊扩张导管

表 3-2　各品牌 RX 型球囊规格一览表（仅供参考）

名称	品牌	顺应性	球囊直径（mm）	球囊长度（mm）	适配导丝（in）	适配鞘（F）	爆破压（atm）	输送杆（cm）
Sterling Monorail	Boston Scientific	半顺应性	5~8	10~60	0.018	4~5	14	80、135
LitePAC	Bard	半顺应性	2~7	15~220	0.014	4~5	12~16	150、155
Submarine Rapido	Medtronic	半顺应性	2~7	20~80	0.018	4~5	16.7	135
Aviator Plus	Cordis	半顺应性	4~7	15~40	0.014	4	12~14	142

注：0.014 in=0.356 mm，0.018 in=0.457 mm。

三、品牌介绍

（一）Sterling Monorail 球囊扩张导管

1. 产品结构

Sterling Monorail 球囊扩张导管是美国 Boston Scientific 公司生产的半顺应性球囊。该球囊为薄型头端，固定在远端的快速更换导管上。导丝腔内层材质为高密度聚乙烯及染料。球囊导管头端为锥形，便于通过血管狭窄处。球囊两端有 2 条带状标记物，可透视观察和定位球囊导管。

2. 特性与型号

该球囊扩张导管适用于颈动脉、椎动脉、肾动脉等外周血管的腔内成形术。该球囊适配导丝为 0.457 mm（0.018 in），血管鞘为 4~5 F；球囊直径为 5~8 mm，长度为 10~60 mm；球囊爆破压为 14 atm，输送杆长度有 80、135 cm 2 种规格。

（二）LitePAC 球囊扩张导管

1. 产品结构

LitePAC 球囊扩张导管是美国 Bard 公司生产的半顺应性球囊。该球囊导管的近端材质是 304 不锈钢管，远端同轴导管材质是尼龙聚合物。球囊上有 2 条不透射线铂铱合金标记，便于在透视下球囊定位。导管近端有一个透明轴，可以很好地观察到气泡，同时也是为了在球囊准备期间方便排出气泡。

2. 特性与型号

该球囊扩张导管适用于颈动脉、椎动脉、肾动脉等外周血管的腔内扩张治疗。该球囊适配导丝为 0.356 mm（0.014 in），血管鞘为 4~5 F；球囊直径为 2~7 mm，长度为 15~220 mm；球囊爆破压为 12~16 atm，输送杆长度有 150、155 cm 2 种规格。

（三）Submarine Rapido 球囊扩张导管

1. 产品结构

Submarine Rapido 球囊扩张导管是美国 Medtronic 公司生产的半顺应性球囊。该球囊导管轴的近端由一个 2.3 F 的单腔海波管构成，海波管表面有 PTFE 涂层，与导管远端腔相连，远端的轴杆为 3.5 F。导管轴和球囊均有 LFC- 亲水涂层，当导管湿润时，该亲水涂层可起到润滑导管的作用。

2. 特性与型号

该球囊扩张导管专用于颈动脉和肾动脉病变的腔内扩张治疗。该球囊适配导丝为 0.457 mm（0.018 in），血管鞘为 4~5 F；球囊直径为 2~7 mm，长度为 20~80 mm；球囊爆破压为 16.7 atm，输送杆长度为 135 cm。

第四节　特殊球囊扩张导管

一、外周切割球囊扩张导管

1. 产品结构

外周切割球囊扩张导管是美国 Boston Scientific 公司生产的一种非顺应性球囊（图 3-5）。该球囊上有 3~4 片 Atherotome 刀片（显微外科刀片）纵向安装在球囊表面，球囊的材质为尼龙。当外周切割球囊被充盈膨胀时，Atherotome 刀片可划刻血管硬化斑块，为裂缝的扩展形成起始点。

OTW 型切割球囊扩张导管主体为双腔设计，外腔是球囊膨胀腔，内腔可通过导丝将切割球囊输送至需要扩张的病变部位。在 Atherotome 刀片的末端处设有不透射线的标记带，以便在球囊放置于血管内时提供可见参考点。

RX 型切割球囊扩张导管包含两个腔。近侧导管柄是 Hypatube 管，该 Hypotube 管包含球囊膨胀腔；远侧柄是用柔性材料制造的。球囊头端和导丝腔涂为绿色，便于发现和快速交换球囊。导丝出口位于距离导管尖端 24 cm 处。

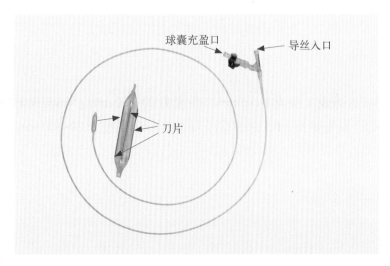

图 3-5
外周切割球囊扩张导管（OTW 型）
（Boston Scientific）

2. 特性与型号

该球囊扩张导管适用于腔内治疗钙化严重的斑块、较硬的斑块以及支架内再狭窄的血管病变。在 6 atm 的压力下，球囊会膨胀到规定的直径和长度，额定爆破压力为 10~12 atm。该球囊扩张导管的型号分为 OTW 型和 RX 型两种。

- 直径 5~8 mm 的切割球囊为 OTW 型，适配导丝为 0.457 mm（0.018 in），球囊（包括刀片）长度为 20 mm，刀片数量为 4 枚，输送杆长度有 50、90、135 cm 3 种规格。

- 直径 2~4 mm 的切割球囊为 RX 型，适配导丝为 0.356 mm（0.014 in），球囊（包括刀片）长度为 15 mm，刀片数量为 3~4 枚，输送杆长度为 140 cm。

二、VascuTrak 双导丝球囊扩张导管

1. 产品结构

VascuTrak 双导丝球囊扩张导管为美国 Bard 公司生产的一款 RX 型半顺应性球囊（图 3-6）。该球囊导管在球囊部分的外面附有一条钢丝，当球囊充盈时，钢丝和球囊贴附于血管壁，可以在血管的内腔起到切割内膜的作用。

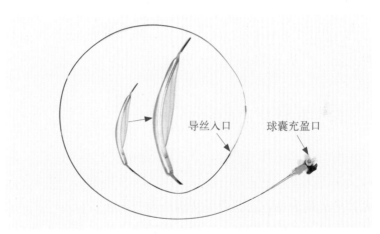

导丝入口　　球囊充盈口

图 3-6
VascuTrak 双导丝球囊扩张导管（Bard）

2. 特性与型号

该球囊扩张导管的特点是外径小，通过病变能力强，对于斑块有一定的切割作用，适用于钙化血管或者支架内再狭窄等病变的腔内扩张治疗。该球囊爆破压为 12 atm，输送杆长度为 80 cm 和 140 cm，型号分为 VascuTrak 14 球囊和 VascuTrak 18 球囊两种。VascuTrak 14 适配导丝为 0.356 mm（0.014 in），血管鞘为 5~7 F，球囊直径为 2~3.5 mm，长度为 20~300 mm；VascuTrak 18 球囊适配导丝为 0.457 mm（0.018 in），血管鞘为 5 F，球囊直径为 4~7 mm，长度为 20~300 mm。

三、AngioSculpt 刻痕球囊扩张导管

1. 产品结构

AngioSculpt 刻痕球囊为美国 Spectranetics 公司生产的一款 OTW 型半顺应性球囊（图

3-7）。该球囊由球囊导管和镍钛合金激光雕刻而成的三螺旋中空管两部分组成。在球囊打开时，通过置于球囊外侧的 3 条螺旋状镍钛合金矩形钢丝（直径为 0.18 mm）产生比球囊本身大 15~25 倍的扩张力，这种扩张力像刻痕一样改变了病变组织的张力，使之在较低球囊压力的条件下扩张。

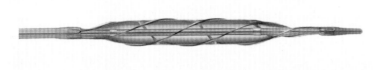

图 3-7
AngioSculpt 刻痕球囊扩张导管
（Spectranetics）

2. 特性与型号

该球囊适用于外周动脉钙化及支架内再狭窄等病变的腔内治疗。AngioScuplt 刻痕球囊的三螺旋设计兼顾了球囊的通过性、刻痕功能和扩张后管腔直径的一致性。该球囊适配导丝为 0.356 mm（0.014 in）和 0.457 mm（0.018 in），血管鞘为 5~6 F；球囊的直径为 2~8 mm，长度为 20~200 mm；球囊的爆破压为 12~20 atm，输送杆长度有 50、90、137、155 cm 4 种规格。

四、药物涂层球囊

药物涂层球囊（drug coated balloon，DCB）主要由药物（紫杉醇等，要求脂溶性高）、基质涂层、球囊系统载体 3 部分组成。DCB 的设计理念是将抗血管内膜增生的药物通过基质涂层涂置于球囊表面，当球囊到达病变血管壁并被撑开扩张，与血管壁内膜接触时，通过加压快速释放和转移药物在局部血管壁内的技术，使得药物在局部起到抗血管内膜增生的作用，从而对内膜增生引发再狭窄起预防作用。DCB 不是简单地在球囊上喷涂药物，而是在导管药物的种类、涂层技术、释放技术等多方面不同于常规球囊技术。对于 DCB，需要在扩张前尽可能保留药物不被血流冲刷，在扩张后的短时间内（通常不超过 60 秒），迅速地释放药物至血管壁组织，并不是缓慢洗脱的过程，基质涂层技术的作用主要体现在这里，这点不同于药物洗脱支架（DES）。因此，很多专家提出将最初的"药物洗脱球囊（drug eluting balloon，DEB）"更名为"药物涂层球囊"。

DCB 主要作为一个载药系统抵抗内膜增生而防止血管再狭窄。为了更好地在扩张前保留药物不从球囊上流失，在使用 DCB 前需要进行充分的常规球囊预扩张。DCB 没有持续抵抗弹性回缩的作用，抵抗弹性回缩主要由支架来实现。由此，应用 DCB 和金属裸支架以及药物洗脱支架的理念，相互并不矛盾，是一种很好的补充治疗方案。同时，在 DCB 扩张后如出现严重夹层，还需要支架在不超出 DCB 两段的范围来覆盖夹层。

DCB 目前的应用范围也是相当广泛，支架内再狭窄、分叉部位的病变、小血管的病变、不适宜或不能放置支架的部位都可以应用。同时，即便是使用药物洗脱支架，仍然会有再狭窄的发生，这也是 DCB 极佳的用武之地。

DCB 主要特点概括为：

- 优势：特定血管壁区域药物的均匀分布（DES 则是分布在支架梁结构上）；无金属遗留物，保留了血管原有的解剖形态；缩短了抗血小板治疗的时间（DES 需要术后抗血小板治疗 1~2 年，而 DCB 则需要 3~6 个月）。

- 劣势：不能预防急性弹性回缩；不能处理急性夹层。

目前国外的 DCB 品牌有 Boston Scientific、Bard、Medtronic、Biotronik 等，国产的有先瑞达等。

五、Acotec 药物涂层球囊扩张导管

（1）产品结构：Acotec 药物球囊扩张导管是中国北京先瑞达公司生产的药物洗脱外周球囊（图 3-8），由球囊、导管尖端、双腔轴杆、Y 形连接器、不透射线标记组成。球囊是由聚酰胺 12 材料制成，表面通过溶剂黏合的方式涂有药物涂层。涂层中所含药物为紫杉醇，药物剂量为 3.3 μg/mm²，载药基质为硬脂酸镁。该球囊扩张导管为 OTW 型，根据适配导丝的不同分为 Orchid 型和 Dhalia 型。

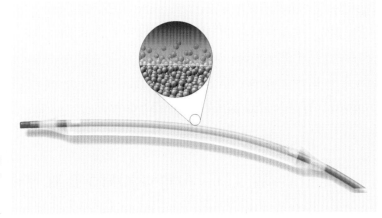

图 3-8
Acotec 药物球囊扩张导管
（北京先瑞达）

（2）特性与型号：该药物球囊扩张导管适用于股动脉和腘动脉的经皮腔内血管成形术。Orchid 型药物球囊适配导丝为 0.889 mm（0.035 in），血管鞘为 5~6 F，球囊的直径为 3~12 mm，长度为 20~300 mm；Dhalia 型药物球囊适配导丝为 0.46 mm（0.018 in），血管鞘为 5~6 F，球囊的直径为 3~12 mm，长度为 20~300 mm。球囊爆破压为 6~17 bar，输送杆长度有 80、120 cm 2 种规格。

第四章
抗栓塞保护装置

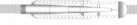

第一节　概　述

抗栓塞保护装置也称保护伞，用于腔内血管成形术中起到捕获栓子防止远端细小动脉堵塞的作用，最常用于颈动脉病变的腔内治疗。

常见的抗栓塞保护装置分为远端抗栓塞保护装置和近端阻断型抗栓塞保护装置两类。远端抗栓塞保护装置的品牌有 Boston Scientific、Cordis、Abbott、Medtronic、Gore、Medtronic 等；近端阻断型抗栓塞保护装置的品牌有 Medtronic、Silk Road 等。

本章主要介绍 Angioguard 抗栓塞保护装置（Cordis）、Filterwire EZ 抗栓塞保护装置（Boston Scientific）、Spider FX 抗栓塞保护装置（Medtronic）、Embolished NAV6 抗栓塞保护装置（Abbott）、Mo.Ma 抗栓塞保护装置（Medtronic）。

第二节　Angioguard 抗栓塞保护装置

一、产品结构

Angioguard 抗栓塞保护装置为美国 Cordis 公司生产，由 Angioguard 栓子捕获导引钢丝、输送鞘、回收鞘、扭控器、过滤网篮导入器、可撕脱的导丝导入器组成。导引钢丝的远端带有一个过滤网篮（图 4-1）。过滤网篮带有由纯金属框架支撑的一层可透性薄膜，钢丝材料为 304V 不锈钢，滤网所用材料为镍合金。传送系统材料为尼龙。在输送鞘和回收鞘的近端轴杆上有 2 个不透射线的标记。

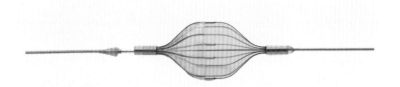

图 4-1

Angioguard 抗栓塞保护装置篮（Cordis）

二、特性与型号

Angioguard 抗栓塞保护装置适用于颈动脉、椎动脉、下肢动脉等外周动脉的腔内治疗。该保护装置的型号有 5、6 mm 两种，远端动脉直径在 3.5~4.5 mm 选用 5 mm 的保护装置；远端动脉直径在 4.5~5.5 mm 选用 6 mm 的保护装置；适配的导引导管为 8 F，血管长鞘为 6 F。

第三节　Filterwire EZ 抗栓塞保护装置

一、产品结构

Filterwire EZ 抗栓塞保护装置为美国 Boston Scientific 公司生产，由血栓过滤网（图 4-2）、保护导丝、导入鞘、回收鞘和扭控器组成。该装置头端是由无创的 3 cm 铂金螺旋线圈包绕，头端柔软可以塑形。滤网网膜材质为聚亚胺脂，网孔间隙为 110 μm。在保护装置展开时，保护导丝的过滤网可以容纳和过滤清除在腔内手术中产生的血栓物质。聚四氟乙烯（PTFE）涂层的不锈钢保护导丝在操作中作为标准 0.356 mm（0.014 in）导丝使用，保护导丝的柔软尖端和过滤环是不透射线的。

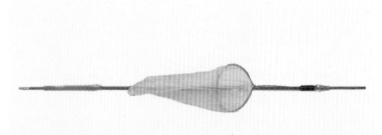

图 4-2

Filterwire EZ 抗栓塞保护装置中的过滤网
（Boston Scientific）

二、特性与型号

Filterwire EZ 抗栓塞保护装置适用于周围血管系统、颈动脉、冠状动脉和隐静脉移植物中实施血管成形术，以及支架手术过程中容纳并取出血栓或碎屑物质。该保护装置适合放置在直径为 3.5~5.5 mm 的动脉中；自带的保护导丝直径为 0.356 mm（0.014 in），长度为 190 cm（RX型）和 300 cm（OTW 型）2 种规格；适配的导引导管为 8 F，血管长鞘为 6 F。

第四节　SpiderFX 抗栓塞保护装置

一、产品结构

Spider FX 抗栓塞保护装置为美国 Medtronic 公司生产，由捕获导丝、带有远端软尖头的滤网（图 4-3）和 Spider FX 导管组成。滤网的材质为镍钛合金，并带有与镍钛合金共价结合的 Applause 肝素分子涂层。滤网安装在有 PTFE 涂层的 0.356 mm（0.014 in）不锈钢导丝上，该导丝长度有 190、320 cm 2 种规格，术中可根据需要将 320 cm 导丝沿刻痕折断到 190 cm 的长度用于快速交换。用于快速交换的捕获导丝远端部分为金色，用于标准 OTW 使用的近端部分为黑色。

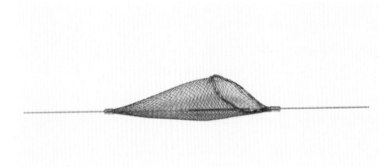

图 4-3
SpiderFX 抗栓塞保护装置中的过滤网
（Medtronic）

二、特性与型号

Spider FX 抗栓塞保护装置使用时先用 0.36 mm（0.014 in）导丝超选通过病变血管，再将此装置沿导丝送至病变血管远端，取出 0.014 in 导丝后，推送保护伞滤网装置至预定部分后释放，适用于捕获和移除腔内手术期间远端动脉内脱落的碎屑，尤其适用于严重扭曲、重度狭窄等超选困难的病例。该保护装置滤网直径为 3~7 mm，适合放置在直径为 2~7 mm 的动脉中；捕获导丝直径为 0.014 in，长度有 190、320 cm 2 种规格；适配的导引导管为 8 F，血管长鞘为 6 F。

第五节 Emboshield NAV6 抗栓塞保护装置

一、产品结构

Embolished NAV6 抗栓塞保护装置为美国 Abbott 公司生产，由滤网（图 4-4）、Barewire 滤网输送导丝、RX 输送导管、RX 回收导管组成。滤网由尼龙膜和内部镍骨架组成，有两个近端入口和多个远端灌注孔。为提高可视性，滤网的近端和远端都有标记带，滤网骨架不透射线。Barewire 滤网输送导丝是一根 0.356 mm（0.014 in）有 PTFE 涂层的不锈钢导丝，远端（尖端）带有 3 cm 不透射线的铂镍合金，其长度有 190、315 cm 2 种规格，有各种软硬系列。

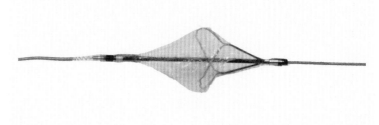

图 4-4
Embolished NAV6 抗栓塞保护装置中的
过滤网（Abbott）

二、特性与型号

Embolished NAV6 抗栓塞保护装置属于丝、伞分离型，可允许导丝与保护伞滤网有一定幅度的相对活动度。在操作过程中，导丝的一定程度活动可保证保护伞滤网的稳定不动，适用于颈动脉血管成形术和支架置入术的过程中容纳并去除栓塞物质。该保护装置有 5、7.2 mm 2 种规格：远端血管直径在 2.5~4.8 mm 选择 5 mm 的保护装置；远端血管直径在 4.0~7.0 mm 选择 7.2 mm 的保护装置。Barewire 滤网输送导丝直径为 0.356 mm（0.014 in），长度有 190 cm 和 315 cm 2 种规格；适配的导引导管为 8 F，血管长鞘为 6 F。

第六节 Mo.Ma 抗栓塞保护装置

一、产品结构

Mo.Ma 抗栓塞保护装置是美国 Medtronic 公司生产，由一个三腔管（包括一个工作通道和两个扩张或收缩管腔）、两个顺应性球囊以及一个位于末端的手柄构成（图 4-5）。两个顺应性球囊可以被分别扩张：近端球囊（最大可扩张到 13 mm）位于颈总动脉，远端球囊（最大可扩张到 6 mm）位于颈外动脉。球囊位于三腔管的远端部分，其中远端球囊靠近其尖端，而近端球囊恰好位于工作通道的出口后方，大约距远端球囊 6 cm（球囊标记物之间的相对距离）。包装内还有一个中空轴杆，可通过 0.889 mm（0.035 in）导丝以增加装置插入时的推送力。

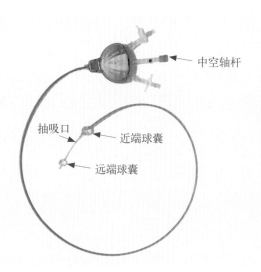

图 4-5
Mo.Ma 抗栓塞保护装置（Medtronic）

二、特性与型号

Mo.Ma 抗栓塞保护装置属于近端阻断型抗栓塞保护装置，无须通过病变血管，可避免该装置通过病变血管时可能造成的斑块脱落，适用于狭窄累及颈内动脉和（或）颈动脉分叉处而可以行颈动脉血管成形术和（或）支架置入术的血管保护治疗，尤其适用于几近闭塞的严重狭窄病变（俗称"一线天"），但由于需要阻断入颅血流，对侧血流代偿不佳者可能无法耐受。该血栓保护装置用于直径为 3~6 mm 的颈外动脉和直径为 5~13 mm 的颈总动脉；从止血阀到导管尖端的总长为 111 cm；适配导丝为 0.889 mm（0.035 in），血管鞘为 8 F 和 9 F。

第五章
外周支架

第一节 概 述

支架主要用于解决血管腔内球囊扩张后的血管弹性回缩、残余狭窄和夹层等问题。支架的性能主要与支架的材质、结构、扩张方式、制作工艺等有关。由于外周血管的多样性，选择支架需依据解剖位置、支架材质、功能以及术者的经验做出相对应的选择。

一、支架的分类

1. 根据支架的释放方式分类

（1）自膨式支架：通过自体膨胀力达到支架的扩张和支撑效果。该类型支架优点是依赖自身膨胀张力与血管壁的弹性限制之间取得平衡从而贴附固定于血管壁，柔韧性较好，不易受压变形，扩张力持久，多用于颈动脉、髂动脉、股动脉等血管。

（2）球囊扩张式支架：通过球囊扩张达到支架的扩张和支撑效果。该类型支架有释放时定位准确、释放后无明显短缩、径向支撑力强等特点。缺点是球扩支架本身缺乏弹性，受压后容易出现塌陷，不适用于颈动脉和股－腘动脉等易受压或活动关节部位。球囊扩张式支架常用于锁骨下动脉、冠状动脉、肾动脉、髂动脉等血管。

2. 根据支架是否有覆膜分类

（1）覆膜支架：该类支架外覆有聚四氟乙烯（PTFE）或涤纶（PET）等材料，主要用于隔绝动脉瘤、动脉夹层，治疗动静脉瘘、外伤引起的动脉破裂和部分闭塞性外周动脉疾病等。多为自膨式，国外也有球囊扩张式产品。

（2）裸支架：该类支架可以是自膨式支架，也可以是球囊扩张式支架。裸支架相对于覆膜支架优点为输送系统较覆膜支架更细，在分支血管比较发达的部位不会遮蔽分支血管，临床上最为常用，可治疗血管的狭窄、闭塞等。

3. 根据支架的制作工艺分类

（1）编织型支架：目前临床比较典型的编织型支架为 Wallstent 支架（Boston Scientific）、Supera 支架（Abbott），支架最初材质为不锈钢丝，现采用钴铬合金丝编织而成。其优点为显影好，术中支架释放到 50% 时仍可回收。缺点为贴壁性差，支架会短缩在 30% 以上，导致支架释放精确度不高，影响治疗效果。

（2）激光雕刻型支架：目前临床使用最为广泛，采用钴铬合金管或镍钛合金管激光雕刻而成。其优点是短缩率小，释放定位精确，具有良好的支撑强度，贴壁性好。

4. 根据雕刻网孔的结构分类

（1）闭环支架：该类支架网眼面积小，自由度低，能提供较好支撑力和斑块覆盖能力，但是柔顺性相对较低。

（2）开环支架：该类支架网眼面积和自由度较大，柔顺性较闭环支架优秀，不易拉直血管，但斑块覆盖能力逊于闭环支架。

（3）开环 - 闭环混合型支架：该类支架结合以上两种类型支架的特点，柔顺性好，定位精确，可预防支架的短缩和前跳。

5. 根据支架上有无药物分类

（1）非载药支架：目前在临床使用的外周裸支架基本为非载药支架。

（2）载药支架：此类支架主要用于冠状动脉，通常为球囊扩张式支架。在临床实际应用中也用于腘动脉以下的血管，在国外专用于下肢动脉（股动脉、腘动脉）的自膨式载药支架有 Zilver PTX（Cook）和 Eluvia（Boston Scientific）。主要通过聚合物载体或者微孔设计等方式载药，聚合物载体起药物的靶向释放和控制释放的作用。该支架在药物的作用下可以防止血管内膜细胞的增生，使血管保持通畅。目前此类支架上使用的药物多为紫杉醇、雷帕霉素及其衍生物等。

二、支架的材质

1. 不锈钢 316L

用这种材质制成的支架径向支撑力强，生物相容性好，显影性较好。因会释放镍离子，对于镍过敏者使用时需注意。通常用作球囊扩张式支架。

2. 钴铬合金

用这种材质制成的支架径向支撑力强，生物相容性好，显影性佳，含镍量较不锈钢 316L 更低，制成的支架在相同力学性质下，比不锈钢更薄。通常用于球囊扩张式支架和编织型自膨式支架。

3. 镍钛合金

用这种材质制成的支架有形态记忆能力，柔顺性好，但其径向支撑力一般，显影性一般，一般需要增加其他金属标记。其表面有钛氧化层防止镍离子释放；抗疲劳性要优于不锈钢 316 L

和钴铬合金制成的支架，通常用于自膨式支架。

4. 聚合物可降解材质

以聚左旋乳酸（PLLA）为主的一类材质，力学性质和显影性均不如金属材质，但可以被人体降解，最终达到无异物滞留体内的效果。主要用于球囊扩张式支架。

5. 金属可吸收材质

以铁、镁等为主的一类材质，力学性质较好，显影性一般，也可以被人体吸收，最终达到无异物滞留体内的效果。目前尚在研发中。

第二节 自膨式外周支架

一、产品结构

自膨式外周支架材质主要为镍钛合金，支架的输送系统为 OTW 型。外周血管病变部位比较复杂，在支架的选择方面应根据不同的需求来搭配使用。

二、特性与型号

自膨式外周支架种类繁多，主要用于腔内治疗外周血管疾病。该类支架优点为支架长、柔顺性好、定位准确等。目前自膨式外周支架的品牌有 Medtronic、Bard、Optimed、Cordis、Biotronik、Boston Scientific、Abbott 等，其特性与型号见表 5-1。本节主要介绍 Complete SE 外周支架（Medtronic）、E-Luminexx 外周支架（Bard）、Lifestent 外周支架（Bard）、Smart Control 外周支架（Cordis）、Smart Flex 外周支架（Cordis）、Pulsar-18 外周支架（Biotronik）、Everflex 外周支架（Medtronic）、Innova 外周支架（Boston Scientific）、Wallstent 外周支架（Boston Scientific）、Absolute Pro 外周支架（Abbott）和 Supera 外周支架（Abbott）。

表 5-1　各品牌自膨式外周支架规格一览表（仅供参考）

名称	品牌	材质	结构	制作工艺	直径 (mm)	长度 (mm)	适配导丝 (in)	适配鞘 (F)	输送器 (cm)
Complete SE	Medtronic	镍钛合金	开环	激光雕刻	4~10	20~150	0.035	6	80、130
Lifestent	Bard	镍钛合金	开环	激光雕刻	5~8	20~170	0.035	6	80、130
E-Luminexx	Bard	镍钛合金	开环	激光雕刻	4~14	20~120	0.035	6	135

续表

名称	品牌	材质	结构	制作工艺	直径(mm)	长度(mm)	适配导丝(in)	适配鞘(F)	输送器(cm)
Superflex-635	Optimed	镍钛合金	中间开环两端闭环	激光雕刻	6~12	40~200	0.035	6	75、120
Visual-XL	Optimed	镍钛合金	闭环	激光雕刻	12~34	30~100	0.035	10	75、100
Smart Flex	Cordis	镍钛合金	闭环	激光雕刻	5~8	30~200	0.035	6	80、120
Smart Control	Cordis	镍钛合金	开环	激光雕刻	6~14	20~100	0.035	6~7	80、120
Smart Long	Cordis	镍钛合金	开环	激光雕刻	6~8	120~150	0.035	6~7	80、120
Pulsar-18	Biotronik	镍钛合金	开环	激光雕刻	4~7	20~200	0.018	4	90、135
Astron	Biotronik	镍钛合金	开环	激光雕刻	7~10	30~80	0.035	6	70、120
Everflex	Medtronic	镍钛合金	开环	激光雕刻	4~10	20~200	0.035	6	80、120
Innova	Boston Scientific	镍钛合金	中间开环两端闭环	激光雕刻	5~8	20~200	0.035	6	75、130
Wallstent	Boston Scientific	钴铬合金	闭环	编织	10~24	20~94	0.035	9~11	75、100
Absolute Pro	Abbott	镍钛合金	开环	激光雕刻	5~10	20~100	0.035	6	80、135
Absolute Pro LL	Abbott	镍钛合金	开环	激光雕刻	5~8	120~150	0.035	6	80、135
Supera	Abbott	镍钛合金	闭环	编织	4.5~6.5	20~150	0.018	6	80、120

注：0.018 in=0.457 mm，0.035 in=0.889 mm。

三、品牌介绍

（一）Complete SE 外周支架

1. 产品结构

Complete SE 外周支架系统（图 5-1）是美国 Medtronic 公司生产的一款激光雕刻的开环自

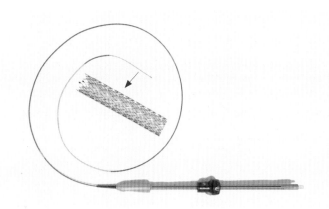

图 5-1
Complete SE 外周支架系统（Medtronic）

膨式镍钛合金支架，采用激光雕刻的方法从一根非焊接的镍钛记忆金属管上切下来，在加热的条件下将支架扩张到最大的直径，再对支架进行电抛光，以提供一个没有重叠支点的光滑表面。在支架的两端均有 4 个不透 X 线的钽标记物，便于支架精确定位。

2. 特性与型号

该支架系统适用于外周动脉粥样硬化性血管疾病的腔内治疗。支架的输送系统具有双重释放机制，以达到简单和精准释放的目的。该支架适配导丝为 0.889 mm（0.035 in），血管鞘为 6 F；支架的直径为 4~10 mm，长度为 20~150 mm；支架输送器长度有 80、130 cm 2 种规格。

（二）E-Luminexx 外周支架

1. 产品结构

E-Luminexx 外周支架系统（图 5-2）是美国 Bard 公司生产的一款激光雕刻的开环自膨式镍钛合金支架。该支架采用分段重复设计模式，具有开放式单位几何结构，其末端呈张开状，以防止释放支架后支架发生错位或位移。该支架柱状体的局部切口具有很强的柔韧性，可进行分段伸展。支架的两端均有 4 个具有不透 X 线透射的钽标记物，便于支架精确定位。

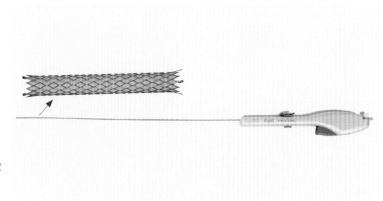

图 5-2
E-Luminexx 外周支架系统（Bard）

2. 特性与型号

该支架系统适用于外周血管狭窄和闭塞开通等腔内治疗。该支架适配导丝为 0.889 mm（0.035 in），血管鞘为 6 F；支架的直径为 4~14 mm，长度为 20~120 mm；支架输送器长度为 135 cm。

（三）Lifestent 外周支架

1. 产品结构

Lifestent 外周支架系统（图 5-3）是美国 Bard 公司生产的一款激光雕刻的开环自膨式镍钛合金支架，是 E-Luminexx 支架的升级款。该支架采用螺旋结构设计，柔顺性极佳，展开后对血管腔表面传递向外的径向力，可达到设定直径。在支架的两端均有 6 个不透 X 线的钽标记，便于支架精确定位。

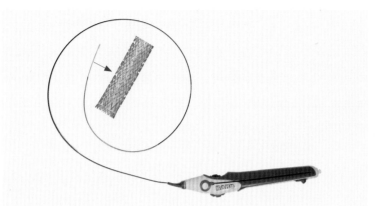

图 5-3
Lifestent 外周支架系统（Bard）

2. 特性与型号

该支架系统适用于外周动脉新发病变或再狭窄等血管病变的腔内治疗。该支架适配导丝为 0.889 mm（0.035 in），血管鞘为 6 F；支架的直径为 5~8 mm，长度为 20~170 mm；支架输送器长度有 80、130 cm 2 种规格。

（四）Smart Control 外周支架

1. 产品结构

Smart Control 外周支架系统（图 5-4）是美国 Cordis 公司生产的一款激光雕刻的开环自膨式镍钛合金支架。该支架是弹性细网管状假体，在支架释放后，该支架会对血管的内腔表面形成支撑力，从而使血管保持通畅。支架的两端均有 6 个钽金属的不透 X 线标记，便于支架精确定位。

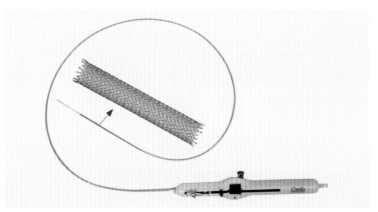

图 5-4
Smart Control 外周支架系统（Cordis）

2. 特性与型号

该支架系统适用于外周动脉粥样硬化疾病的腔内治疗。该支架适配导丝为 0.889 mm（0.035 in），血管鞘为 6~7 F；支架的直径为 6~14 mm，长度为 20~100 mm；支架输送器长度为 80、120 cm 2 种规格。

（五）Smart Flex 外周支架

1. 产品结构

Smart Flex 外周支架系统（图 5-5）是美国 Cordis 公司生产的一款激光雕刻的闭环自膨式镍钛合金支架，是 Smart Control 支架的升级款。该支架是由弹性超强的镍钛合金管制成，通过集成螺旋形缠绕的支柱与弹性螺旋形线圈而形成一个近乎完整连接的支架，支柱组件和螺旋线圈组合具有良好的径向刚性和膨胀机制。该支架弯曲性能强，几乎不会出现鱼鳞状突起的现象。支架在展开时可以达到预设直径，同时施加持续、稳定的外向力，以使腔内保持通畅。支架的两端各有 1 条不透射线的标记，便于支架精确定位。

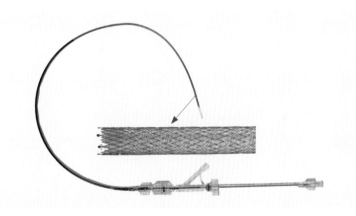

图 5-5
Smart Flex 外周支架系统（Cordis）

2. 特性与型号

该支架系统适用于股浅动脉和近端腘动脉的动脉粥样硬化病变的腔内治疗。该支架适配的导丝为 0.889 mm（0.035 in），血管鞘为 6 F；支架的直径为 5~8 mm，长度为 30~200 mm；支架输送器长度为 80、120 cm 2 种规格。

（六）Pulsar-18 外周支架

1. 产品结构

Pulsar-18 外周支架系统（图 5-6）是德国 Biotronik 公司生产的一款激光雕刻的开环自膨式镍钛合金支架。该支架是由激光切割镍钛合金管而成，支架两端带有 6 个覆有非晶碳化硅的不透射线的延长器，便于支架精确定位。

2. 特性与型号

该支架系统适用于下肢动脉粥样硬化狭窄或闭塞血管疾病的腔内治疗，尤其适用逆行腘动脉穿刺的下肢动脉患者。该支架适配导丝为 0.457 mm（0.018 in），血管鞘为 4 F；支架的直径

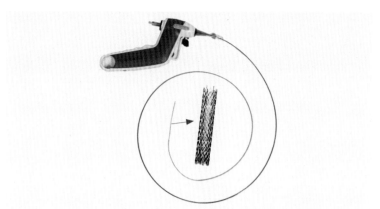

图 5-6
Pulsar-18 外周支架系统（Biotronik）

为 4~7 mm，长度为 20~200 mm；支架输送器长度有 90、135 cm 2 种规格。

（七）Everflex 外周支架

1. 产品结构

Everflex 外周支架系统（图 5-7）是美国 Medtronic 公司生产的一款激光雕刻的开环自膨式镍钛合金支架。该支架是由一支镍钛管经激光切割为开放的栅格状而成，在支架两端均有不透射线的钽标记物，以便支架精确定位。

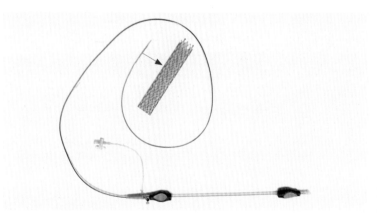

图 5-7
Everflex 外周支架系统（Medtronic）

2. 特性与型号

该支架系统适用于外周血管狭窄、闭塞等病变的腔内治疗，支架柔顺性好，可置入于扭曲血管。该支架适配导丝为 0.889 mm（0.035 in），血管鞘为 6 F；支架的直径为 4~10 mm，长度为 20~200 mm；支架输送器长度有 80、120 cm 2 种规格。

（八）Innova 外周支架

1. 产品结构

Innova 外周支架系统（图 5-8）是美国 Boston Scientific 公司生产的一款激光雕刻的开环 - 闭环混合型自膨式镍钛合金支架。该支架结构为两端闭环、中间开环的特殊单元格结构：两端闭环结构能够提供精确的定位，防止支架短缩和前跳；中间开环结构保证支架具有更好的柔顺

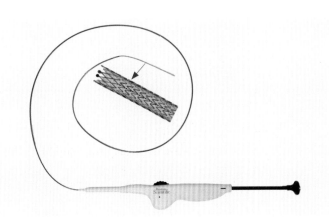

图 5-8
Innova 外周支架系统（Boston Scientific）

性。支架的表面经过电解抛光，增加了支架的牢固性。它的释放系统采用 3 层同轴导杆释放系统，比传统两轴释放系统的支架释放更稳定。

2. 特性与型号

该支架系统适用于股浅动脉及腘动脉近端等血管的腔内治疗。该支架适配导丝为 0.889 mm（0.035 in），血管鞘为 6 F；支架的直径为 5~8 mm，长度为 20~200 mm；支架输送器长度有 75、130 cm 2 种规格。

（九）Wallstent 外周支架

1. 产品结构

Wallstent 外周支架系统（图 5-9）是美国 Boston Scientific 公司生产的一款编织型的闭环自膨式钴铬合金支架。该支架由带不透射线超耐热钴铬合金单纤维丝在管状网片构型内编织而成，支架的网眼细小密集，单个网孔面积为 1.08 mm^2，具有柔顺性、顺应性、高度显影性和自膨性。输送系统位于部分共轴管内，材质为不锈钢，只要未超过支架展开临界点，支架可重新回缩至管内。邻近支架引导端和尾端有不透射线标记带，当支架展开时可辅助显影。

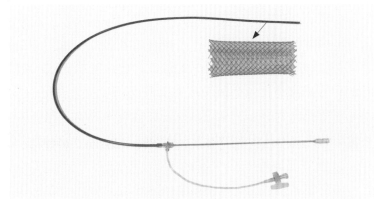

图 5-9
Wallstent 外周支架系统（Boston Scientific）

2. 特性与型号

该支架系统适用于外周静脉疾病的腔内治疗，特点为支架释放 50% 时仍可被回收，然后重新定位再释放，使支架放置更精确。该支架适配导丝为 0.889 mm（0.035 in），血管鞘为 9~11 F；

支架的直径为 10~24 mm，长度为 20~94 mm；支架输送器长度有 75、100 cm 2 种规格。

（十）Absolute Pro 外周支架

1. 产品结构

Absolute Pro 外周支架系统（图 5-10）是美国 Abbott 公司生产的一款激光雕刻的开环自膨式镍钛合金支架。该支架是由柔顺的镍钛合金材质制成，在支架两端均有 6 个镍钛合金制成的标记，便于支架在释放时定位精确。支架采用三轴输送系统，该系统由可伸缩鞘、头端、带导丝腔的工字梁（在支架展开的过程中支撑支架）、可拆卸的外层护套和具有可移动锁的手柄组成，支架通过拨动波轮保证支架精确释放。

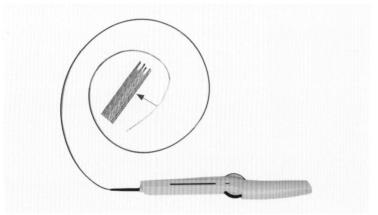

图 5-10
Absolute Pro 外周支架系统（Abbott）

2. 特性与型号

该支架系统适用于外周动脉疾病的腔内治疗。该支架适配导丝为 0.889 mm（0.035 in），血管鞘为 6 F；支架的直径为 5~10 mm，长度为 20~100 mm；支架输送器长度有 80、135 cm 2 种规格。

（十一）Supera 外周支架

1. 产品结构

Supera 外周支架系统（图 5-11）是美国 Abbott 公司生产的一款编织型的自膨式闭环镍钛合金支架。该支架是由 6 根封闭的镍钛合金丝交织而成的编织型支架，因其能够更好地适应血管的解剖形态和运动走向故又被称为血管仿生植入物（vascular mimetic implant，VMI）。与传统激光雕刻镍钛合金支架相比，该支架具有优秀的径向支撑力和柔顺性的同时又具有较小的慢性扩张力和良好的抗折断性能。该支架输送系统为同轴整体交换型，输送杆涂有亲水涂层。

2. 特性与型号

该支架系统适用于改善有症状的股浅动脉和（或）腘动脉近端的原发性或再狭窄的自身病变或闭塞的腔内治疗，适用血管直径为 4.0~6.5 mm。临床研究数据表明该支架对于股腘动脉闭塞性病变，尤其是长段及严重钙化的病变具有良好疗效。该支架适配的导丝为 0.356 mm（0.014 in）和 0.457 mm（0.018 in），血管鞘为 6 F；支架的直径为 4.5~6.5 mm，长度为 20~150 mm；支架输送器长度有 80、120 cm 2 种规格。

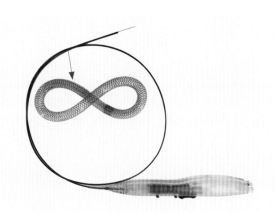

图 5-11
Supera 外周支架系统（Abbott）

第三节　自膨式颈动脉支架

一、产品结构

自膨式颈动脉支架材质多为镍钛合金和钴铬合金，支架的输送系统为 RX 型，通常与保护伞配合使用。支架从形态上分为直型和锥型，从结构上分为开环、闭环、开环–闭环混合支架，从制作工艺上分为激光雕刻型和编织型。

二、特性与型号

目前自膨式颈动脉支架的品牌有 Boston Scientific、Abbott、Medtronic、Cordis 等，其特性与型号见表 5-2。本节主要介绍 Wallstent 颈动脉支架系统（Boston Scientific）、Acculink 颈动脉支架系统（Abbott）、Cristallo Ideale 颈动脉支架系统（Medtronic）、Enterprise 血管重建装置（Cordis）。

表 5-2　各品牌自膨式颈动脉支架规格一览表（仅供参考）

名称	品牌	材质	结构	制作工艺	直径(mm)	长度(mm)	适配导丝 (in)	适配鞘 (F)	输送器 (cm)
Wallstent	Boston Scientific	钴铬合金	闭环	编织	5~9	30~50	0.014	6	135
Acculink	Abbott	镍钛合金	开环	激光雕刻	6~10	20~40	0.014	6	132
Xact	Abbott	镍钛合金	闭环	激光雕刻	7~10	20~40	0.014	6	136
Cristallo Ideale	Medtronic	镍钛合金	两端开环–中间闭环	激光雕刻	7~11	20~40	0.014	6	135

续表

名称	品牌	材质	结构	制作工艺	直径（mm）	长度（mm）	适配导丝（in）	适配鞘（F）	输送器（cm）
Protégé RX	Medtronic	镍钛合金	闭环	激光雕刻	6~10	20~60	0.014	6	135
Precise	Cordis	镍钛合金	开环	激光雕刻	5~10	20~40	0.014	5~6	135
Enterprise	Cordis	镍钛合金	闭环	激光雕刻	4.5	14~37	0.021	2、3	220

注：0.014 in=0.356 mm，0.021 in=0.533 mm。

三、品牌介绍

（一）Wallstent 颈动脉支架

1. 产品结构

Wallstent 颈动脉支架系统（图 5-12）是美国 Boston Scientific 公司生产的一款编织的闭环自膨式钴铬合金支架。该支架由交织成管网状结构的合金单丝构成，这些合金单丝为含有增强型不透射线钽芯的生物医学级钴铬铁镍钼合金制造而成。该支架采用闭环编织设计，使结构更致密，能更好地覆盖病变、保护斑块，使血栓保护装置回收更容易，显影性好。该支架输送系统由 2 个同轴杆构成，内杆的近端材质为不锈钢，远端和外鞘管材质均为热塑塑料。内杆上有 2 个不透射线标记物，可撤回外鞘管上有 1 个不透射线标记物，这些标记物便于协助放置支架。

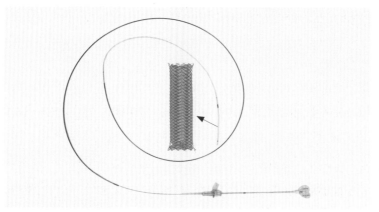

图 5-12
Wallstent 颈动脉支架系统
（Boston Scientific）

2. 特性与型号

该支架系统适用于颈总动脉、颈内动脉和颈动脉分叉处狭窄血管病变的腔内治疗。该支架适配的导丝为 0.356 mm（0.014 in），血管长鞘为 6 F 或导引导管为 8 F；支架的直径为 5~9 mm，长度为 30~50 mm；支架输送器长度为 135 cm。

（二）Acculink 颈动脉支架

1. 产品结构

Acculink 颈动脉支架系统（图 5-13）是美国 Abbott 公司生产的一款激光雕刻的开环自膨式

镍钛合金支架。支架经过了特别设计，使支架展开之前及置入血管之后均能保持高度的柔顺性，同时能够施加径向支撑力以建立血管通畅性。该支架系统是由输送鞘、支架、不透射线尖端、内部导丝腔、带有安全锁扣的手柄和用于展开支架的撤回手柄组成，当手柄处于非锁定位置时，拉动撤回手柄展开支架。支架导管轴上有 2 个不透射线标记物，便于支架定位。

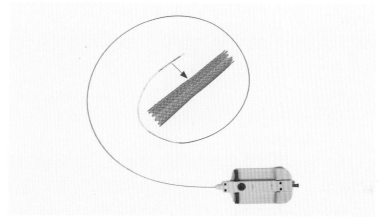

图 5-13
Acculink 颈动脉支架系统（Abbott）

2. 特性与型号

该支架系统适用于颈动脉狭窄病变的腔内治疗。该支架适配的导丝为 0.356 mm（0.014 in），动脉长鞘为 6 F 或导引导管为 8 F；支架从形态上分为直型和锥型两类：直型支架的直径为 6~10 mm，长度为 20~40 mm；锥型支架近端的直径为 8~10 mm，远端的直径为 6~7 mm，长度为 30~40 mm；支架输送器长度为 132 cm。

（三）Cristallo Ideale 颈动脉支架

1. 产品结构

Cristallo Ideale 颈动脉支架系统（图 5-14）是美国 Medtronic 公司生产的一款激光雕刻的开环 – 闭环混合型自膨式镍钛合金支架。该支架的结构为中间闭环、两端开环设计，支架是从一个没有焊接的镍钛合金管道上通过激光切割出来的，然后通过受热使支架扩张到一个较大的直径来确定最终的直径，支架的末端是经过电解抛光的，以提供一个没有过度突出的光滑表面。

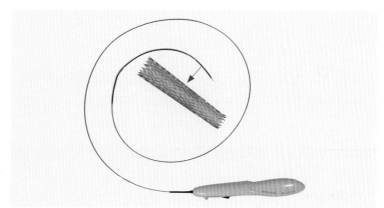

图 5-14
Cristallo Ideale 颈动脉支架系统（Medtronic）

支架两端均有 1 个钽金属的不透射线标记增强其在 X 线下的可见度。支架的输送系统是由内部的轴杆和外部的护套组成，内部轴杆由远端的附加线圈、铂铱标记、闭锁和近端的锥形线组成，通过外部护套的回收操作可将支架放置到位。

2. 特性与型号

该支架系统适用于颈动脉粥样硬化等血管疾病的腔内治疗。该支架适配的导丝为 0.356 mm（0.014 in），血管长鞘为 6 F 或导引导管为 8 F。支架从形态上分为直型和锥型两类：直型支架的直径为 7~11 mm，长度为 20~40 mm；锥型支架远端的直径为 6~7 mm，近端的直径为 9~10 mm，长度为 30~40 mm；支架输送器长度为 135 cm。

（四）Enterprise 血管重建装置

1. 产品结构

Enterprise 血管重建装置系统（图 5-15）是美国 Cordis 公司生产的一款激光雕刻的闭环自膨式镍钛合金支架。该支架预装在由导入器和输送导丝组成的输送系统上，与 PROWLER® SELECT® Plus 微导管配合一起使用。支架在 2.5 mm 血管中的网孔内切圆直径平均为 3.2 F，最小为 2.6 F，支架的每一端均有 4 个不透射线的标记，外表涂有一层聚合物。导入器由远端呈锥形的聚合物构成。

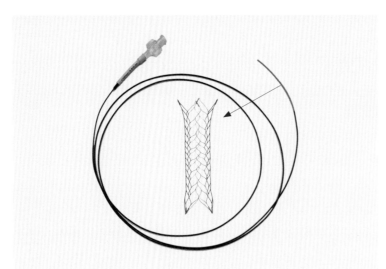

图 5-15
Enterprise 血管重建装置和传送系统
（Cordis）

2. 特性与型号

该支架系统适用于载瘤动脉直径 ≥ 2.5 mm 和 ≤ 4 mm 的宽颈颅内囊状或梭形动脉瘤等疾病的治疗，临床常与动脉瘤栓塞装置（如：弹簧圈、Onyx 胶等）一起使用。支架在释放时可回收一次。该支架适配的导丝为 0.533 mm（0.021 in），适配的 PROWLER® SELECT® Plus 微导管近端直径为 2.8 F，远端为 2.3 F；支架的直径为 4.5 mm，长度为 14~37 mm；支架输送器长度为 220 cm。

第四节 自膨式外周覆膜支架

一、产品结构

自膨式外周覆膜支架是指在普通自膨式金属裸支架上覆盖高分子特殊膜性材料，金属裸支架的材质多为镍钛合金或钴铬合金，外层覆膜材质多为膨体聚四氟乙烯（ePTFE）或涤纶（PET）。支架的输送系统为 OTW 型。

二、特性与型号

自膨式外周覆膜支架适用于外周动脉瘤、外伤引起的动脉破裂或动静脉瘘等血管疾病的腔内隔绝治疗，也常用于大动脉腔内隔绝术"烟囱"或开窗术。由于覆膜支架在支架表面覆盖了一层高分子膜性材料，会使支架的输送系统直径较粗，较难通过狭窄血管或细小血管。该类支架适配导丝为 0.889 mm（0.035 in），血管鞘为 7~11 F；支架直径为 5~14 mm，长度为 25~150 mm。目前自膨式外周覆膜支架的品牌有 Gore、Bard、Boston Scientific 等，本节主要介绍 Viabahn 外周覆膜支架（Gore）、Fluency 外周覆膜支架（Bard）、Wallgraft 外周覆膜支架（Boston Scientific）。

三、品牌介绍

（一）Viabahn 外周覆膜支架

1. 产品结构

Viabahn 外周覆膜支架系统（图 5-16）是美国 Gore 公司生产的一款升级版的 CBAS（Carmeda® BioActive Surface）肝素活性表面自膨式覆膜支架。该覆膜支架由镍钛合金金属裸支架内衬 ePTFE 膜材质构成，在覆膜支架的表面带有 CBAS 肝素活性表面。CBAS 技术是将肝素分子末端共价结合到血管表面的技术，其原理是通过结合抗凝血酶Ⅲ来灭活凝血酶的促凝血机制，将肝素分子固定在血管的表面，使其长期保持活性并起到催化作用，从而形成一个持久的抗血栓能力。支架表面通过肝素分子末端共价结合物为血管提供至少 12 周持续的生物活性。该覆膜支架经过压缩后连接于双腔输送导管上，输送导管上有导管轴、展开钮和导丝腔。导管轴有 2 个不透射线金属标记带，标记了压缩的覆膜支架的两端。

2. 特性与型号

该支架系统因其良好的柔顺性和覆膜对增生内膜的阻隔，可应用于下肢动脉闭塞性疾病，尤其是针对长段慢性完全性闭塞（chronic total occlusion，CTO）病变效果良好。适用于髂、

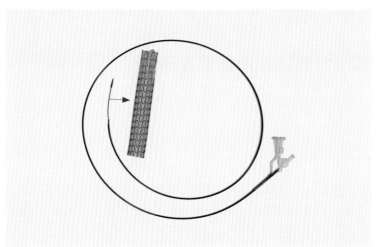

图 5-16
Viabahn 外周覆膜支架系统（Gore）

股、腘动脉的闭塞性疾病，以及外周动脉瘤、动静脉瘘和动脉破裂等外周动脉疾病的腔内隔绝治疗。该支架适配导丝为 0.889 mm（0.035 in），血管鞘为 7~12 F；支架的直径为 5~13 mm，长度为 25~150 mm；支架输送器长度有 75、120 cm 2 种规格。

（二）Fluency 外周覆膜支架

1. 产品结构

Fluency 外周覆膜支架系统（图 5-17）是美国 Bard 公司生产的一款镍钛合金的自膨式覆膜支架。该支架的内、外层均覆有材质为 ePTFE 的膜，支架两端均有 2 mm 的金属裸支架区（不包括钽标记的长度）和 4 个不透射线的钽标记，可用来辅助覆膜支架的放置。

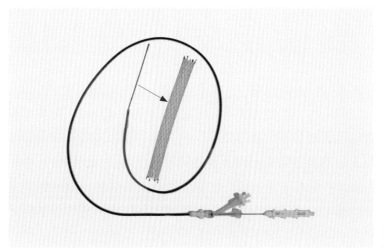

图 5-17
Fluency 外周覆膜支架系统（Bard）

2. 特性与型号

该支架系统适用于锁骨下、髂、股动脉瘤，重新形成狭窄或再阻塞血管病变的腔内隔绝治疗。该支架适配的导丝为 0.889 mm（0.035 in），血管鞘为 8~10 F；支架的直径为 5~13.5 mm，长度为 20~120 mm；支架输送器长度有 80、117 cm 2 种规格。

（三）Wallgraft 外周覆膜支架

1. 产品结构

Wallgraft 外周覆膜支架系统（图 5-18）是美国 Boston Scientific 公司生产的一款编织型钴铬合金自膨式覆膜支架。该支架由带不透射线的超耐热合金单纤维丝编织而成，呈管状网结构，外层覆有 PET 材质的膜。在支架的两端均有 1 条不透射线的标记带，便于支架在输送期间定位更精确。

2. 特性与型号

该支架系统适用于外周血管的动脉粥样硬化性动脉瘤和损伤性破裂血管的腔内隔绝治疗。该支架适配导丝为 0.889 mm（0.035 in），血管鞘为 9~12 F；支架的直径为 6~14 mm，长度为 20~70 mm；支架输送器长度为 75 cm。

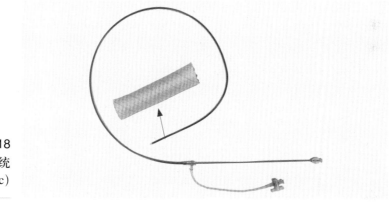

图 5-18
Wallgraft 外周覆膜支架系统
（Boston Scientific）

第五节　球囊扩张式外周支架

一、产品结构

球囊扩张式外周支架是指将金属裸支架预装在匹配的球囊上，沿血管将球囊与支架输送至血管病变处，待球囊扩张至拟定直径后支架将贴附于血管壁，且对血管壁不会产生持续膨胀张力。该类支架的材质主要为钴铬合金或不锈钢。

二、特性与型号

球囊扩张式外周支架释放时定位精确，适用于椎动脉、肾动脉等血管开口病变，其径向支撑力比自膨式外周支架更强，且不会产生短缩现象。但该类支架由于缺乏弹性，支架受压后易出现塌陷、闭塞，柔韧性不好，不适用于颈动脉、股 - 腘动脉等易受压或关节活动部位，在外周血管中仅适用于血管走形较直的短段血管。常用的球囊扩张式外周支架按照输送系统分为以下两类。

• RX 型：适用于腔内治疗肾动脉、椎动脉等血管，适配导丝为 0.356 mm（0.014 in）或 0.457 mm（0.018 in），血管鞘为 4~5 F；支架的直径为 4~7 mm，长度为 10~24 mm。目前临床使用的 RX 型球囊扩张式外周支架的品牌有 Medtronic、Boston Scientific、Cordis、Abbott、Biotronik 等，其特性与型号见表 5-3。本节主要介绍 Hippocampus 球囊扩张式支架（Medtronic）、Express SD 球囊扩张式支架（Boston Scientific）、Palmaz Blue 球囊扩张式支架（Cordis）。

• OTW 型：适用于腔内治疗锁骨下动脉、髂动脉等血管，适配导丝为 0.889 mm（0.035 in），血管鞘为 6~7 F，支架的直径为 4~10 mm，长度为 12~60 mm。目前临床使用的 OTW 型球囊扩张式外周支架的品牌有 Medtronic、Boston Scientific、Abbott 等，其特性与型号见表 5-3。本节主要介绍 Express LD 球囊扩张式支架（Boston Scientific）、Omnilink Elite 球囊扩张式支架（Abbott）。

表 5-3　各品牌球囊扩张式外周支架规格一览表（仅供参考）

名称	品牌	材质	推送系统	直径（mm）	长度（mm）	适配导丝（in）	适配鞘（F）	输送器（cm）
Scuba	Medtronic	钴铬合金	OTW 型	5~10	18~75	0.035	6	80、130
Assurant	Medtronic	镍铬钼合金	OTW 型	6~10	20~60	0.035	6	80、130
Hippocampus	Medtronic	不锈钢	RX 型	4~7	10~24	0.014	4~5	145
Express SD	Boston Scientific	镍铬钼合金	RX 型	4~7	14~19	0.018	5	150
Express LD	Boston Scientific	不锈钢	OTW 型	5~10	17~57	0.035	6~7	75、135
Palmaz Blue	Cordis	钴铬合金	RX 型	4~7	12~24	0.014	4~5	80、142
Herculink	Abbott	钴铬合金	RX 型	4~7	12~18	0.014	5	80、135
Omnilink Elite	Abbott	钴铬合金	OTW 型	4~10	12~59	0.035	6	80、135
Dynamic	Biotronik	不锈钢	OTW 型	5~10	15~56	0.035	6	80、130
Dynamic Renal	Biotronik	钴铬合金	RX 型	4.5~7	12~19	0.014	4~5	80、140
PRO-Kinetic Energy Explorer	Biotronik	钴铬合金	RX 型	2~5	9~40	0.014	4	140

注：0.014 in=0.356 mm，0.018 in=0.457 mm，0.035 in=0.889 mm。

三、品牌介绍

（一）Hippocampus 球囊扩张式支架

1. 产品结构

Hippocampus 球囊扩张式支架系统（图 5-19）是美国 Medtronic 公司生产的一款不锈钢的

RX 型支架。该支架由尾端、输送器、RX 段和球囊支架段组成，支架与相匹配的球囊一同被预先安装在 RX 型输送系统上，球囊两端的轴杆上有 2 个不透 X 线的标记带，便于在透视下准确地放置支架。

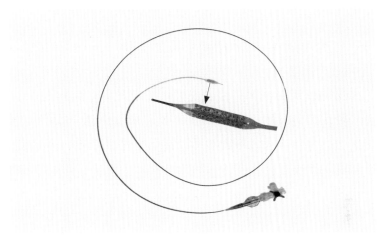

图 5-19
Hippocampus 球囊扩张式支架系统
（Medtronic）

2. 特性与型号

该支架系统适用于肾动脉、椎动脉狭窄等血管疾病的腔内治疗。该支架适配的导丝为 0.356 mm（0.014 in），血管鞘为 4~5 F；支架的直径为 4~7 mm，长度为 10~24 mm；支架输送器长度为 145 cm。

（二）Express SD 球囊扩张式支架

1. 产品结构

Express SD 球囊扩张式支架系统（图 5-20）是美国 Boston Scientific 公司生产的一款不锈钢的 RX 型支架。该支架预装在配有半顺应性球囊的 RX 型支架输送系统上，经过专利的 Tandem Architecture 设计，在支架的近端提供额外的管腔支撑，具有较好的径向作用力，低回缩，在提供近端支撑的同时具有一定的柔顺性，增加了支架近端的管腔支撑。球囊两端有 2 个嵌在内轴中的不透射线的标记带，便于在透视下准确地定位支架。

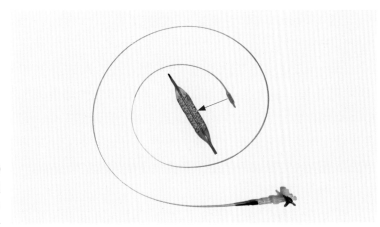

图 5-20
Express SD 球囊扩张式支架系统
（Boston Scientific）

2. 特性与型号

该支架系统适用于肾动脉、椎动脉等其他较小直径的外周血管病变的腔内治疗。该支架适配导丝为 0.46 mm（0.018 in），血管鞘为 5 F；支架的直径为 4~7 mm，长度为 14~19 mm；支架输送器长度为 150 cm。

（三）Palmaz Blue 球囊扩张式支架

1. 产品结构

Palmaz Blue 球囊扩张式支架系统（图 5-21）是美国 Cordis 公司生产的钴铬合金的 RX 型支架。该支架为激光一体化雕刻 L605 钴铬合金镂空管状结构。支架预置于 Aviator Plus 球囊扩张导管上，导管尖头成圆锥形，以便于穿过狭窄的病变部位，近端轴心被用作球囊扩张孔。球囊两端内轴杆上有 2 条不透 X 线的标记带，便于在透视下准确地定位支架。

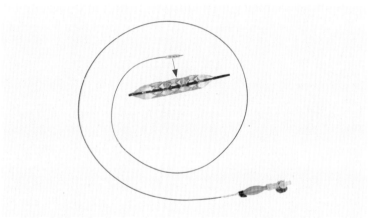

图 5-21
Palmaz Blue 球囊扩张式支架系统（Cordis）

2. 特性与型号

该支架系统适用于肾动脉、椎动脉等其他较小直径的外周血管病变的腔内治疗。该支架适配导丝为 0.356 mm（0.014 in），血管鞘为 4~5 F；支架的直径为 4~7 mm，长度为 12~24 mm；支架输送器长度有 80 cm 和 142 cm 2 种规格。

（四）Express LD 球囊扩张式支架

1. 产品结构

Express LD 球囊扩张式支架系统（图 5-22）是美国 Boston Scientific 公司生产的不锈钢 OTW 型支架。该支架预装在一个配有非顺应性球囊的支架递送系统上，经过专利的 Tandem Architecture 设计，在支架的近端提供额外的管腔支撑，具有较好的径向作用力，低回缩，在提供近端支撑的同时具有一定的柔顺性，增加了支架近端的管腔支撑。球囊两端有 2 个嵌在内轴中的不透射线的标记带，便于在透视下准确地定位支架。

2. 特性与型号

该支架系统适用于锁骨下动脉、髂动脉等直径在 7~10 mm 的病变血管的腔内治疗。该

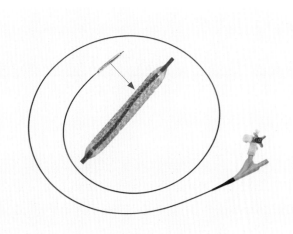

图 5-22
Express LD 球囊扩张式支架系统
（Boston Scientific）

支架适配导丝为 0.889 mm（0.035 in），血管鞘为 6~7 F；支架的直径为 5~10 mm，长度为 17~57 mm，支架输送器长度有 75、135 cm 2 种规格。

（五）Omnilink Elite 球囊扩张式支架

1. 产品结构

Omnilink Elite 球囊扩张式支架系统（图 5-23）是美国 Abbott 公司生产的一款钴铬合金 OTW 型支架。该支架材质为 L605 钴铬合金，球囊为双层设计，内层的材质为聚醚嵌段酰胺树脂（Pebax），外层的材质为聚酰胺。球囊两端内轴杆上有 2 个不透 X 线标记带，便于确定支架位置，并且可以通过 X 线透视标记出球囊的工作长度。

2. 特性与型号

该支架系统适用于主髂动脉、锁骨下动脉等狭窄、闭塞的血管疾病的腔内治疗。该支架适配的导丝为 0.889 mm（0.035 in），血管鞘为 6 F；支架的直径为 4~10 mm，长度为 12~59 mm，支架输送器长度有 80、135 cm 2 种规格。

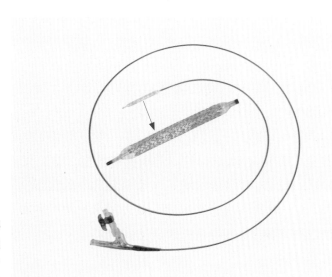

图 5-23
Omnilink Elite 球囊扩张式支架系统
（Abbott）

第六节　球囊扩张式载药支架

一、产品结构

球囊扩张式载药支架是通过聚合物载体或者微孔设计等方式载药，聚合物载体起药物的靶向释放和控制释放的作用。该支架在药物的作用下可以防止血管内膜细胞的增生，使血管保持通畅。目前此类支架上的药物多为紫杉醇、依维莫司、雷帕霉素及其衍生物等。

1. 紫杉醇和雷帕霉素及其衍生物

紫杉醇和雷帕霉素及其衍生物（paclitaxel and rapamycin）主要作用是抑制血管新生内膜的生长，以防止再狭窄，但并不针对该处病变本身，容易形成晚期血栓。

2. 依维莫司

依维莫司（everolimus）属于新一类免疫抑制剂，能抑制平滑肌细胞增殖和防止内膜增厚及动脉粥样硬化。依维莫司作为支架涂层药物时，其进入血管壁对抑制内膜增生时间较长。

二、特性与型号

球囊扩张式载药支架主要适用于冠状动脉、膝下动脉等血管病变的腔内治疗。该类支架适配的导丝为 0.36 mm（0.014 in）、血管鞘为 5 F；支架直径为 2.25~4 mm，长度为 8~38 mm。目前球囊扩张式载药支架的国外品牌有 Abbott、Medtronic、Boston Scientific 等；国内品牌有微创（上海）、吉威（山东）、乐普（北京）和金瑞凯利（深圳）等。本节主要介绍 Xience Prime 球囊扩张式载药洗脱支架（Abbott）和 Firebird2 球囊扩张式载药洗脱支架（上海微创）。

三、品牌介绍

（一）Xience Prime 球囊扩张式载药支架

1. 产品结构

Xience Prime 球囊扩张式载药洗脱支架系统（图 5-24）是美国 Abbott 公司生产的一款钴铬合金 RX 型支架。该支架的材质为 L605 钴铬合金，支架的底涂层材质为聚甲基丙烯酸正丁酯，药物涂层由依维莫司和偏氟乙烯－六氟丙烯共聚物组成，依维莫司剂量为 100 μg/cm²，载药量为 40~232 μg，球囊的材质为硬度 72D 的嵌段聚醚酰胺树脂（Pebax7233），导管远侧尖端至 30 cm 范围内除球囊部分外均涂有亲水涂层。

2. 特性与型号

该支架系统主要用于冠状动脉和膝下短段血管病变的腔内治疗。该支架适配导丝为 0.36 mm

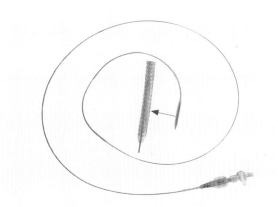

图 5-24
Xience Prime 球囊扩张式载药支架系统
（Abbott）

（0.014 in），血管鞘为 5 F；支架的直径为 2.25~4 mm，长度为 8~38 mm；支架输送器长度为 150 cm。

（二）Firebird2 球囊扩张式载药支架

1. 产品结构

Firebird2 球囊扩张式载药洗脱支架系统（图 5-25）是中国上海微创公司生产的一款钴基合金 RX 型支架。该支架材质为 L605 钴铬合金，支架涂层由储药层和外层控释层组成：储药层为雷帕霉素和苯乙烯异丁烯共聚物，支架含雷帕霉素量为 120~305 μg；控释层的材质为苯乙烯异丁烯共聚物。球囊的材质为 72 D 的嵌段聚醚酰胺树脂（Pebax7233），导管部分涂有亲水涂层。

2. 特性与型号

该支架系统适用于冠状动脉、外周动脉粥样硬化等血管疾病的腔内治疗。该支架适配导丝为 0.36 mm（0.014 in），血管鞘为 5 F；支架的直径为 2.5~4 mm，长度为 13~33 mm；支架输送器长度为 140 cm。

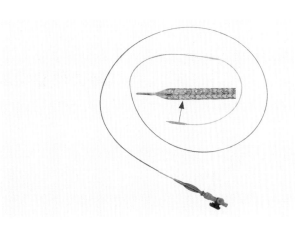

图 5-25
Firebird2 球囊扩张式载药洗脱支架系统
（上海微创）

第六章
主动脉腔内移植物

第一节　概　述

主动脉腔内移植物是指通过表浅动脉送入病变主动脉段起到治疗作用的植入物，如针对主动脉瘤的覆膜支架、主动脉狭窄或闭塞的支架、房间隔缺损的封堵器以及主动脉瘤的栓塞金属弹簧圈等。顾名思义，主动脉腔内移植物即指应用在主动脉部分的一系列腔内器具。本章主要从胸主动脉覆膜支架系统、腹主动脉覆膜支架系统和 CP（Cheatham-Platinum）支架三部分介绍。目前，由第二军医大学附属长海医院血管外科牵头研发和临床应用的 Castor 分支型胸主动脉覆膜支架系统即将投入市场，为主动脉弓"禁区"治疗开辟了一条崭新的道路。

第二节　胸主动脉覆膜支架

一、产品结构

胸主动脉覆膜支架系统是主动脉腔内移植物中的一类，由覆膜支架和输送系统组成，覆膜支架部分是在金属裸支架的平台上覆盖高分子特殊膜性材料的自膨式覆膜支架。根据支架形态可分为直型和锥型两种。

二、产品特性

胸主动脉覆膜支架系统用于腔内微创隔绝胸主动脉瘤、主动脉夹层等大动脉血管疾病。目前市场上有多种品牌，各有优势，通过表 6-1 对各品牌胸主动脉覆膜支架性能进行介绍。目前胸主动脉覆膜支架的国外品牌有 Bolton Medical、Cook、Medtronic、Gore 等，国内品牌有微创（上海）、先健（深圳）、裕恒佳（北京）、有研亿金（北京）等。本节主要介绍 Hercules 胸主动脉覆膜支架系统（上海微创）、Ankura 胸主动脉覆膜支架系统（深圳先健）、Zenith TX2 胸主动脉覆膜支架系统（Cook）、Valiant 胸主动脉覆膜支架系统（Medtronic）、C-TAG 胸主动脉覆膜支架系统（Gore）、Relay 胸主动脉覆膜支架系统（Bolton Medical）。

表 6-1　各品牌胸主动脉覆膜支架性能对比（仅供参考）

名称	品牌	金属支架材质	覆膜材质	头端裸支架	倒刺	加强筋	后释放定位	输送鞘（F）
Hercules	上海微创	镍钛合金和 316L 不锈钢	PET	有	无	有	有	18~20
Ankura	深圳先健	镍钛合金	ePTFE	有	无	有	有	21~24
Zenith TX2	Cook	不锈钢	PET	无	有	无	有	20~22
Valiant	Medtronic	镍钛合金	PET	有	无	无	有	20~24
C-TAG	Gore	镍钛合金	ePTFE	有	无	无	无	20~24
Relay	Bolton Medical	镍钛合金	PET	有	无	有	无	22~26
Castor	上海微创	镍钛合金	PET	无	无	无	有	24

三、品牌介绍

（一）Hercules 胸主动脉覆膜支架

1. 产品结构

Hercules 胸主动脉覆膜支架系统是由中国上海微创公司生产的一款镍钛合金和 316L 不锈钢制成的自膨式覆膜支架（图 6-1）。该覆膜支架由近端裸支架段、覆膜近端的变高小波支架段、变高的主体支架段和覆膜管缝合而成。金属支架的材质为镍钛合金和 316L 不锈钢材料，覆膜的材质为聚酯纤维材料（PET）。支架共有 5 个显影点：支架两端各有 2 个标记，加强筋侧有 1 个标记。支架采

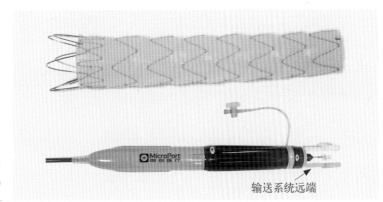

图 6-1
Hercules 胸主动脉覆膜支架（上海微创）

输送系统远端

用 Low-Profile 输送系统，该输送系统为裸段后释放机制，内管采用和支架同样的镍钛合金材料，与高分子材料的内管相比，镍钛内管可以在提供更好刚度的同时保持良好的弯曲性能。内管和超硬导丝的配合使支架释放时整个系统保持稳定，避免支架系统前跳后移现象，使后释放定位更精准。

2. 特性与型号

该覆膜支架系统主要用于胸主动脉疾病的腔内隔绝治疗。该支架系有覆膜支架锥形主体和覆膜支架直型延长体（cuff）两种，适配的超硬导丝为 0.889 mm（0.035 in），血管鞘为 14~20 F；覆膜支架锥形主体近端直径为 14~44 mm，远端直径为 12~42 mm，两端的锥度为 2~10 mm，长度为 160 mm；覆膜支架直型延长体的直径为 12~44 mm，长度为 45~80 mm。

（二）Zenith TX2 胸主动脉覆膜支架

1. 产品结构

Zenith TX2 胸主动脉覆膜支架系统是由美国 Cook 公司生产的一款不锈钢自膨式覆膜支架（图 6-2）。该支架是由辫状的聚酯（PET）和单丝的聚丙烯缝合线缝合到支架上。该胸主动脉覆膜支架从形态上可分为直型和锥型。支架近端带有倒钩，倒钩之间的间距为 2 mm，可以直接固定在血管壁上。支架的两端均有 4 个不透射线的标记，这些标记位于覆膜支架两端 1 mm 之内的圆周方向上。支架输送系统使用单一触发金属丝释放装置，以连续展开的方式在整个释放步骤中对胸主动脉覆膜支架进行控制，在支架展开前可进行精确的定位。

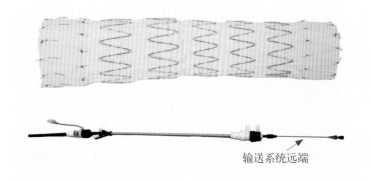

输送系统远端

图 6-2
Zenith TX2 胸主动脉覆膜支架（Cook）

2. 特性与型号

该覆膜支架系统主要用于胸主动脉疾病的腔内隔绝治疗。该支架系统适配的超硬导丝为 0.889 mm（0.035 in），血管鞘为 20~22 F；直型胸主覆膜支架的直径为 28~42 mm，长度为 120~216 mm；锥型覆膜支架近端的直径为 32~42 mm，远端的直径为 28~38 mm，两端的锥度为 4 mm，长度为 152~208 mm。

（三）Valiant 胸主动脉覆膜支架

1. 产品结构

Valiant 胸主动脉覆膜支架系统是由美国 Medtronic 公司生产的一款镍钛合金自膨式覆膜

支架（图6-3）。该支架是由一个聚酯移植物织品（PET）和一个由镍钛记忆合金丝（55%的镍，其余为钛和微量元素）制成的弹簧支架通过非可吸收性缝线缝合在一起。金属支架为堆叠在一个管状结构中的一系列蛇形弹簧组成。该覆膜支架近端结构由一个带有微型支承弹簧的近端裸支架组成。在主动脉覆膜支架展开时和展开后，微型支承弹簧可阻止其向内折回；远端结构为不超过覆膜边缘的支架。该胸主覆膜支架主体从形态上可分为直型和锥型。支架采用 Captivia 输送系统，该系统由一个带集成手柄的一次性导管组成，配备尖端抓取装置。该系统可使主动脉覆膜支架分两个步骤展开：①主动脉覆膜支架展开，头端裸支架仍处于约束状态；②释放裸支架。该特定输送系统使得主动脉覆膜支架在胸主动脉中的置入变得更可控。

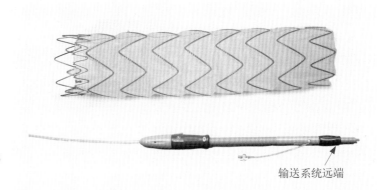

图 6-3
Valiant 胸主动脉覆膜支架（Medtronic）

输送系统远端

2. 特性与型号

该覆膜支架系统适用于胸主动脉疾病的腔内隔绝治疗。该支架系统适配的超硬导丝为 0.889 mm（0.035 in），适配的血管鞘为 20~25 F；直型胸主覆膜支架直径为 22~46 mm，长度为 107~212 mm；锥型胸主覆膜支架近端的直径为 26~46 mm，远端的直径为 22~42 mm，两端的锥度为 4 mm，长度为 107~155 mm（锥形支架未进入中国市场）。

（四）C-TAG 胸主动脉覆膜支架

1. 产品规格

C-TAG 胸主动脉覆膜支架系统是由美国 Gore 公司生产的一款镍钛合金自膨式覆膜支架（图6-4）。该支架材质为镍钛记忆合金，覆膜为双层设计，血流接触面为膨体聚四氟乙烯（ePTFE），使用氟化乙丙烯薄膜来加固，此覆膜支架无缝线。该胸主动脉覆膜支架主体从形态上可分为直型和锥型。在覆膜支架的近端有 9 个波峰结构裸支架，支架两端均有防漏袖套，用以密封和固定。支架的两端有 2 条黄金不透射线标记环，近端的标记环位于波峰裸支架底部。该支架的展开方式为拉线式，释放顺序是从支架中间开始向支架两端展开。

2. 特性与型号

该覆膜支架系统主要用于胸主动脉疾病的腔内隔绝治疗。该支架系统适配的超硬导丝为 0.889 mm（0.035 in），血管鞘为 18~24 F；直型胸主覆膜支架直径为 21~45 mm，长度为

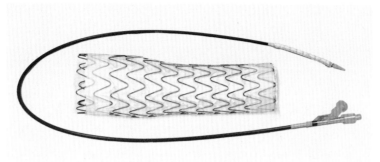

图 6-4
C-TAG 胸主动脉覆膜支架（Gore）

100~200 mm；锥型胸主覆膜支架近端的直径为 26~31 mm，远端的直径为 21~26 mm，两端的锥度为 5 mm，长度为 100 mm。

（五）Ankura 胸主动脉覆膜支架

1. 产品结构

Ankura 胸主动脉覆膜支架系统是由中国深圳 Lifetech 公司生产的一款镍钛合金自膨式覆膜支架（图 6-5）。该支架材质为镍钛合金，覆膜部分为双层压缩的膨体聚四氟乙烯（ePTFE）膜，支架采用热处理使覆膜和支架融为一体。覆膜支架具有轴向龙骨设计，增加了整个支架骨架的稳定性，同时可防止覆膜支架在长期的脉动下发生短缩，轴向支撑可防止覆膜支架近端和远端在血流冲击下发生移位。在覆膜支架的近端有迷你波设计，可提供径向支撑力和良好的贴壁性，从而预防Ⅰ型内漏。裸支架的镍钛合金丝较主体段细，可减小对主动脉弓上血管的损伤。该胸主动脉覆膜支架从形态上可分为直型和锥型。支架共有 3 处不透射线的标记物：支架近端龙骨有一处"8"形标记物，小弯侧有一处"O"形标记物，远端有一处"V"形标记物。支架采用尖端捕获后释放输送系统，该输送系统由前手柄、保险扳机、后手柄、近端释放器和保险扣组成，输送器的表面为亲水涂层。

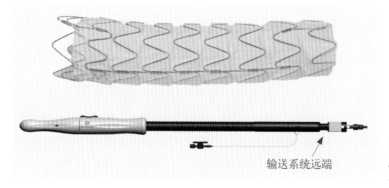

输送系统远端

图 6-5
Ankura 胸主动脉覆膜支架（深圳先健）

2. 特性与型号

该覆膜支架系统主要用于胸主动脉疾病的腔内隔绝治疗。该支架系适配超硬导丝为 0.889 mm（0.035 in），血管鞘为 21~24 F；直型胸主覆膜支架的直径为 28~44 mm，长度为 40~200 mm；锥型覆膜支架近端的直径为 28~44 mm，远端的直径为 20~40 mm，两端的锥度为

4~8 mm，长度为 120~200 mm。

（六）Relay 胸主动脉覆膜支架

1. 产品结构

Relay 胸主动脉覆膜支架系统是由法国 Bolton Medical 公司生产的一款镍钛合金自膨式覆膜支架（图 6-6）。该支架的材质为镍钛合金，由聚酯血管移植物（PET）缝合而成，支架上有一条斜的镍钛合金丝为支架提供纵向支撑力。该胸主动脉覆膜支架从形态上可分为直型和锥型。覆膜支架的两端和支架中段共有 4 个"D"形铂铱标记物。该支架采用 Transport 输送系统，该输送系统由一系列同轴排列的外鞘、导管和一个管状手柄控制系统组成。外鞘可弯曲，可使该支架系统对胸主动脉尤其是其弓形区域的弯曲部分进行跟踪。

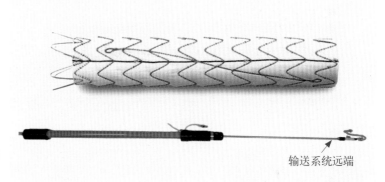

图 6-6
Relay 胸主动脉覆膜支架（Bolton Medical）

输送系统远端

2. 特性与型号

该覆膜支架系统主要用于胸主动脉真性和假性动脉瘤、内壁分离、穿透性溃疡、壁间水肿等主动脉病变的腔内隔绝治疗。该支架系统适配超硬导丝为 0.889 mm（0.035 in），血管鞘为 22~26 F；直型胸主覆膜支架的直径为 22~46 mm，长度为 100~200 mm；锥型覆膜支架近端的直径为 28~46 mm，远端的直径为 24~42 mm，两端的锥度为 4 mm，长度为 150~200 mm。

（七）Castor 胸主动脉覆膜支架

1. 产品结构

Castor 胸主动脉覆膜支架系统是由中国上海微创公司生产的一款分支型镍钛合金自膨式覆膜支架（图 6-7）。该覆膜支架是用聚酯（PET）膜通过不可吸收的缝合线与多个自扩张的镍钛合金支架段缝合而成。Castor 覆膜支架由主体覆膜支架及侧支覆膜支架缝合而成，在主体及侧支支架上均缝有铂铱合金显影点。Castor 输送系统包括外管、软套管和内管三层。内管可以通过 0.889 mm（0.035 in）导丝，软套管使支架系统能够过主动脉弓处，外管有抗折的设计。该输送系统有两根控制导丝分别控制主体支架和分支支架的释放。

2. 特性与型号

该覆膜支架系统主要用于累及分支动脉的复杂主动脉夹层动脉瘤患者的腔内隔绝治疗。该支架系统适配的超硬导丝为 0.889 mm（0.035 in），血管鞘为 24 F，覆膜支架主体近端直径（D1）为 26~44 mm，主体远端直径（D2）为 20~44 mm，侧支远端直径（D3）为 6~14 mm，支架主体长度（L1）为 60~210 mm，支架侧支长度（L2）为 25~45 mm，侧支后移长度（L3）为 0~30 mm。

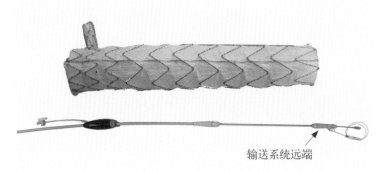

输送系统远端

图 6-7
Castor 胸主动脉覆膜支架（上海微创）

第三节　腹主动脉覆膜支架

一、产品结构

腹主动脉覆膜支架系统是主动脉腔内移植物中的一类，分为分体式的腹主动脉覆膜支架系统（简称"腹主分体式支架"）和一体式的腹主动脉覆膜支架系统（简称"腹主一体式支架"）。腹主分体式支架由分体式腹主动脉覆膜支架主体系统（简称"腹主主体支架"）和分体式腹主动脉覆膜支架髂支系统（简称"腹主髂支支架"）组成。腹主主体支架是一个"单腿裤管"形状，可以精准地置放于腹主动脉与一侧髂动脉，腹主髂支支架通过对侧置于腹主主体支架"短腿"内，即形成一个整体。

二、产品特性

腹主动脉覆膜支架系统用于腔内微创隔绝腹主动脉瘤、髂动脉瘤、腹主动脉夹层动脉瘤等疾病。目前市场上有多种品牌，各有优势，通过表 6-2 对各品牌腹主动脉覆膜支架性能进行介绍。目前腹主动脉覆膜支架的国外品牌有 Bolton Medical、Cook、Medtronic、Gore、Cordis 等，国内品牌有微创（上海）、先健（深圳）、裕恒佳（北京）等。本节主要介绍 Aegis 腹主动脉覆膜支架系统（上海微创）、Hercules 腹主动脉覆膜支架系统（上海微创）、Ankura 腹主动脉覆膜支架系统（深圳先健）、Zenith Flex 腹主动脉覆膜支架系统（Cook）、Endurant 腹主动脉覆膜支架系统（Medtronic）、Excluder 腹主动脉覆膜支架系统（Gore）。

表6-2 各品牌腹主动脉覆膜支架性能对比（仅供参考）

名称	品牌	金属支架材质	覆膜材质	支架结构	头端裸支架	倒刺	后释放定位	输送鞘直径（F）
Aegis	上海微创	镍钛合金	ePTFE	一体式	有	无	无	22
Hercules	上海微创	镍钛合金和316L不锈钢	PET	分体式	有	无	无	16~24
Ankura	深圳先健	镍钛合金	ePTFE	分体式	有	无	有	18~23
Zenith Flex	Cook	不锈钢	PET	分体式	有	有	有	14~20
Endurant	Medtronic	镍钛合金	PET	分体式	有	有	有	14~20
Excluder	Gore	镍钛合金	ePTFE	分体式	无	有	有	12~18
Treovance	Bolton Medical	镍钛合金	PET	分体式	有	有	有	15~19
InCraft	Cordis	镍钛合金	PET	分体式	有	有	有	12~16

三、品牌介绍

（一）Aegis 腹主动脉覆膜支架

1. 产品结构

Aegis 腹主动脉覆膜支架系统是由中国上海微创公司生产的镍钛合金自膨式覆膜支架（图6-8）。该支架采用腹主一体式的结构，将腹主主体支架与腹主髂支支架通过特殊的设计固定在一起。该覆膜支架是由不透X线的镍钛合金丝编制而成，覆膜的材质为膨体聚四氟乙烯（ePTFE）材料，在覆膜支架的近端有一段20 mm的裸支架。

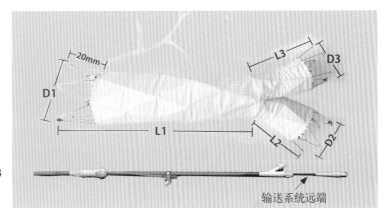

图 6-8
Aegis 腹主动脉覆膜支架系统（上海微创）

2. 特性与型号

该覆膜支架适用于腹主动脉瘤、髂动脉瘤等疾病的腔内隔绝治疗。该支架系统适配的超硬导丝为 0.889 mm（0.035 in），血管鞘为 22 F；腹主一体式支架主体近端裸支架到分叉处（L1）的长度为 60~150 mm，支架近端直径（D1）为 20~36 mm；腹主一体式支架远端短腿（L2、L3）长度为 40~100 mm，支架远端直径（D2、D3）为 12~20 mm；支架输送器有效长度为 60 cm。

该支架在实际应用中型号较复杂，特此举例说明：AB 28 12 14 - 90 40 50 - 20 10 05。其中，A 代表该覆膜支架系统；B 代表分叉型；28 代表主体覆膜支架直径；12 代表同侧分支覆膜支架直径；14 代表对侧分支覆膜支架直径；90 代表主体覆膜支架覆膜段长度；40 代表同侧分支覆膜支架覆膜段长度；50 代表对侧分支覆膜支架覆膜段长度；20 代表主体覆膜支架裸段长度；10 代表同侧分支覆膜支架裸段长度；05 代表对侧分支覆膜支架裸段长度。

（二）Hercules 腹主动脉覆膜支架

1. 产品结构

Hercules 腹主动脉覆膜支架系统是由中国上海微创公司生产的镍钛合金和 316L 不锈钢制成的自膨式覆膜支架（图 6-9）。该覆膜支架由管状的覆膜管和镍钛合金支架构成。该覆膜支架采用分体式结构，分为腹主主体支架（HBB）和腹主髂支支架（HBL）两部分。该支架的材质为镍钛合金和 316L 不锈钢材料，覆膜的材质为聚酯纤维材料（PET）。腹主主体支架的近端为裸支架，远端接退处的喇叭口设计便于导丝超选。

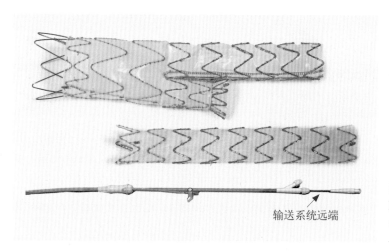

输送系统远端

图 6-9
Hercules 腹主动脉覆膜支架系统
（上海微创）

2. 特性与型号

该支架系统用于腹主动脉近端瘤颈大于 15 mm 的腹主动脉瘤等大动脉疾病的腔内隔绝治疗。该支架系统适配的超硬导丝为 0.889 mm（0.035 in），血管鞘为 16~24 F；腹主主体支架近端的直径为 20~34 mm，远端的直径为 12~18 mm，裸支架长度为 15~20 mm，近端覆膜部分到同侧髂支远端长度为 130~170 mm；腹主髂支支架直径为 12~18 mm，长度为 50~120 mm。

（三）Zenith Flex 腹主动脉覆膜支架

1. 产品结构

Zenith Flex 腹主动脉覆膜支架系统是美国 Cook 公司生产的不锈钢自膨式覆膜支架（图

6-10）。该覆膜支架系统是由一个腹主主体支架和两个腹主髂支支架组合而成，覆膜支架是用交错的聚酯和单丝的聚丙烯缝导丝将整块的聚酯编织物（PET）缝合到不锈钢金属支架上；另外，该系统覆膜支架还配有单独的延长体（cuff）。在腹主主体支架近端有裸支架，在裸支架上有倒钩，倒钩之间的间距为 3 mm，可直接附着和固定在血管壁上。该覆膜支架共设置了 5 处不透射线导丝的标记，其中 1 个标记在腹主主体支架"短腿"远端的侧面上，另有 4 个标记位于腹主主体支架近端覆膜处 2 mm 内以环形分布着。支架输送系统以连续的展开方法对腹主动脉覆膜支架系统释放步骤进行全程控制，可在支架展开前精确地定位。

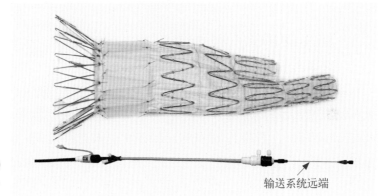

图 6-10
Zenith Flex 腹主动脉覆膜支架（Cook）

输送系统远端

2. 特性与型号

该覆膜支架系统用于腹主动脉、髂动脉瘤等大动脉血管的腔内隔绝治疗。该支架适配的超硬导丝为 0.889 mm（0.035 in），血管鞘为 14~20 F；腹主主体支架近端直径为 22~32 mm，远端髂支的直径为 12 mm，长度为 82~140 mm；腹主动脉髂支近端直径为 12 mm，远端直径为 8~24 mm，长度为 37~122 mm；腹主动脉延长体直径为 22~32 mm，长度为 39 mm。

（四）Endurant 腹主动脉覆膜支架

1. 产品结构

Endurant 腹主动脉覆膜支架系统是由 Medtronic 公司生产的镍钛合金自膨式覆膜支架（图 6-11）。该覆膜支架系统分为腹主主体支架、腹主髂支支架、延长体和腹主动脉 – 单侧髂支动脉支架（AUI）。该覆膜支架是用聚酯与聚乙烯缝线将整块聚酯材料（PET）缝合到镍钛合金支架上。腹主主体支架近端有裸支架，裸支架上有倒钩，可锚定在血管壁上，可预防支架置入血管后出现移位现象。支架上缝有 6 个不透射线的标记物以帮助显影，其中 1 个标记物在腹主主体支架分叉处，1 个标记物位于腹主主体支架同侧髂支远端处，另有 4 个标记物在腹主主体支架近端覆膜处以圆周均匀分布。腹主髂支支架近端无裸支架，为开放式网状配置，可减少内漏的发生。在支架的两端各有 1 个不透射线标记物。延长体近端有裸支架，裸支架上有倒钩，在支架近端覆膜处有 4 个不透射线标记物，远端有 1 个不透射线标记物。主动脉 – 单侧髂支动脉支架近端与腹主主体支架相同，支架远端部分为逐渐变细设计。在支架近端覆膜处有 4 个不透射线标记物，远端有 2 个不透射线标记物。

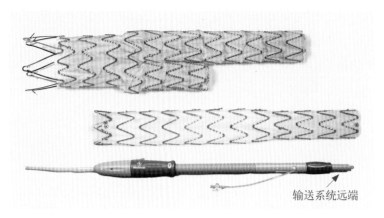

输送系统远端

图 6-11
Endurant 腹主动脉覆膜支架（Medtronic）

2. 特性与型号

该支架系统用于肾下腹主动脉瘤或主髂动脉瘤等大动脉疾病的腔内隔绝治疗。该支架适配的超硬导丝为 0.889 mm（0.035 in），血管鞘为 14~20 F；腹主主体支架近端直径为 23~36 mm，远端髂支的直径为 13~20 mm，长度为 124~166 mm；腹主动脉髂支近端直径为 16 mm，远端直径为 10~28 mm，长度为 82~199 mm；延长体直径为 23~36 mm，长度为 49~70 mm；主动脉 – 单侧髂支动脉支架近端直径为 23~36 mm，远端直径为 14 mm，长度为 102 mm。

（五）Excluder 腹主动脉覆膜支架

1. 产品结构

Excluder 腹主动脉覆膜支架系统是由美国 Gore 公司生产的镍钛合金自膨式覆膜支架（图 6-12），该覆膜支架系统分为腹主主体支架、腹主髂支支架、延长体。该支架的覆膜材质为膨体聚四氟乙烯（ePTFE）和氟化乙烯丙烯（FEP）覆膜，其外表面布满起支撑作用的镍钛合金丝支架。在支架覆膜近端有一个 ePTFE/FEP 密封袖套和倒钩，并有 3 个不透射线的标记物：腹主主体支架同侧髂支远端有 1 个不透射线的标记物，分叉处的两侧各有一长一短 2 个标记物；腹主主体支架对侧髂支远端有 1 条不透射线标记环；腹主髂支支架两端各有 1 个不透射线标记物；延长体近端有 3 个不透射线标记物，远端有 1 个不透射线标记物。支架采用 C3 输送系统，由黑色螺帽、红色安全锁、透明旋钮、灰色压缩转盘、白色外部展开旋钮组成。该系统通过旋转旋钮，微调腹主主体支架，然后采用拉线的方式释放支架。

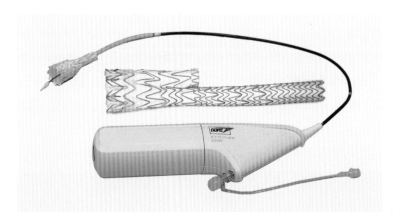

图 6-12
Excluder 腹主动脉覆膜支架（Gore）

2. 特性与型号

该覆膜支架系统用于对肾下腹主动脉瘤实施腔内隔绝治疗。该支架适配的超硬导丝为 0.889 mm（0.035 in），血管鞘为 12~18 F；腹主主体支架近端直径为 23~35 mm，远端髂支的直径为 12~14.5 mm，长度为 120~180 mm；腹主动脉髂支近端直径为 16 mm，远端直径为 12~27 mm，长度为 95~140 mm；延长体直径为 23~36 mm，长度为 33~45 mm。

（六）Ankura 腹主动脉覆膜支架
1. 产品结构

Ankura 腹主动脉覆膜支架系统是由中国深圳先健公司生产的一款镍钛合金自膨式覆膜支架（图 6-13）。该覆膜支架系统分为腹主主体支架、腹主髂支支架和腹主动脉 - 单侧髂支动脉支架（AUI）。该支架材质为镍钛合金，覆膜部分为双层压缩的膨体聚四氟乙烯（ePTFE）膜。支架采用热处理使覆膜和支架融为一体，支架近端为喇叭口裸支架设计，具有径向支撑力和更好的贴壁性和锚定能力。腹主主体支架上缝有 5 处不透射线的标记物以帮助显影，支架近端覆膜有 2 个 "8" 字形标记物，主体支架同侧髂支远端有 1 个 "V" 形标记物，对侧髂支远端有 1 个 "√" 形标记物，在主体支架分叉处有 1 个 "V" 形标记物。腹主髂支支架近端无裸支架，加强筋设计，可防止支架在迂曲血管内短缩，在支架上有 2 个 "V" 形不透射线标记物。腹主动脉 - 单侧髂支动脉支架近端与腹主主体支架相同，支架远端部分为逐渐变细设计。

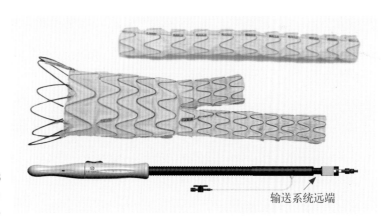

图 6-13
Ankura 腹主动脉覆膜支架（深圳先健）

输送系统远端

2. 特性与型号

该覆膜支架系统用于腹主动脉疾病的腔内隔绝治疗。该支架适配的超硬导丝为 0.889 mm（0.035 in），血管鞘为 18~23 F；腹主主体支架近端直径为 24~34 mm，远端髂支的直径为 12 mm，覆膜长度为 120 mm；腹主动脉髂支近端直径为 14 mm，远端直径为 12~16 mm，长度为 60~100 mm；主动脉 - 单侧髂支动脉支架近端直径为 24~28 mm，远端直径为 12~14 mm，长度为 140~160 mm。

（七）Incraft 腹主动脉覆膜支架
1. 产品结构

Incraft 腹主动脉覆膜支架系统（图 6-14）是由美国 Cordis 公司生产的镍钛合金自膨式覆膜

支架，该覆膜支架系统分为腹主主体支架和腹主髂支支架。该覆膜支架的覆膜由无缝、低孔隙率的平织涤纶植入物（PET）构造而成，通过一系列短的、电抛光的、激光切割的自膨式镍钛支架环进行支撑，镍钛支架环被缝合到植入物材料的内表面。近端裸支架上装有 8 或 10 个倒钩（具体数量取决于顶部直径），在支架上缝有多个不透射线的标记，便于支架进行准确的安放。

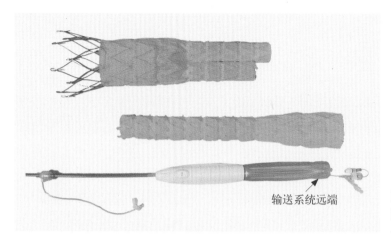

输送系统远端

图 6-14
Incraft 腹主动脉覆膜支架（Cordis）

2. 特性与型号

该支架系统用于肾下腹主动脉瘤等大动脉疾病的腔内隔绝治疗。该支架适配的超硬导丝为 0.889 mm（0.035 in）；腹主主体支架近端直径为 22~34 mm，远端髂支的直径为 11 mm，长度为 94 mm，适配的血管鞘为 14~16 F；腹主动脉髂支近端直径为 13 mm，远端直径为 10~24 mm，长度为 82~138 mm，适配的血管鞘为 12~13 F。

第四节　CP 支架

一、产品结构

CP 支架系统是由美国 NuMED 公司生产的一款铂铱合金球囊扩张式支架。该支架分为金属裸支架（图 6-15）和覆膜支架，金属裸支架材质为成行排列的"Z"字形铂铱合金丝（90% 铂、10% 铱，经过热处理）构成，连接处通过 24K 黄金激光焊接；覆膜支架在金属裸支架外覆有一层具有延伸性能的多孔性聚四氟乙烯（PTFE）管。CP 支架是通过 NuMED 公司生产的 BIB（balloon in balloon）球囊（图 6-16）递送至靶血管，该球囊为双球囊设计，内球囊的直径为外球囊直径的 1/2，长度比外球囊短 1 cm。双球囊设计可均匀地扩张支架。内球囊为支架起到定位和预扩的作用，并在扩张外球囊时使支架不易移位。该球囊的输送系统采用三轴设计，其中两条通道用于球囊充盈，另外一条通道为导丝腔和冲洗腔。在内球囊的"工作区域"的两端设有 2 条不透射线的铂金标记带。

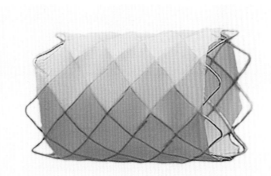

图 6-15
CP 支架（NuMED）

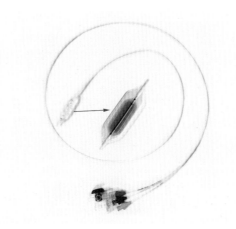

图 6-16
BIB 球囊（NuMED）

二、特性与型号

CP 覆膜支架适用于先天性主动脉缩窄、大动脉炎引起的主动脉缩窄、狭窄直径大于邻近血管直径 20% 的主动脉狭窄的腔内治疗；CP 金属裸支架适用于肺动脉、腔静脉狭窄等疾病的腔内治疗。该支架系统适配的导丝为 0.889 mm（0.035 in），血管鞘为 10~14 F；支架的直径为 12~24 mm，长度为 16~45 mm；内球囊直径为 6~12 mm，外球囊直径为 12~24 mm，长度为 25~55 mm，内球囊额定爆破压为 4~5 atm，外球囊额定爆破压为 3~7 atm，输送杆长度为 112 cm。

第七章
心脏主动脉瓣膜支架

第一节　概　述

心脏主动脉瓣膜支架系统分为球囊扩张式主动脉瓣膜支架系统和自膨式主动脉瓣膜支架系统。球囊扩张式主动脉瓣膜支架系统是指将主动脉瓣膜支架压缩在带有球囊的释放系统上，再经输送系统将瓣膜支架送至主动脉瓣狭窄处，通过压力泵注入造影剂稀释液至球囊，使主动脉瓣膜支架扩张贴附于主动脉瓣环，从而改善主动脉血流的装置系统。优点是定位精确，不易移位。自膨式主动脉瓣膜支架系统是将自膨式主动脉瓣膜支架压缩在专用的输送器上，再经输送系统将瓣膜支架送至主动脉瓣狭窄病变部位进行定位释放，从而自行膨胀贴壁，改善主动脉血流的装置系统。优点是避免了球囊扩张时对生物瓣叶的损伤，瓣膜支架上段的自膨结构使瓣膜更稳定地固定在升主动脉，有较强的自膨能力。

心脏主动脉瓣膜支架是由金属支架和生物瓣膜制成。金属支架的材质有不锈钢、钴铬合金、镍钛合金；生物瓣膜的材质有牛或猪心包瓣、猪主动脉瓣。它们的区别：猪主动脉瓣膜取材于猪的主动脉瓣，将完整的猪主动脉瓣人工处理以后安装在支架内；牛或猪心包瓣膜取材于牛或猪心包组织。经处理的牛或猪心包组织可以任意裁剪，更利于生物工程学设计。通过独特优化的生物工程学设计，牛或猪心包瓣膜的有效开口面积优于同型号的猪主动脉瓣膜，并且在一定程度上减少了流经瓣膜的湍流对瓣膜的损害，增加了瓣膜的使用寿命。

目前国外心脏主动脉瓣膜支架的品牌有 Edwards、Medtronic、Boston Scientific、Sadra、Direct Flow、Hansen 等，但通过美国 FDA 认证的瓣膜支架为 Edwards 和 Medtronic。在此基础上，两家又推出了升级型号，并在 2015 年又通过了 FDA 的评审。比如 Sapien 3 瓣膜支架（Edwards）外部有一个由聚对苯二甲酸乙二醇酯（PET）组成的"围裙"，能降低瓣周漏。再比如 CoreValve 瓣膜支架（Medtronic）允许瓣膜释放到 2/3 可撤回，并拥有延长的"围裙"结构延长附着区，减少瓣周漏，而且新技术可以装载更大的瓣膜，使其和心脏内壁更紧密贴合，定位更精准；并且输送系统导管进一步缩小，最窄可在 5 mm 直径动脉内通过，减轻血管的损害，减少了手术中血管破裂和脑卒中的风险。

国内品牌有启明（杭州）、杰成（苏州）、微创（上海）等。目前启明（杭州）已投入市场广泛使用。本章主要介绍 Sapien XT 球囊扩张式瓣膜支架（Edwards）、CoreValve 自膨式瓣膜支架（Medtronic）、Venus A 自膨式瓣膜支架（杭州启明）和 J-Valve 自膨式瓣膜支架（苏州杰成）。

第二节　Sapien XT 球囊扩张式瓣膜支架

一、产品结构

Sapien XT 球囊扩张式瓣膜支架系统是美国 Edwards 公司生产的第二代瓣膜支架（图 7-1）。由 Sapien XT 瓣膜支架、NovaFlex 输送系统、NovaFlex 导引管鞘套件、Edwards 球囊导管、压力泵、压制器等组成。Sapien XT 瓣膜支架采用经长期临床耐久性验证的牛心包组织，拥有优良的组织耐久性，缝合在可提供血流动力学性能和一致性瓣叶结合的高径向强度的钴铬支架上。采用球扩的方式通过 NovaFlex 输送系统将 Sapien XT 瓣膜支架经股动脉精确地输送至主动脉瓣病变部位。这种输送系统可引导控制、平滑跨越且可靠地进行心脏主动脉瓣膜的腔内微创置换。

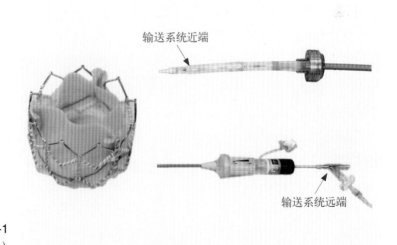

输送系统近端

输送系统远端

图 7-1

Sapien XT 球囊扩张式瓣膜支架（Edwards）

二、特性与型号

该瓣膜支架系统适用于心脏主动脉瓣严重钙化狭窄的高龄患者进行腔内微创置换治疗。Sapien XT 球囊扩张式瓣膜支架系统适配的超硬导丝为 0.889 mm（0.035 in），血管鞘为 18~24 F；该瓣膜支架型号为 20、23、26、29 mm。

第三节 Core Valve 自膨式瓣膜支架

一、产品结构

Core Valve 自膨式瓣膜支架系统是美国 Medtronic 公司生产的第二代瓣膜支架（图 7-2）。该瓣膜支架为一个内部缝由猪心包所制三叶式瓣膜的自膨式镍钛合金支架，支架是用 50 mm 的镍钛合金管直接激光切割而成，装置的下段有较大的辐向张力，可以自行膨胀并将钙化的主动脉瓣叶挤压到主动脉根部壁上，同时防止装置本身扭曲变形；中段支撑瓣叶形状较窄，避免影响冠状动脉开口；上段较宽，使装置能在升主动脉内锚定，并保证装置长轴的稳定性。支架所用材料为镍钛合金，在冰水中瓣膜呈柔软易变形状态，可将瓣膜压缩装载入输送系统，体内正常体温下瓣膜装置可自行膨胀，且有较大辐向张力，使装置锚定于特定位置。支架长轴具有一定自我调整能力，有利于术后装置的稳定和患者的血流动力学稳定。当瓣膜支架远端 2/3 释放后，在装置定位不满意的情况（位置偏下）时可以重新调整位置；如果装置张开不到位，尤其是放置在钙化极度严重的主动脉瓣膜中时，可以通过球囊进一步扩张瓣膜，同时避免损伤支架内缝制的瓣膜。

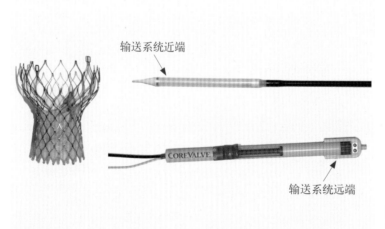

输送系统近端

输送系统远端

图 7-2
Core Valve 自膨式瓣膜支架（Medtronic）

二、特性与型号

该瓣膜支架系统适用于心脏主动脉瓣严重钙化狭窄的高龄患者进行腔内微创置换治疗。Core Valve 自膨式瓣膜支架系统适配的超硬导丝为 0.889 mm（0.035 in），血管鞘为 18~20 F；该瓣膜支架型号为 23、26、29、31 mm。

第四节　Venus A 自膨式瓣膜支架

一、产品结构

Venus A 自膨式瓣膜支架系统是由杭州启明公司生产的第一代生物瓣膜支架（图 7-3）。该瓣膜支架系统由主动脉瓣膜支架（PAV）、血管内输送导管系统（DCS）、压缩装载系统（CLS）组成。PAV 由生物瓣膜缝合在自膨式支架内构成，在释放至 2/3 的状态下可以回收，一旦完全释放置入，将不能从释放的位置回收。瓣膜组织由单层猪心包膜制成，PAV 框架为镍钛合金支架，由 3 部分组成。镍钛合金自膨式支架系统具有良好的生物相容性，支架框架结构为简单的菱形环设计，支架小梁的长度和宽度不同以适应非均一的圆柱形膨胀。中央部分塑形以包埋人工瓣膜组织，并避免影响冠状动脉开口。整个框架系统在 X 线透视下完全可视。PAV 瓣膜为单层猪心包膜制成的三瓣结构。三瓣均附着在一个扇形裙边上（也是由单层猪心包膜制成），并在瓣膜的血液流入方向用聚四氟乙烯（PTFE）缝线缝合。然后，此部分装置被缝至 PAV 的支撑框架上（5.0 PTFE 缝线）。流入道裙式设计与支架形态一致。

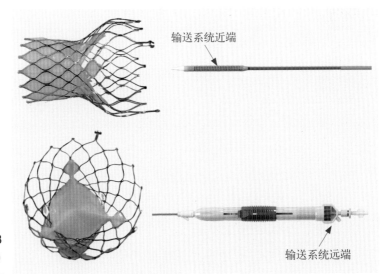

输送系统近端

输送系统远端

图 7-3
Venus A 自膨式瓣膜支架（杭州启明）

二、特性与型号

该瓣膜支架系统适用于心脏主动脉瓣严重钙化狭窄的高龄患者进行腔内微创置换治疗。Venus A 自膨式瓣膜支架系统适配的超硬导丝为 0.889 mm（0.035 in），血管鞘为 18~20 F；该瓣膜支架型号为 20、23、26、29、32 mm。

第五节　J-Valve 自膨式瓣膜支架

一、产品结构

J-Valve 自膨式瓣膜支架系统是由苏州杰成医疗公司生产的第一款生物瓣膜支架（图 7-4）。该瓣膜支架系统由瓣膜支架和人工生物心脏瓣膜经心尖植入器构成。其中瓣膜支架由医用布筒、猪主动脉瓣叶、定位件、支架、医用缝合线组成。医用布筒由聚酯制成；定位件和支架由镍钛合金制成；医用缝合线由涤纶编织线制成。人工生物心脏瓣膜经心尖植入器由瓣膜装载系统、操作系统和其他附件组成。瓣膜装载系统由鼻锥和鞘管组成，其中鼻锥由缩醛树脂制成，鞘管由 PEBAX 制成。操作系统是由 3 个控制旋钮、1 个释放控制旋钮（RELEASE）和 1 个手持柄组成。

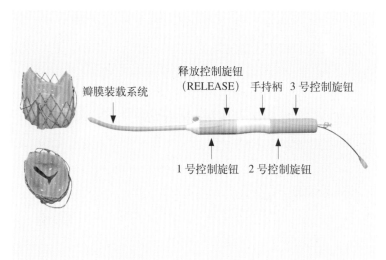

图 7-4
J-Valve 自膨式瓣膜支架（苏州杰成）

二、特性与型号

该瓣膜支架系统适用于主动脉瓣严重钙化狭窄、主动脉瓣关闭不全或上述两种情况并存的高龄患者的腔内微创置换治疗。J-Valve 自膨式瓣膜支架系统适配的超硬导丝为 0.889 mm（0.035 in），血管鞘外径为 9~11 mm（27 F~33 F）；该瓣膜支架型号为 21、23、25、27、29 mm。

第八章
腔静脉滤器

第一节　概　述

　　腔静脉滤器是为预防下腔静脉系统栓子脱落引起肺动脉栓塞而设计的一种过滤装置。腔静脉滤器主要包括临时性滤器和永久性滤器两类。近年来，可回收滤器在临床使用中越来越广泛，它既可作为永久性滤器长期置入体内，也可作为临时性滤器取出。但可回收滤器对置入体内的时间有一定要求，在限定期限内滤器回收率高，从而降低了滤器长期留置体内所导致的风险，减少了相关并发症的发生。同时，腔静脉滤器预防肺栓塞不仅仅局限于预防下腔静脉系统来源的栓子，而且探索了腔静脉滤器在上腔静脉的使用，拓展了其使用范围。

　　目前腔静脉滤器的品牌有 B. Braun、Cordis、Cook、Boston Scientific、Bard、先健（深圳）等。本节主要介绍 Tempofilter II 腔静脉滤器（B. Braun）、VenaTech Convertible 可转换型腔静脉滤器（B. Braun）、Denali 腔静脉滤器（Bard）、Optease 腔静脉滤器（Cordis）、Aegisy 腔静脉滤器（深圳先健）。

第二节　Tempofilter II 腔静脉滤器

一、产品结构

　　Tempofilter II 腔静脉滤器系统是德国 B. Braun 公司生产的一款临时性滤器，由导丝、导管、引入装置和过滤装置组成（图 8-1）。导丝材质为不锈钢 AISI304V，带有聚四氟乙烯（PTFE）涂层。引入装置由导引鞘、环、扩张器、Luer 锁构成。过滤装置中滤器材质为可锻冷成型的钴铬镍钼铁合金，留置导管材质为含有硫酸钡的氟化乙丙烯（FEP），固定装置材质为硅树脂。临时

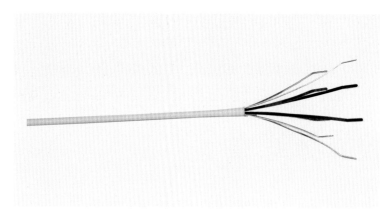

图 8-1

Tempofilter Ⅱ 腔静脉滤器（B. Braun）

腔静脉滤器系统 Tempofilter Ⅱ 的导入系统为 10 F 扩张器和 12 F 导管鞘，材质为钴铬镍合金。

二、特性与型号

该滤器系统适用于预防暂时性肺栓塞等疾病的腔内治疗，滤器置入路径为右侧颈内静脉，置入时间最长为 12 周。该滤器最大直径为 28 mm，无须抓捕，取出时只需将滤器杆直接抽出即可。该滤器的输送鞘长度为 70 cm，配有一根 150 cm 的 J 型带 PTFE 覆盖层的导丝。

第三节　VenaTech Convertible 可转换型腔静脉滤器

一、产品结构

VenaTech Convertible 腔静脉滤器系统是德国 B. Braun 公司生产的一款可转换型腔静脉滤器（图 8-2），由可转换滤器装置、导入鞘系统、输送杆组成。可转换滤器为锥形设计，材质为钴铬合金。在滤器的上端有一个小钩设计，小钩下方有一个机械锁装置，使用圈套器钩住小钩，

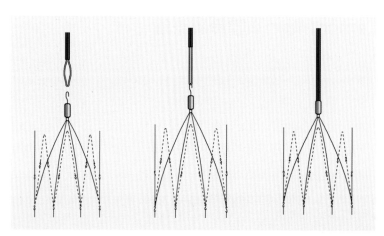

图 8-2

VenaTech Convertible 腔静脉滤器（B. Braun）

导鞘向下顶着滤器的头端并保持一定的张力，可作为临时性滤器使用；向外拉动圈套器并打开安全锁，当安全锁打开时，保持张力向上拉出小钩。该滤器装置又可作为永久性滤器支撑于腔静脉（类似于支架）。在滤器上分别有 4 个向上和 4 个向下的倒刺，可预防滤器装置的移位，该倒刺与腔静脉血管壁平行，不会造成腔静脉壁损伤。该可转换滤器以股静脉或颈静脉入路方式预装在弹筒内。

二、特性与型号

该滤器系统适用于预防肺栓塞、腔静脉狭窄等疾病的腔内治疗，可通过机械锁转换方式作为永久性滤器或临时性滤器使用。该滤器适用最大直径为 32 mm 的腔静脉血管，内置导入鞘内径为 12.9 F。滤器顶端小钩的取出需另外配置 0.889 mm（0.035 in）的 J 型导丝、圈套器、9 F 导管。

第四节　Denali 腔静脉滤器

一、产品结构

Denali 腔静脉滤器系统是美国 Bard 公司生产的一款可回收滤器（图 8-3），可作为永久性滤器和临时性滤器使用。该滤器由 12 根激光整体切割成形的镍钛合金丝构成，这 12 根金属丝形成了两层过滤面：滤器臂用于上层过滤，楔形肩部设计具有自主中心定位能力，避免滤器倾斜；滤器腿用于下层过滤，分为三对长度设计，多层固定于腔静脉壁，有利于回收分离；滤器的锚钩采用了防穿刺处理，可避免滤器腿线的穿出。

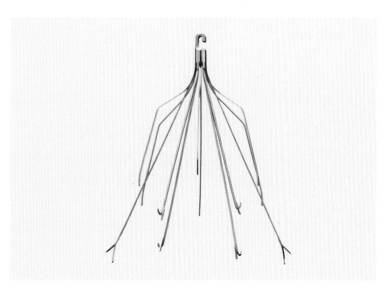

图 8-3
Denali 腔静脉滤器（Bard）

二、特性与型号

Denali 腔静脉滤器适用于肺动脉栓塞等疾病的预防治疗，下腔静脉直径应小于等于 28 mm，可以通过股静脉和颈静脉 / 锁骨下静脉途径输送，每种途径具有单独的输送系统。该滤器是一款超长回收时间窗的腔静脉滤器，置入人体后回收最长达 454 天（平均 136 天）。美国 FDA 批准最长回收时间窗达 632 天。

第五节　Optease 腔静脉滤器

一、产品结构

Optease 腔静脉滤器系统是美国 Cordis 公司生产的一款临时性滤器（图 8-4）。该滤器是采用激光切割镍钛合金管制成，滤器的两端由 6 个菱形的支柱构成，可截获凝血块和固定到血管壁。在滤器末端有一个回收钩，可使用圈套器回收滤器。滤器释放后会对下腔静脉的内腔表面施加向外扩张的力，中心性设计定位准确，并且结构稳定，不易发生倾斜。

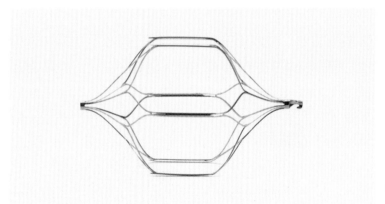

图 8-4
Optease 腔静脉滤器（Cordis）

二、特性与型号

该滤器系统适用于肺动脉栓塞等疾病的预防治疗，可经颈静脉、股静脉、肘前静脉穿刺置入，最长置入体内时间为 14 天，FDA 批准回收时间为 23 天。该滤器适用于直径在 30 mm 以内的腔静脉血管，其适配的导丝为 0.889 mm（0.035 in），输送鞘长度有 55、90 cm 2 种规格。

第六节 Aegisy 腔静脉滤器

一、产品结构

Aegisy 腔静脉滤器系统是中国深圳先健公司生产的一款可回收滤器，由 6 F 输送鞘、鞘芯、6 F 导引鞘、输送钢缆、滤器（图 8-5）组成。滤器是采用镍钛合金管材制成，输送系统的材质为尼龙弹性体（Pebax）材料。该滤器的头端和尾端分别有内嵌螺纹，可与输送钢缆相连，旋转可控释放，避免释放时滤器前跳。

该滤器为横向对称的网篮，单层滤过，上下非对称结构，捕获血栓后对血流动力学的影响较小，采用固定锚的方式的血管壁上固定，对称的垂直支撑紧贴血管壁，不易倾斜。

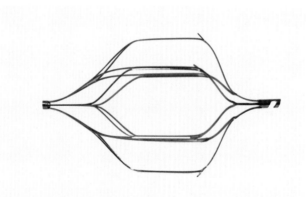

图 8-5
Aegisy 腔静脉滤器（深圳先健）

二、特性与型号

该滤器系统采用非对称灯笼结构，单层滤过设计，临床使用中具有可控释放、精确定位的特点。适用于肺动脉栓塞等疾病的预防治疗，可经股静脉或颈静脉穿刺置入。滤器的回收时间一般为 12~14 天，超过此回收期限不宜取出，否则会造成回收困难和下腔静脉损伤。该滤器适配的导丝为 0.889 mm（0.035 in），滤器有 18 mm×40 mm、25 mm×50 mm（此两种型号需提前定制）以及 32 mm×60 mm（常规备货）3 种型号，其中滤器最大直径为 32 mm，输送鞘长度为 55 cm。

第七节 Celect 腔静脉滤器

一、产品结构

Celect 腔静脉滤器系统是美国 Cook 公司生产的一款可选择性回收滤器（图 8-6），由滤器、放送器、同轴放送鞘管和亲水涂层扩张器组成。同轴鞘管扩张器有 8 个侧端口和 2 个相隔 30mm（末端 - 末端）的不透射线标记。滤器的材料为钴铬合金，滤器展开时成锥形，有 4 根主支和 8 根辅丝。放送器分为经股静脉和经颈静脉植入下腔两种。新一代的 NavAlign 输送系统手柄为单键释放，头端有侧端口和标记，方便造影和进行腔静脉管腔的测量。

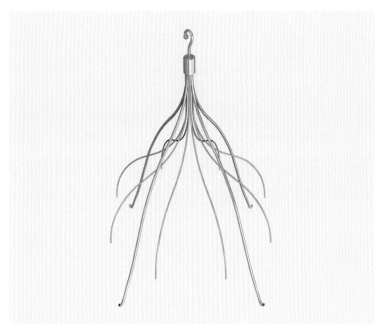

图 8-6
Celect 腔静脉滤器（Cook）

二、特性与型号

该滤器系统适用于拦截静脉血栓，预防肺栓塞等疾病的腔内治疗，适用于置入直径在 15~30 mm 的腔静脉血管。NavAlign 输送系统的放送鞘外径为 7 F，长度为 65 cm。

第八节　Option 腔静脉滤器

一、产品结构

Option 腔静脉滤器系统是美国 Argon 公司生产的一款可回收滤器（图 8-7）。该滤器由导管鞘、血管造影用血管扩张器、带有展开标记的推进器、Option 滤器和鞘帽组成。Option 滤器是激光切割的镍钛合金管，由中心位置发散的形状记忆镍钛合金支撑杆组成，在头端有一个取出钩。滤器存储管身印有文字和箭头用以识别安装滤器的方向，经股静脉入路标记为绿色，经颈静脉标记为蓝色。

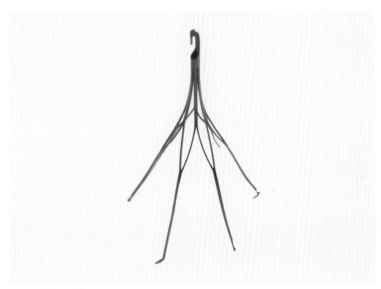

图 8-7
Option 腔静脉滤器（Argon）

二、特性与型号

该滤器系统适用于肺动脉栓塞等疾病的预防治疗。它的独特性在于滤器主体部分为中空设计，可通过导丝，将滤器沿导丝输送到位后可在不取出导丝的情况下释放滤器，以增加滤器的稳定性，减少偏移的发生。Option 腔静脉滤器适用于置入最大直径为 30 mm 的腔静脉，最长植入人体内时间为 175 天；适配的导丝为 0.889 mm（0.035 in），输送鞘外径为 6.5 F，长度为 70 cm。

第九章
人造血管

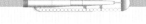

第一节　概　述

　　人造血管为替换严重血管狭窄、闭塞和间置移植术的血管移植物，主要为尼龙（nylon）、涤纶（dacron）、膨体聚四氟乙烯（ePTFE）、聚氨酯（PU）等高分子合成材料制成，目前临床上主要用于全身血管的旁路术。血管移植物的来源主要为采用自体静脉和人造血管两类，自体静脉虽然移植到体内时不会产生排异，且有天然的抗凝血功能和生物相容性，但并不是所有人都能够有条件进行自体静脉移植，仍然需要人造血管的辅助治疗。

一、人造血管的材质

1. 涤纶

　　采用这种材料制成的人造血管易与周围组织发生反应，造成血小板凝聚面积较大，易形成血栓，生物相容性能低，为早期使用的制作材料。在使用该人造血管前需采取预先抗凝措施，通常用作大口径血管的移植。

2. 膨体聚四氟乙烯

　　采用这种材料制成的人造血管生物相容性好，能承受动脉压力，比其他材料制成的人造血管能更好地抗血栓形成；其特有的微孔结构，使人体组织细胞及血管可长入微孔，形成组织连接，如同自体组织一样。缺点为顺应性低，远期通畅率较自体静脉移植物低。此种材料一般用来制成 6~10 mm 口径的人造血管，临床上最为常用。

3. 聚氨酯

　　采用这种材料制成的人造血管具有与天然血管相近的顺应性，回弹性好，且耐磨、耐老化，能更快地实现内皮细胞化。但作为体内移植材料，它仍然会引起人体的炎症反应，与血液接触时产生凝血和内皮增生等反应，在应用此种材料时需进一步改善和提高材料的性能。聚氨酯为 <6 mm 口径的人造血管最佳材料。

二、人造血管的特点

- 具有组织相容性和血液相容性。
- 具有与血管相似的动力学性能。
- 能够与血管有效地愈合为一体。
- 能够保持血管通畅，不易形成血栓。
- 性能稳定。
- 耐受动脉压。
- 抗折性好，受压不变形。
- 不引起排异反应。
- 抗感染。
- 容易缝合，不发生渗漏现象。

目前人造血管的品牌有 Gore、Bard、Terumo 等。本章主要介绍 Gore-Tex 人造血管（Gore）、Impra 人造血管（Bard）。

第二节　Gore-Tex 人造血管

一、产品结构

Gore-Tex 人造血管（图 9-1）是美国 Gore 公司生产，由膨体聚四氟乙烯（ePTFE）制成，环的材质为氟化乙烯丙烯（FEP），血管材质中包含硅胶和蓝色染料材料。

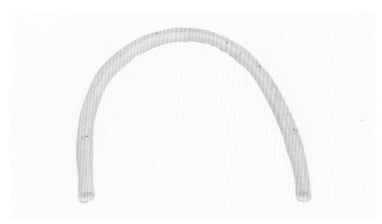

图 9-1
Gore-Tex 人造血管

二、特性与型号

Gore-Tex 人造血管的特性如下：

（1）外加强膜：增加血管的抗爆破力和抗缝线牵拉力，拥有多孔性的微管结构，可使组织细胞长入并逐渐血管化，减少血栓形成和附着，一旦发生感染，可使之局灶化。

（2）纵向延展性：指人造血管被适当拉伸后的纵向弹性回缩功能，可减少吻合口针孔渗血，对人造血管的裁剪提供长度上的宽容性，以提高吻合口的一致性，减少人造血管的折弯和扭结。

（3）抗折弯力和抗扭结力：拆除型 FEP 外支撑环可增加人造血管的抗折弯力和抗扭结力，术中可根据手术的不同需要，对外支撑环进行拆除，不破坏外加强膜。薄壁人造血管与人体血管壁厚更接近，使手术缝合更加方便，蓝色标志线为术中定位，避免血管扭转提供参照标志。

Gore-Tex 人造血管可作为血管修补物修补血管，也可治疗血管闭塞性或动脉瘤疾病、外伤、透析等。目前临床常用的人造血管分为带环和不带环，带环人造血管又分为内环和外环。目前常用的人造血管内径为 6~8 mm，长度为 300~500 mm。

第三节　Impra 人造血管

一、产品结构

Impra 人造血管（图 9-2）是美国 Bard 公司生产，由膨化聚四氟乙烯（ePTFE）制成。人造血管壁内部加入了碳元素，外部整体为螺旋式设计（支撑环）。

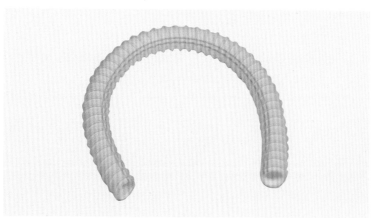

图 9-2
Impra 人造血管（Bard）

二、特性与型号

该人造血管适用于外周动脉血管的旁路或重建手术。目前常用的人造血管直径为 6~8 mm，长度为 300~500 mm。

第十章
其他腔内器具

第一节　血栓抽吸系统

一、产品结构

AngioJet 血栓抽吸系统是美国 Boston Scientific 公司生产，由 Ultra 控制台和 Thrombectomy 装置两部分构成。该血栓抽吸系统及耗材是利用了流体力学的伯努利原理，即高速流动的液体或气体可以生成低压，从而产生真空效应。该装置可以清除直径 ≥ 3 mm 的血栓。

Ultra 控制台是用于控制 Thrombectomy 装置（图 10-1）。它可以驱动泵的运行，调节液体的流入和流出。开机后，在电子液晶操作面板上显示总盐水量和 Ultra 系统故障报告，可进行血栓抽吸前的调节和操作。

Thrombectomy 装置由导管本体、泵、废液袋、盐水及废液管路 4 个部分组成（图 10-2）。这 4 个部分为一个整体。泵的下方有二维码，当泵插入到 Ultra 控制系统的泵柜中，控制系统会通过红外线扫描该二维码，从而识别导管型号，并自动配置相关参数，无须人工输入任何参数。

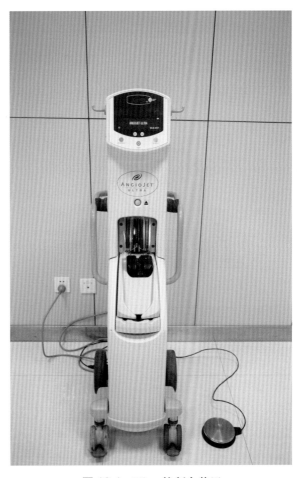

图 10-1　Ultra 控制台装置

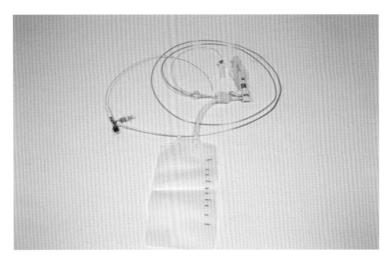

图 10-2
Thrombectomy 装置（Boston Scientific）

二、特性与型号

该血栓抽吸系统适用于清除急性或亚急性的静脉、动脉血栓栓塞性血管疾病。与 Ultra 血栓抽吸控制系统配套使用的导管型号共有 7 种，目前临床上常用的型号为 4、5、6 F。

三、操作步骤

1. 准备控制台

打开并检查 Ultra 控制台，插入 Thrombectomy 装置内的泵，并配制好加有肝素溶液的 500 ml 生理盐水一袋（生理盐水 500 ml + 肝素钠注射液 50 mg），将 Thrombectomy 装置液袋针头插入已配置好的肝素稀释盐水袋，并将旁侧排气盖打开。

2. 装填导管

将 Thrombectomy 装置导管尖端完全浸入肝素化的盐水并踩下脚踏开关，以装填导管，直至控制台屏幕显示为 "0"，即可松开脚踏开关，屏幕显示系统准备就绪。在抽吸操作过程中，屏幕会记录总时间和总灌注容量。

3. 吸栓模式和溶栓模式

完成步骤 2 即可进行吸栓操作。

4. 溶栓模式

6F 型的 Thrombectomy 装置还可进行喷药溶栓操作。将配制好加有尿激酶药物的生理盐水一袋（生理盐水 100 ml + 尿激酶 25 万 U，也可根据术中情况调整配制比例）悬挂另一侧，将 Thrombectomy 装置液袋针头插入。双击控制台的 "catheter" 键，然后按 "∨" 键选择进入溶栓模式（"∨" 键表示 "是"，"∧" 表示 "否"），再次单击控制台 "catheter" 键确定选择溶栓模式，此时，屏幕显示 "PP"。通过踩脚踏开关，将尿激酶稀释液喷入血管血栓部位。溶栓完成后，将 Thrombectomy 装置液袋针头转回插入已配制好的肝素稀释盐水袋中，双击控制台的 "catheter" 键，然后按 "∧" 键选择进入吸栓模式，单击控制台 "catheter" 键即可再次进行吸栓操作。

第二节 机械血栓切除系统

一、产品结构

Straub 机械血栓切除系统是瑞士 Straub 公司生产，由 Rotarex 导管（图 10-3）、Aspirex 导管（图 10-4）和 Straub 医疗动力系统（图 10-5）三部分构成。其中 Rotarex 导管适用于动脉血栓的机械切除，Aspirex 导管适用于静脉血栓的机械切除。

Rotarex 导管的旋转导管含有一个旋转头，由旋转螺旋驱动。该旋转头由 2 个带有一对侧开口的相互交叠金属圆筒构成。外筒连接到旋转螺旋上，内筒连接到导管轴上，旋转外筒最前端安装有多个切面，这些切面构成了旋转结构。该导管头借助这一结构来磨削前方的栓塞物，同时，旋转外筒在血管中产生强力漩涡，所有脱离栓塞物随后吸入圆筒的侧开口。在旋转头内部，各种尺寸的碎片被破碎为微颗粒，通过转运螺杆携带，穿过管道内腔进入体外收集袋内。在这一过程中，血管壁不会受到影响，因为旋转头外侧无锐边，导管在发挥作用时无须且不应当与血管壁接触。

Aspirex 导管的旋转导管含有一个导管头，其内部有一个旋转螺旋，可通过一个导管头内的窗口进入进行导管抽吸，破碎并排除新鲜的急性血栓或血栓栓塞。导管头为平滑圆形，导管的

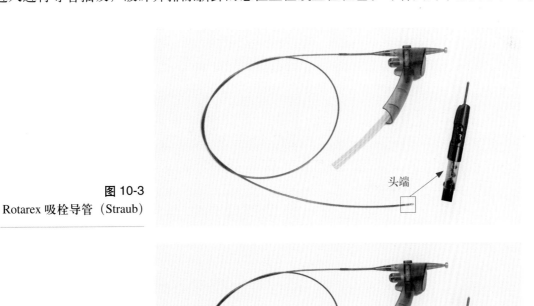

图 10-3
Rotarex 吸栓导管（Straub）

图 10-4
Aspirex 吸栓导管（Straub）

头端

头端

设计确保当导丝放置在腔内且足够血液从邻近区域流过时，任何与管壁之间的意外接触都不会对血管壁造成损坏。与 Rotarex 导管的区别在于，Aspirex 导管头端没有多个旋转切面，以确保在静脉中不会刮伤静脉瓣。

Straub 医疗动力系统和旋转导管之间的动力传递通过一个磁力离合器实现。该系统和旋转导管之间的这一非接触动力传递机制，使其能够使用包含在导管组内的灭菌覆盖布完全覆盖未灭菌的马达，并将获得灭菌遮盖的马达连接到灭菌旋转导管上。

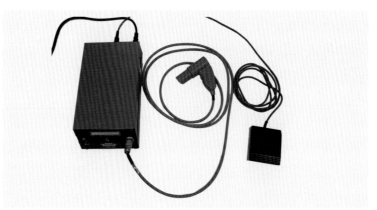

图 10-5
Straub 医疗动力系统

二、特性与型号

该机械血栓切除系统用于除心、肺、冠状动脉和脑循环之外的血管内急性、亚急性和慢性阻塞中的血栓、血栓栓塞物和动脉粥样硬化物质的机械切除，转速为 60 000 RPM，最大的抽吸能力（即最大血液损失量）为 45~180 ml/min。Straub 医疗动力系统内配置的导丝经过特殊熔断处理，可在旋转螺旋高速旋转产生高温下使用。Rotarex 导管适配的导丝为 0.457 mm（0.018 in），型号为 6 F 和 8 F（10 F 型号未进入国内市场），导管长度为 85~135 cm；Aspirex 导管适配的导丝为 0.457 mm（0.018 in），型号为 8 F 和 10 F，导管长度为 85~135 cm。

第三节　外周斑块切除系统

一、产品结构

SilverHawk（第一代）/TurboHawk（第二代）外周斑块切除系统（图 10-6）是由美国 Medtronic 公司生产，由切除导管和切割驱动器组成，该切除导管远端为装在管套内的微型旋转式内置切刀片。导管的近端有一个连接器和定位手柄，手柄可与配置的电池连接，驱动微型旋转式内置切刀片。当导管与切刀驱动器连接后，退回定位手柄，同时启动马达，使切刀套远端偏转，抵靠在目标病变处，这一动作会使旋转式内置切刀片伸出，当刀片旋转时，缓慢推进导管，使之穿过病变部位，将动脉中的阻塞性物质"刮"出来。切除的组织被捕获后将储存在近端导管头内。如需结束切除操作程序，推进定位把手，使内置刀片退入管套内，切刀恢复其"无偏转"位置，并自动关闭。

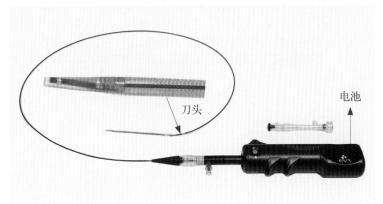

图 10-6
SilverHawk 外周斑块切除系统（Medtronic）

二、特性与型号

SilverHawk 斑块切除系统用于腔内治疗外周动脉（股、腘及膝下动脉）中的原发性和再狭窄性粥样硬化病变，其升级产品 TurboHawk 切割能力更强，更适用于切除钙化较严重的病变。该系统适配的导丝为 0.356 mm（0.014 in）；导管头长度为 4.3~9 cm；导管直径为 6~8 F，长度为 135 cm。

第四节 重返真腔导管

重返真腔导管系统是一款帮助内膜下血管通过病变后快速回到真腔的器具，导丝、导管在内膜下和闭塞病变血管中无法继续前进时可用该系统重返真腔继续治疗，如 CTO 病变等。本节主要介绍 Outback 重返真腔导管系统（Cordis）和 Offroad 重返真腔导管系统（Boston Scientific）。

一、Outback 重返真腔导管

1. 产品结构
Outback 重返真腔导管系统是美国 Cordis 公司生产，由 22G 套管针、导管杆、具有"LT"方向标记的头锥、旋转止血阀、近端输送杆、释放手柄组成（图 10-7）。该导管为带有 22G 镍钛套管针的 5 F 导管，套管针位于导管末端，可回缩，可从内膜夹层内穿透进入血管真腔。在 X 线透视下，调整导管角度，使末端对准真腔。

2. 特性与型号
该重返真腔导管系统是用于协助导丝和导管在周围脉管系统内的置入和定位。该重返真腔导管系统适配的导丝为 0.356 mm（0.014 in），血管鞘为 6 F，导管有效长度为 120 cm。

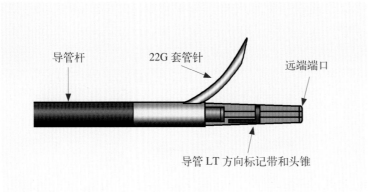

图 10-7
Outback 重返真腔导管（Cordis）

二、Offroad 重返真腔导管

1. 产品结构

Offroad 重返真腔导管系统（图 10-8）是美国 Boston Scientific 公司生产，由楔形定位球囊导管和微导管柳叶刀构成。微导管柳叶刀是一种带柳叶刀刀尖的单腔海波导管，它在定位球囊导管内腔中以同轴方式前进到预期位置，并穿过扩张后的球囊的远端尖端。楔形定位球囊导管其远端装有 5 F 的输送杆和球囊，为 OTW 型导管。由于内膜和中膜不同的应力，楔形球囊圆润的外形和灵活的颈部可以从血管内膜自然旋转或倾斜到真腔内，囊体内有一条不透射线的标记带。

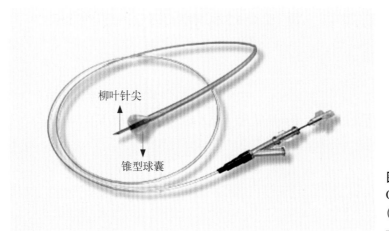

图 10-8
Offroad 重返真腔导管系统
（Boston Scientific）

2. 特性与型号

该重返真腔导管系统适用于在内径 ≥ 4 mm 的外周病变部位血管内重返真腔。OffRoad 球囊导管的直径为 5.4 mm，长度有 70、100 cm 2 种规格；微导管柳叶刀外径为 0.787 mm（0.031 in），长度有 79、109 cm 2 种规格，适配导丝为 0.356 mm（0.014 in）。

第五节　弹簧圈

弹簧圈主要用于动脉瘤、动静脉畸形、动静脉瘘以及主动脉腔内隔绝术后形成的内漏等血管疾病的腔内栓塞治疗。目前市场上弹簧圈根据解脱方式主要分为游离弹簧圈、电解脱弹簧圈、机械可解脱弹簧圈、水解脱弹簧圈等。游离弹簧圈与推送装置之间没有连接，需另外置入导丝推送弹簧圈；电解脱、机械可解脱、水解脱弹簧圈与推送装置相连，可反复调整弹簧圈的置入位置和形态，调整好位置时再通过各种解脱方式解脱弹簧圈，为可控弹簧圈。目前弹簧圈的品牌主要有 Cook、Boston Scientific、Medtronic、MicroVention（已被 Terumo 收购）、加奇（上海）等。本节主要介绍 Cook 弹簧圈、Interlock 弹簧圈（Boston Scientific）、Jasper 弹簧圈（加奇）。

一、Cook 弹簧圈

1. 产品结构

该弹簧圈是美国 Cook 公司生产的一款游离弹簧圈，由不锈钢丝、人造纤维构成（图 10-9）。不锈钢弹簧圈的支撑力比铂金弹簧圈更强，且圈外侧的化纤毛可加速栓塞部位的血栓形成，增加栓塞效果。在透视下，可使用 0.889 mm（0.035 in）的加硬导丝从装载管的尾端插入，将弹簧圈推入导管内，置入需要栓塞的部位。

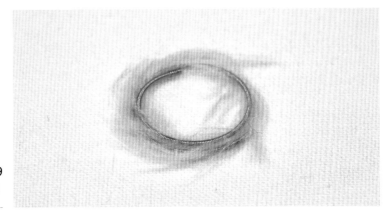

图 10-9
栓塞弹簧圈（Cook）

2. 特性与型号

Cook 栓塞弹簧圈适用于对复杂的中、小血管进行栓塞治疗。适配导丝为 0.889 mm（0.035 in），导管为 5 F；弹簧圈展开直径为 2~15 mm，长度为 20~140 mm。

二、Interlock 弹簧圈

1. 产品结构

Interlock 弹簧圈是美国 Boston Scientific 公司生产的一款可控弹簧圈，由铂钨合金丝和人造纤维构成（图 10-10）。弹簧圈以机械方式通过互锁臂结构连接到一根线圈递送丝上，这个装置密封于一个导引器鞘内。弹簧圈材质为铂钨合金制成的线圈，铂线圈中含有的人造纤维可达到较好的凝血效果。在透视下，使用内径至少 ≥ 0.533 mm（0.021 in）的尖端微导管推送该弹簧圈系统。互锁递送丝可让线圈在最终推送至需栓塞的血管之前调整位置，弹簧圈在解脱之前可反复回收、重新定位。

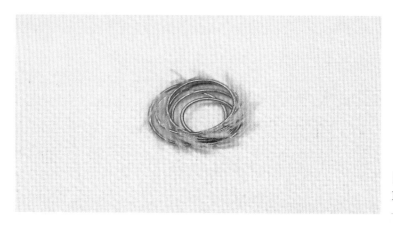

图 10-10
Interlock 弹簧圈（Boston Scientific）

2. 特性与型号

Interlock 弹簧圈适用于内脏动脉瘤、动静脉瘘、主动脉内漏等疾病的腔内栓塞治疗。该弹簧圈的型号分为 35 系列和 18 系列。其中 35 系列弹簧圈适配的导丝为 0.889 mm（0.035 in），展开直径为 3~20 mm，长度为 40~400 mm；18 系列弹簧圈适配的导丝为 0.457 mm（0.018 in），展开直径为 3~14 mm，长度为 60~300 mm。

三、Jasper 弹簧圈

1. 产品结构

Jasper 弹簧圈是中国上海加奇公司生产的一款可控弹簧圈，由弹簧圈和输送系统两部分构成（图 10-11）。弹簧圈材质为铂钨合金，推送系统是由裸钢丝、聚四氟乙烯（PTFE）材质的绝缘涂层、铂金显影点、柔软过渡段、高分子连接点组成。Jasper 弹簧圈是采用电解脱方式进行病变血管的栓塞。

2. 特性与型号

Jasper 弹簧圈主要用于颅内动脉瘤和硬脑膜动静脉瘘的腔内栓塞治疗。该弹簧圈的型号分为 18 系列和 10 系列，适配的导丝为 0.356 mm（0.014 in）和 0.457 mm（0.018 in），适配的微导管直径需大于 1.7 F；18 系列弹簧圈展开直径为 6~20 mm，长度为 20~300 mm；10 系列的弹簧圈展开直径为 3~10 mm，长度为 4~300 mm。

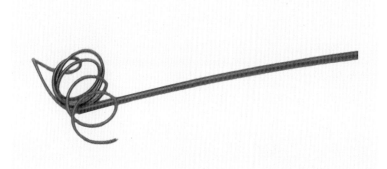

图 10-11
Jasper 弹簧圈（上海加奇）

第六节　液态栓塞系统

一、Onyx 液态栓塞系统

1. 产品结构

Onyx 液态栓塞系统是美国 Medtronic 公司生产，由一瓶 1.5 ml 的 Onyx 液态栓塞剂、一瓶 1.5 ml 的二甲基亚砜（DMSO）冲洗液、2 个 1 ml 的 Onyx 注射器和 1 个 1 ml 的 DMSO 注射器组成（图 10-12）。DMSO 为特殊溶剂，在注射时要配备专用的与 DMSO 溶剂兼容的微导管通过栓塞部位（其他材质导管可能会被 DMSO 溶剂腐蚀），DMSO 溶剂将溶解于血液和组织间隙液中。Onyx 为非黏性液态栓塞剂，为乙烯 – 乙烯醇共聚物（EVOH）溶解于 DMSO 溶剂中，栓塞剂中含有微粒化的钽粉，可在透视下显影。EVOH 共聚物和悬浮钽粉沉淀于栓塞部位，形成海绵状、有空间结构的栓塞物，栓塞物快速地从外向内形成表层，同时向远处弥散。Onyx 液态栓塞剂在使用前需加热、震荡、摇匀后，才可从微导管进行缓慢、可控地注射于栓塞部位。

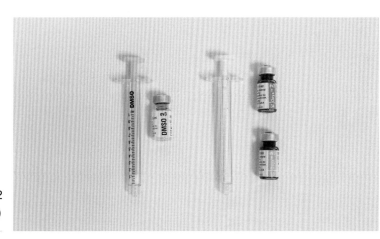

图 10-12
Onyx 液态栓塞系统（Medtronic）

2. 特性与型号

Onyx 液态栓塞系统适用于动静脉畸形和富含血管的肿瘤等血管的腔内栓塞治疗。该液态栓塞剂系统根据浓度分为 3 种型号：Onyx-18（6% EVOH）、Onyx-20（6.5% EVOH）、Onyx-34（8% EVOH）。

二、护固莱士外用冻干人纤维蛋白黏合剂

1. 产品结构

护固莱士外用冻干人纤维蛋白黏合剂（图 10-13）是中国上海莱士公司生产，该产品由冻干人纤维蛋白原、冻干人凝血酶两种血浆蛋白成分、灭菌注射用水和氯化钙水溶液组成，其中灭菌注射用水和氯化钙水溶液作为稀释液配置使用。人纤维蛋白原辅料为氯化钠、枸橼酸钠和蔗糖；人凝血酶的辅料为甘氨酸和三羟甲基氨基甲烷。

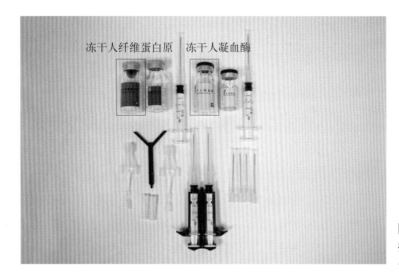

图 10-13
护固莱士外用冻干人纤维蛋白黏合剂

2. 特性与型号

该产品适用于普通外科腹部切口、肝脏手术创面和血管外科手术创面的渗血，也可用于动脉瘤腔内隔绝术内漏的腔内治疗等。该产品仅有一种型号。

第七节　圈套器

一、单圈圈套器

1. 产品结构

单圈圈套器是中国上海形状记忆合金材料公司生产，由镍钛记忆合金丝、304 不锈钢管、

镀金纯钨丝套环和聚四氟乙烯（PTFE）套管组合而成（图10-14）。圈套器的前端为一圆形套环，与圆形套环连接部分为组成圆环钢丝的延续部分，约呈90°角。圈套器受力拉伸后呈伸展的线条状，除去外力后自动恢复定形的形状。

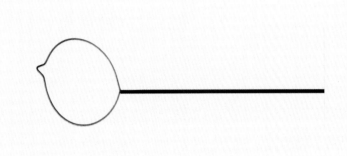

图 10-14
形状记忆单圈圈套器

2. 特性与型号

该圈套器适用于血管内异物的取出和临时滤器的回收等。该圈套器的展开直径为15、20 mm两种，适配导管为6 F。

二、三圈圈套器

1. 产品结构

Atrieve三圈圈套器是美国Argon公司生产，由带3个套圈的取出器、导引导管、导入器和转矩装置组成（图10-15）。3个套圈的取出器由镍钛合金和铂金制成，取出器芯线材料为镍钛合金，圈套器的套管材料为304不锈钢，导引导管和导入器用医用级聚氟乙丙烯（FEP）和医用级高密度聚乙烯（HDPE）制成，导管头端为铂铱合金不透射线标记环。圈套器的三环设计增加了血管内抓取异物的成功率。

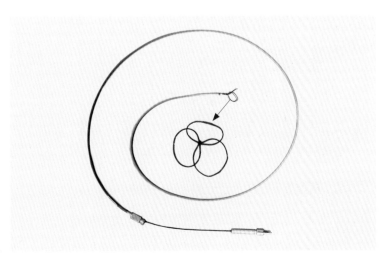

图 10-15
Atrieve三圈圈套器（Argon）

2. 特性与型号

该圈套器适用于血管内异物的取出和临时滤器的回收等。三圈圈套器的直径为 2~45 mm，适配导管为 3.2~7 F。

第八节　脑脊液引流套件

Exacta 体外引流与监测系统

1. 产品结构

Exacta 体外引流与监测系统是美国 Medtronic 公司生产，由 Exacta 体外引流与监测系统（图 10-16）和 EDM 腰椎导管（图 10-17）两部分组成。Exacta 体外引流与监测系统主要用于体外引流、监测脑脊液和颅内压；EDM 腰椎导管用作脑脊液引流和（或）从腰椎蛛网膜下隙进行监测的近端部件。

Exacta 体外引流与监测系统由带旋阀和微生物过滤膜透气孔的刻度量筒、带旋阀的非伸展式有色连接管、附接到刻度柱夹上的零参考旋阀和接近容积刻度伴有微生物过滤透气孔的可拆集液袋组成。

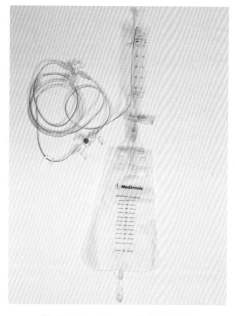

图 10-16　Exacta 体外引流与
监测系统（Medtronic）

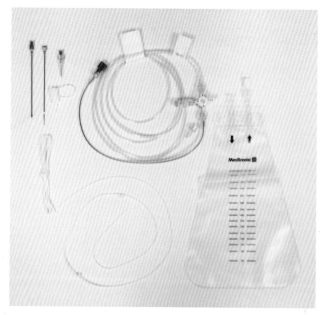

图 10-17　EDM 腰椎导管（Medtronic）

2. 特性与型号

Exacta 体外引流与监测系统用于侧脑室或腰椎蛛网膜下腔引流和监测脑脊液流量。该产品仅有一种型号。

第九节 Turbo Elite 激光光纤导管系统

一、产品结构

Turbo Elite 激光光纤导管系统是由美国 Spectranetics 公司生产，由 CVX300 准分子激光系统（图 10-18）和 Turbo Elite 激光光纤导管（图 10-19）组成。Turbo Elite 导管是围绕着一个中心导丝腔的复合光纤，为传递 308 nm 波长的光通过。由于在每根导管中有大量的光纤，不同直径的 Turbo Elite 导管会产生不同量级的能量。直径为 0.9 mm 的导管提供大约 0.83 W 的功率，直径为 2.0 mm 的导管提供约 3.79 W 的功率。

CVX300 准分子激光系统内的激光发射器发射波长为 308 nm 的紫外线，此波长类似于在 LASIK 眼外科手术中使用的激光发射器的波长。这种波长与 CO_2 激光发射器（波长 10 000 nm，红外线）或钬 -YAG 激光发射器（波长 2 100 nm，红外线）发射的波长不同。当高压电被施加在惰性气体氙气和氯化氢混合气体时，波长为 308 nm 的紫外光就会被发射出来。在这种情况下，惰性气体氙被电离，且形成一个含有一个氯离子的分子。由此产生的分子（激发态二聚体或准分子）只存在几纳秒之后就分离为其元素成分。这种分离伴随着以波长为 308 nm 的紫外线光子的形式释放出分子键能。

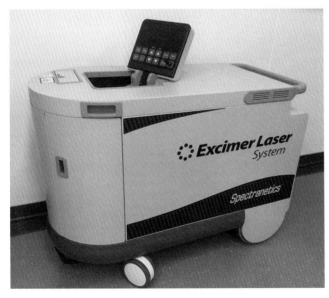

图 10-18　CVX300 准分子激光系统（Spectranetics）

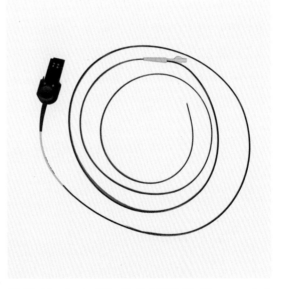

图 10-19　Turbo Elite 激光光纤导管（Spectranetics）

由 Turbo Elite 导管发射的波长为 308 nm 的光通过三种机制对组织产生作用：

（1）光化学作用。数以十亿计的斑块组织分子吸收波长为 308 nm 的光子能量。此种能量的吸收会引起分子震动，并随后断开把分子结合在一起的化学键，这个过程发生时长为 125 纳秒。

（2）光热效应。由光子能量吸收产生的分子振动的二次效应是加热相邻细胞内的水分，使之产生蒸发，这个过程发生时长为 100 微秒。

（3）光动力原理。水分子蒸发，在细胞内快速扩张并产生气泡，气泡的扩张导致细胞组织破裂。这一过程会机械地分解邻近组织，并从导管的尖端清除副产品，这个过程发生时长为 400 微秒。

这三种机制的副产品是水、气体和小于 25 μm 的小颗粒（2 倍于白血细胞的大小）。在操作过程中，要把生理盐水注入导管的远端位置，从而清除这些副产品。

二、特性与型号

该激光光纤导管适用于严重下肢动脉硬化狭窄与闭塞病变的腔内微创开通治疗。Turbo Elite 激光光纤导管系统是美国 FDA 唯一批准可以用于处理在支架内再狭窄的减容产品（所有机械类减容装置都不可以）。近年来药物球囊在临床的应用为下肢动脉疾病的治疗打开了一个全新的局面，而准分子激光的对病变部位的预处理（包括中度钙化病变，球囊难于打开的高纤维化病变）、减容功能（消蚀掉部分斑块）、优异的通过性（导管最小直径为 0.9 mm，可达膝下动脉远端）将为使用药物球囊治疗支架内再狭窄和严重下肢缺血等病变实现长远疗效提供有力帮助。

Turbo Elite 激光光纤导管分为 OTW 型和快速交换型两类：OTW 型的 Turbo Elite 激光光纤导管直径为 0.9~2.5 mm，适配鞘为 4~8 F，适配的导丝为 0.356 mm（0.014 in）、0.457 mm（0.018 in）和 0.889 mm（0.035 in），导管工作长度为 112~150 cm，脉冲频率为 25~80 Hz；快速交换型的 Turbo Elite 激光光纤导管直径为 0.9~2.0 mm，适配鞘为 4~7 F，适配的导丝为 0.356 mm（0.014 in），导管工作长度为 150 cm，脉冲频率为 25~80 Hz。

第十节　记忆 ASDO 房间隔缺损封堵器

一、产品结构

记忆 ASDO 房间隔缺损封堵器是上海形状记忆合金公司生产的一款封堵器（图 10-20）。封堵器外形呈双盘形，由镍钛形状记忆合金丝编织而成，在镍钛合金支架内填充聚酯纤维膜，支架的两端各有一个由 A31723 不锈钢制成的钢套，用于固定两端的镍钛合金丝。另一尾端的钢套端部有一个螺母可与输送装置推送器头端的螺丝相匹配。

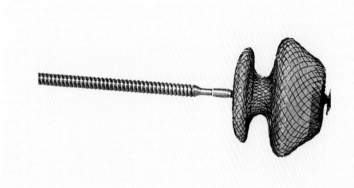

图 10-20
记忆 ASDO 房间隔缺损封堵器
（上海形状记忆）

二、特性与型号

　　该封堵器适用于先天性心脏病继发孔型房间隔缺损等疾病的治疗。封堵器展开后盘的直径为 6~34 mm，适配鞘的型号为 7~14 F。

第二篇

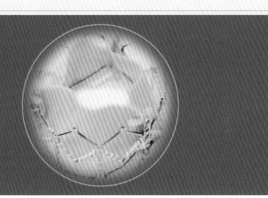

血管腔内器具应用篇

第十一章
血管造影技术

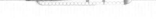

第一节　概　述

血管造影是一种辅助检查技术，将不透 X 线的造影剂注入血管里，通过造影剂在 X 线下所显示的影像来准确地反映血管病变的部位和程度，有助于医师明确病因，控制病情进展，改善患者预后，从而提高生存率。现已普遍用于临床各种血管相关疾病的诊断与治疗。但是血管造影又作为一种有创性操作，也存在一定的风险，因此在临床工作中应严格把握血管造影的适应证及禁忌证。

一、血管造影的适应证

- 血管本身病变，如原发性或继发性出血、血管狭窄、血栓形成、动脉瘤、动静脉瘘等。
- 软组织或器官病变与血管病变的鉴别诊断。
- 某些肿瘤手术前了解其血供情况或与重要血管的关系。
- 血管病变手术后随访。
- 血管病变的腔内微创治疗。

二、血管造影的禁忌证

- 碘过敏试验阳性或明显过敏体质。
- 严重心、肝、肾功能衰竭。
- 严重凝血功能障碍。
- 恶性甲状腺功能亢进和多发性骨髓瘤。

- 重度全身性感染或穿刺部位有炎症。
- 妊娠 3 个月以内者。

三、血管造影术前准备

1. 造影术者准备

- 熟悉病史，详细了解各项实验室检验及辅助检查资料，特别注意肝、肾功能及凝血功能。
- 向患者解释造影目的和造影过程可能出现的情况，解除患者的顾虑，取得患者配合。
- 造影术前应向家属说明造影目的和可能出现的意外，包括造影术中和造影术后可能出现的并发症以及造影失败等，获得家属理解，并签手术知情同意书。
- 根据临床具体要求，参考病变部位、性质和范围等有关资料，具体设计最佳造影方案。
- 检查 X 线造影机器及辅助装置运转是否正常，器械是否齐全和配套。

2. 患者准备

- 造影术前为患者做必要的实验室检查和其他辅助检查（包括常规胸片、心电图，必要时行超声等检查）。
- 造影术前为患者做碘过敏试验。
- 穿刺部位备皮，清洗干净，减少局部感染机会。
- 造影术前可根据患者病情决定是否禁食水（全麻或腰麻患者术前 8 小时禁饮食和饮水）。
- 造影术前 30 分钟给予患者肌内注射地西泮（安定）10 mg（必要时）。

四、血管造影穿刺技术

改良 Seldinger 穿刺技术是目前临床最常用的插管技术，其基本操作方法是以不带针芯的穿刺针直接经皮穿刺血管，当针尖穿透血管前壁进入血管腔，有血液从针尾喷出时，即停止进针，不再穿透血管后壁，然后置入导丝、导管。

第二节　动脉穿刺技术

一、穿刺部位

选择恰当的穿刺点可降低出血危险，对于减少并发症相当重要，需要医师确实掌握动脉及其周围结构的解剖。经皮动脉穿刺常用部位为股总动脉、肱动脉、腘动脉，也可穿刺颈动脉或腋动脉等。以下对常用动脉穿刺部位进行介绍。

1. 股总动脉穿刺

股总动脉穿刺是动脉造影和腔内微创治疗的首选途径。股总动脉穿刺点一般位于腹股沟韧带下方 1~2 cm 最明显的股动脉搏动处。多采用向动脉近心端逆行穿刺（图 11-1），也可向动脉远心端做顺行穿刺（图 11-2）。

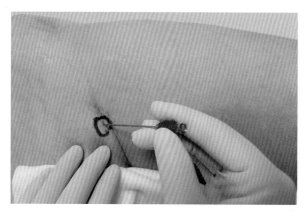

图 11-1　股总动脉逆行穿刺（仅供参考）

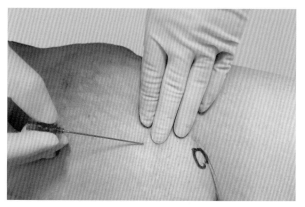

图 11-2　股总动脉顺行穿刺（仅供参考）

2. 肱动脉穿刺

肱动脉穿刺是实施腔内微创治疗的次选途径，以左侧肱动脉为宜（图 11-3）。因右侧肱动脉穿刺需经无名动脉，此时如有附壁血栓脱落，可顺血流方向进入颅内血管，从而导致脑梗死发生。穿刺上臂需伸直外展 30°，于肘关节内侧皮肤皱褶上方 0.5~1 cm 肱动脉搏动处进针，此处动脉最为表浅，位置易固定，便于穿刺和加压包扎止血。

3. 腘动脉穿刺

腘动脉穿刺入路并不常用，但对于有髂股动脉病变不宜做股总动脉穿刺或顺向无法开通而需行逆向开通的患者，是很有用的腔内微创途径之一（图 11-4）。腘动脉穿刺时可以让患者俯卧位或者平卧位。俯卧位穿刺相对简单，但需要反复转换体位，比较烦琐，高龄患者不易耐受，故首选平卧位，让患者膝关节微屈并外旋，于膝上（图 11-5）或膝下（图 11-6）选择穿刺点。腘动脉穿刺点处理很重要，处理不当易发生出血及腘窝血肿，大的血肿可以压迫神经，甚至引

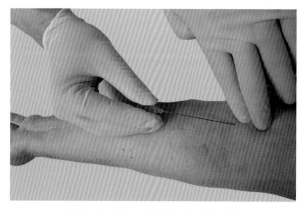

图 11-3　肱动脉穿刺（仅供参考）

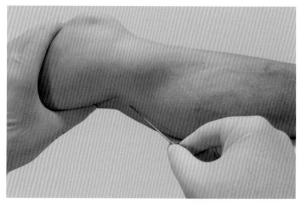

图 11-4　腘动脉穿刺（仅供参考）

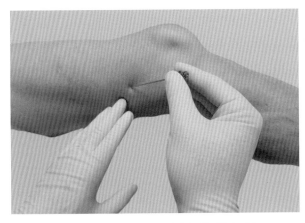

图 11-5　腘动脉膝上穿刺（仅供参考）

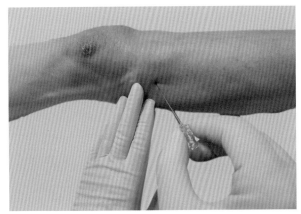

图 11-6　腘动脉膝下穿刺（仅供参考）

起筋膜间隙综合征。

4.膝下远端血管穿刺

对于复杂病变，如股浅动脉到腘动脉长段闭塞病变的患者，在选择股总动脉穿刺无法顺利通过病变部位时，可以选择穿刺腘动脉远端血管［如胫前动脉（图 11-7）、胫后动脉（图 11-8）、腓动脉（图 11-9）或足背动脉（图 11-10）］进行逆向开通治疗。

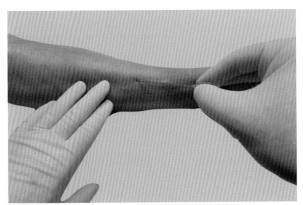

图 11-7　胫前动脉穿刺（仅供参考）

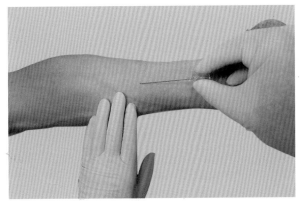

图 11-8　胫后动脉穿刺（仅供参考）

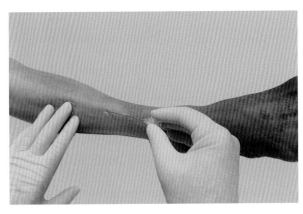

图 11-9　腓动脉穿刺（仅供参考）

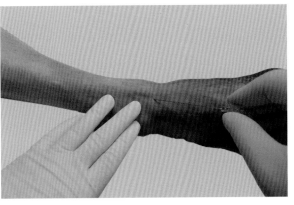

图 11-10　足背动脉穿刺（仅供参考）

5.特殊动脉穿刺

对于下肢支架内长段再闭塞的患者，在选择股总动脉穿刺治疗困难时，可选择股浅动脉支架直接穿刺术（direct stent puncture technique，DSPT）进行开通治疗。

二、穿刺和插管方法

以股总动脉逆行穿刺插管为例介绍如下。

· 常规消毒皮肤，以腹股沟韧带下 1.5~2.0 cm，用左手示指与中指摸清股动脉搏动最强处作为穿刺点，予以固定，注射麻醉药（婴幼儿或不合作患者可行全身麻醉）（图 11-11）。用尖头刀片划开皮肤 2~3 mm（图 11-12）。

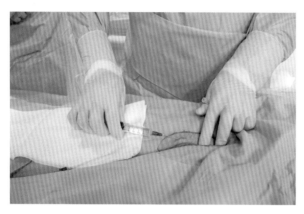

图 11-11　注射麻醉药

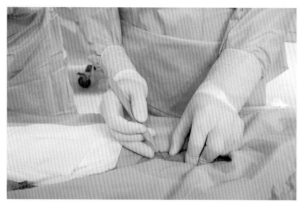

图 11-12　尖头刀片刺开皮肤

· 穿刺针针尖与皮肤呈 45°（图 11-13），穿过切口，逆血流方向快速进针，穿刺股总动脉。见鲜红色血液从针尾喷出，则将穿刺针放平，与皮肤呈 15°~20°，即刻从针尾插入导丝（图 11-14）。

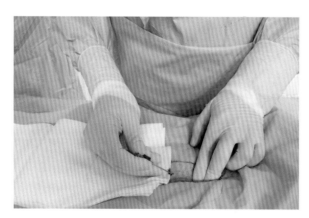

图 11-13　穿刺股总动脉

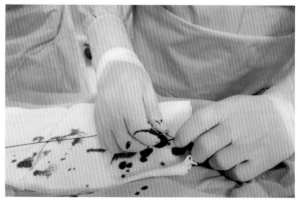

图 11-14　针尾部轻下压送入导丝

· 当导丝插入动脉 20~40 cm 后，拔出穿刺针，用左手指压迫股总动脉穿刺点止血和固定导丝，沿导丝插入带扩张器的血管鞘（图 11-15），退出扩张器并保留鞘管，经血管鞘的三通阀门

接口处推注肝素稀释液，再沿导丝经鞘管送
入导管，导管进到一定长度后退出导丝。

• 在 X 线透视下，将导管头端推送到所需
的动脉或其分支内，根据造影要求，确定造影
剂量及造影摄片程序，定好位置后将导管尾端
连接高压注射器即可进行造影。

• 检查结束后，根据造影情况，可选用
合适的血管闭合装置封堵穿刺点，也可直接
拔除血管鞘局部压迫止血 15~20 分钟。若确
定封堵效果不佳，可加盖一块止血贴片，再

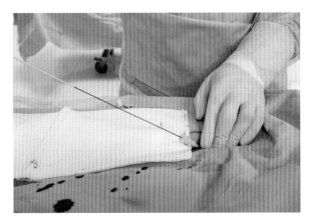

图 11-15　沿导丝送入带扩张器的血管鞘

用大纱布覆盖，弹力绷带加压包扎。在按压穿刺点时，压力要适中。压力过大易将血管压闭，
影响下肢动脉血流，甚至引起迷走神经反射；压力过小穿刺点易出血，导致局部血肿、假性
动脉瘤形成等。

第三节　静脉穿刺技术

一、经皮静脉穿刺技术

（一）穿刺部位

经皮静脉造影常用部位有股静脉、腘静脉、颈静脉或上肢浅静脉等。以下对常用静脉穿刺
部位进行介绍。

1. 股静脉穿刺

股静脉穿刺适用于下腔静脉及其属支的血管造影、下肢静脉造影及右心房、右心室、肺
动脉等血管的造影。多以股动脉为标志，在摸及股动脉搏动后，在股动脉穿刺点的内侧
0.5~1.0 cm 处进针，穿刺成功后，可见静脉血自针尾处缓慢流出，或用无针芯穿刺针与注射器
相连，边进针边抽吸，直至静脉血抽出，表明已穿刺成功。若未能抽出血液，则先向深部刺入，
采用边退针边抽吸，直至有血液抽出为止，或者调整穿刺方向、深度或重新穿刺。

2. 颈静脉穿刺

颈静脉穿刺也是静脉造影和部分静脉疾病腔内微创治疗的途径之一，其穿刺的步骤为：患
者取平卧位，头低 20°~30° 或肩枕过伸位，头转向对侧（一般多取右侧穿刺），找出胸锁乳突肌
的锁骨头、胸骨头和锁骨三者所形成的三角区，该区的顶部即为穿刺点。由穿刺点刺入，使其
与矢状面平行，与冠状面呈 30°，向下向后及稍向外进针，指向胸锁关节的下后方，边进针边
抽吸，见有明显回血，即表明已进入颈内静脉。颈静脉穿刺适用于上腔静脉、右心房、右心室、
肺动脉造影、下腔静脉及其属支的血管造影。

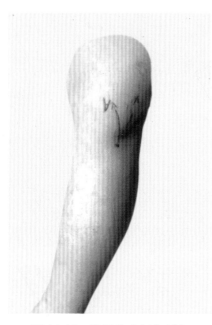

图 11-16　膝关节内侧穿刺点

3. 腘静脉穿刺

腘静脉穿刺是下肢静脉腔内微创治疗的常用入路途径，尤其是行下肢深静脉血栓溶栓或机械吸栓治疗或处理髂股静脉球囊扩张＋支架置入术的情况下，腘静脉穿刺是最有效的穿刺途径。腘静脉穿刺可在超声引导下进行，也可先行下肢静脉顺行造影使腘静脉显影，在透视或路图（Roadmap）的导引下，以改良 Seldinger 技术行腘静脉穿刺。腘静脉穿刺的体位可采用俯卧位和仰卧位两种：对于初学者可以选择相对简单的俯卧位，其穿刺方法可在下肢静脉顺行造影的图像引导下穿刺，也可在腘窝中线外侧一指处进行盲穿，腘静脉口径相对较粗，较易穿刺成功。对于采用仰卧位的患者，在置放滤器的同时不需来回改变患者的体位，其穿刺方法跟腘动脉穿刺类似，将患肢外展外旋，选择腘窝内侧内下方 2 cm 处斜向进针，向着腘窝中点的外上方进行穿刺，待抽出暗红色静脉血或注射少量造影剂证实腘静脉穿刺成功后，插入血管鞘与导丝。行经皮腘静脉穿刺时，若是俯卧位，穿刺点选择在腘横纹水平穿刺较安全；若是仰卧位，穿刺点选择在膝关节的内侧（图 11-16）。腘静脉穿刺适用于股静脉插管有困难的下肢静脉患者。

（二）静脉穿刺和插管方法（以股静脉穿刺插管为例）

- 常规消毒皮肤，穿刺侧下肢轻微外展外旋，在腹股沟韧带中心的内下方 1.5~3.0 cm，股动脉搏动内侧 0.5~1.0 cm 处为穿刺点，注射麻醉药（婴幼儿或不合作患者可行全身麻醉）。用尖头刀片划开皮肤 2~3 mm。

- 右手持注射器向左手示指、中指固定的穿刺点刺入，进针方向与穿刺部位的皮肤呈 30°~45° 角并顺应血流方向，边进针边抽吸缓缓刺入。

- 当穿刺针进入股静脉后，应缓慢退针以待暗红色静脉血不断流出，即穿刺成功（若有鲜红色血液喷出，说明针尖已误入动脉，应立即退针，压迫穿刺点 20 分钟左右，直至无出血，然后重新穿刺静脉）。

- 左手固定穿刺针，右手持导丝从针尾插入导丝，固定导丝，退出穿刺针。

- 沿导丝插入带扩张器的血管鞘，退出扩张器，经血管鞘的三通阀门接口处推注肝素稀释液，再沿导丝送入导管，导管进到一定长度后退出导丝。在导管尾端接上高压注射器即可进行造影。

- 检查结束后，撤出导管、血管鞘，常规压迫穿刺点 5 分钟，再用大纱布覆盖，弹力绷带加压包扎 6 小时。

二、下肢静脉顺行穿刺技术

下肢静脉顺行造影是指经足背静脉穿刺，通过高压连接管连接高压注射器，将稀释过的造影剂注入至深静脉，而使深静脉立即显影的一种快速诊断的有创检查方法。此方法针对性强、安全性高。

其优点是能清晰显示下肢静脉病变的位置、范围以及静脉解剖的变异，对明确诊断、选择合适的治疗方法及疗效的观察具有重要意义，在下肢静脉疾病中应用越来越广泛。但部分患者由于腿部肿胀、溃疡等原因，导致穿刺失败。针对以上问题，可从以下几方面进行技术和方法上的改进，从而提高穿刺成功率。

1. 体位

根据静脉血流动力学的原理，平卧时下肢静脉压力约为 10 mmHg（1 mmHg ≈ 133.3 Pa），坐位两腿下垂时下肢静脉压力可达到 90 mmHg，由于静脉压的增高使足背静脉充盈，从而提高穿刺成功率。对于只能卧床的患者可选择平卧位，患肢向一侧下垂，在工作中需根据患者病情选择合适的体位。

2. 穿刺针的选择

穿刺针有 3 种颜色：红色、蓝色、黄色（图 11-17），直径不同所通过液体流量也不同，适用范围也有区别，具体特点见表 11-1。

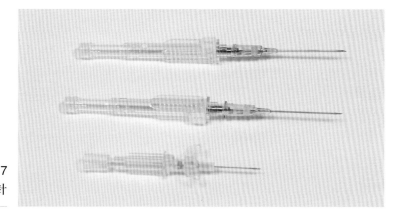

图 11-17
3 种颜色的穿刺针

表 11-1 3 种穿刺针特点

颜色	直径（G）	流量（ml/min）	适用范围
红色	20	60	适用于明确做治疗的静脉检查患者，该穿刺针可直接进 0.813 mm（0.032 in）导丝
蓝色	22	35	适用于肿胀明显的静脉造影检查患者
黄色	24	22	适用于肿胀不明显，血管细、脆的静脉造影检查患者

3. 进针角度的选择

此类静脉疾病的静脉表浅且细，管壁薄、脆，进针角度一般为 10°~15°，见到回血后针尖不能再进，否则容易穿破静脉壁。

4. 固定穿刺针方法

固定穿刺针是静脉穿刺成功的最后一步，如果固定不当将会前功尽弃。笔者结合十多年临床实践经验，最好的方法为选用一张3M敷贴盖在针眼上并固定前端，在针与高压连接管处用透明胶布固定在足背，再把高压连接管反向固定在足背上（图11-18）。

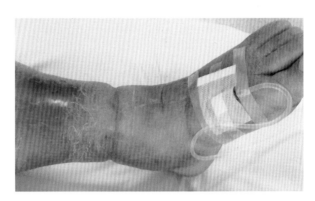

图 11-18　固定穿刺针

参·考·文·献

[1] 景在平. 血管腔内治疗学 [M]. 北京：人民卫生出版社，2003.

[2] 顾晔，成忠，胡立群，等. 经皮腘静脉穿刺诊治下肢深静脉血栓 39 例临床分析 [J]. 临床内科杂志，2006，23(5):328-330.

第十二章
心脏主动脉瓣狭窄

一、概述

心脏主动脉瓣狭窄（aortic valve stenosis）指由于先天性或后天性因素导致主动脉瓣病变，使其在收缩期不能完全开放而引起的相关临床症状。主要由先天性主动脉瓣结构异常、风湿热导致瓣叶交界融合狭窄或老年性主动脉瓣钙化所致。成人主动脉瓣口面积 ≥ 3.0 cm²，收缩期跨瓣压力阶差 5 mmHg，当主动脉瓣口面积缩小至正常的 1/3 或更多时，才会对血流产生阻塞。当主动脉瓣口面积减小为 1.5~3.0 cm² 时为轻度狭窄；瓣口面积为 1.0~1.5 cm² 时为中度狭窄；瓣口面积小于 1.0 cm² 时为重度狭窄。

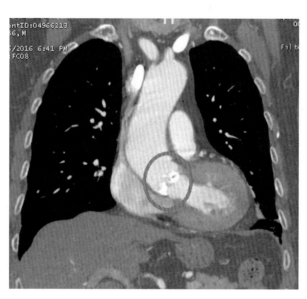

图 12-1　主动脉瓣狭窄

二、临床表现

1. 心绞痛

心脏主动脉瓣狭窄患者约 60% 有心绞痛症状，常由运动诱发，休息后缓解。但心绞痛症状也可发生在静息时，表明与劳累和体力活动不一定有关。其产生的机制可能是由于心肌肥厚、心肌需氧量增加以及继发于冠状动脉过度受压所致的供氧减少，左心室收缩期室壁张力过高有关。

2. 眩晕或晕厥

心脏主动脉瓣狭窄患者约 30% 有眩晕或晕厥发生，其持续时间为 1 分钟至半小时不等。部分患者伴有阿－斯综合征或心律失常。相关症状常发生于体力活动后，亦有发作于静息状态，由体位突然改变或舌下含服硝酸甘油治疗心绞痛时诱发。其产生机制尚不清楚，可能与下列因素有关：①体力活动促使血管扩张，而狭窄的主动脉瓣口限制了心排血量增加，导致颅内供血不足；②发生短暂严重心律失常，导致血流动力学紊乱。

3. 呼吸困难

劳力性呼吸困难往往是心功能不全的表现，常伴有疲乏无力。随着心力衰竭的加重，主动脉瓣狭窄患者可出现夜间阵发性呼吸困难、端坐呼吸、咳粉红色泡沫痰等相关症状。

4. 多汗和心悸

由于心肌收缩增强和心律失常，主动脉瓣狭窄患者常感到心悸，多汗常在心悸后出现，可能与自主神经功能紊乱、交感神经张力增高有关。

5. 猝死

心脏主动脉瓣狭窄患者猝死占 10%~20%，多数病例猝死前常有反复心绞痛或晕厥发作，但猝死可为首发症状。其发生的原因可能与主动脉瓣狭窄诱发的致死性心律失常、心室颤动等相关。

三、术中配合

第二军医大学附属长海医院血管外科在国内率先开展经股总动脉球囊扩张式主动脉瓣置换术。对于高危、无法耐受开胸手术的患者来说，不但有机会得到救治，而且可使患者术中降低麻醉风险、减少出血量，术后促进恢复，缩短住院时间。

1. 麻醉及手术体位

全麻，取平卧位。

2. 物品的准备

（1）常规物品及器具准备：见表 12-1。

表 12-1 常规物品准备

物品名称	数 量	物品名称	数 量
一次性手术包	2 个	阑尾拉钩	2 把
一次性 10 ml、20 ml 注射器	各 1 个	乳突拉钩	2 把
一次性手套	5 副	持针器	3 把
大纱布	10 块	无损伤血管阻断钳	2 把
套管针、输液器	各 1 个	蚊钳	8 把
三通	3 个	电刀头	1 个
生理盐水 500 ml	2 袋	电刀	1 台
肝素钠注射液 100 mg	2 支	分离钳	2 把

续表

物品名称	数 量	物品名称	数 量
碘克沙醇注射液 100 ml	1 瓶	三角刀柄	1 个
甲状腺拉钩	2 把	CV-6 血管缝线	1 根
中弯钳	4 把	缝皮线 4-0	1 根
皮下缝线 2-0	1 根	吸引管、吸引管头	各 1 根
慕丝线（1 #、4 #、7 #）	各 1 板	圆针（9×24，7×17）	各 1 个
刀片（11 号、23 号）	各 1 个	电极板片	1 张

(2) 仪器准备：中心供氧、吸引器、麻醉机、除颤仪、食管超声、心电监护仪、临时起搏器、微量泵、动脉有创压力监测仪、体外循环装置系统、大型 DSA 数字减影机、PACS 图像传输系统、高频电刀、无影灯等，以上仪器设备需功能良好且呈备用状态。

3. **器具的准备**

见表 12-2。

表 12-2　器具的准备

物品名称	数 量	物品名称	数 量
穿刺针	1 根	6 F 短鞘	3 个
高压连接管	2 根	Edwards 球囊	1 个
Novaflex 血管鞘（18~24 F）	1 根	Sapien XT 球囊扩张式瓣膜支架	1 枚
0.035 in 泥鳅导丝 180 cm	1 根	Novaflex 输送系统	1 根
0.035 in 直头导丝 180 cm	1 根	临时起搏电极导管	1 根
6 F 普通猪尾巴导管	2 根	一次性 50 ml 注射器（头端螺旋形）	1 副
6 F 左冠状动脉造影导管	1 根	血管闭合装置	1 个
0.035 in Amplatz 超硬导丝 260 cm	1 根	压力泵	2 个
压缩器	1 个		

注：0.035 in=0.889 mm。

4. **操作步骤及术中配合流程**

见表 12-3。

表 12-3　操作步骤及术中配合流程

操作步骤	术中配合流程
（1）患者入室，全麻	心理护理；注意保暖；协助摆平卧位，双下肢略外展外旋；连接心电监护仪，观察血压、心率、氧饱和度变化；建立静脉通道，留置中心静脉导管；穿刺桡动脉，监测有创动脉压；留置导尿
（2）常规消毒双侧腹股沟上至脐部，下至大腿中部，暴露腹股沟	准备消毒液（恒温箱加热至37℃）；协助铺单；递送碘克沙醇注射液；配制台上肝素稀释液（生理盐水1000 ml +肝素钠注射液100 mg）；专职器具护士需提前在无菌手术台上冲洗 Novaflex 血管鞘（18~24 F）、Edwards 球囊、Novaflex 输送系统，准备装置 Sapien XT 球囊扩张式主动脉瓣膜支架系统（图12-2）
（3）行一侧股静脉穿刺，置入6 F 短鞘、0.035 in 泥鳅导丝180 cm，沿泥鳅导丝置入临时起搏电极导管至右心室，撤出泥鳅导丝，接临时起搏器备用	递送6 F 短鞘、0.035 in 泥鳅导丝180 cm 和临时起搏电极导管；全身肝素化（首次给予剂量为每千克体重的2/3 mg，后续可根据术中情况给药）；术中的腔内器具均需用配制的肝素稀释液冲洗；连接临时起搏器和起搏电极导管，检查临时起搏器的各项参数及功能是否正常
（4）行同侧股总动脉穿刺，置入6 F 短鞘、0.035 in 泥鳅导丝180 cm，沿着泥鳅导丝置入6 F 普通猪尾巴导管至主动脉瓣口处造影	递送6 F 短鞘、6 F 普通猪尾巴导管
（5）切开（也可直接穿刺）另一侧股总动脉，置入6 F 短鞘、0.035 in 直头导丝180 cm，沿导丝置入6 F 左冠状动脉造影导管至主动脉瓣开口，导丝通过主动脉瓣口入左心室，导管通过主动脉瓣口，交换0.035 in Amplatz 超硬导丝260 cm，退出导管	递送手术刀、大镊子（扁平镊或精细镊）、分离钳、蚊式钳、血管钳和0号丝线、6 F 短鞘、0.035 in 直头导丝180 cm、6 F 左冠状动脉造影导管、0.035 in Amplatz 超硬导丝260 cm
（6）沿0.035 in Amplatz 超硬导丝260 cm 交换 Novaflex 血管鞘（18~24 F），将 Edwards 球囊沿导丝置入主动脉瓣狭窄处进行预扩	器具护士递送已冲洗的 Novaflex 血管鞘（18~24 F）、压力泵和 Edwards 球囊；专职器具护士与主刀医师核实球囊扩张式瓣膜支架的尺寸、开口方向
（7）人工起搏心率至180~200次/分，收缩压降至60 mmHg 左右、脉压差小于10 mmHg 后，球囊充分扩张，再回缩球囊，恢复自主心率及血压，退出球囊	根据医师指令开始或者停止起搏，遵医嘱迅速改变起搏频率，检查临时起搏器的起搏灯是否闪亮，确认起搏并观察收缩压是否降至60 mmHg 左右
（8）经0.035 in Amplatz 超硬导丝260 cm 植入 Sapien XT 球囊扩张式瓣膜支架系统，将 Sapien XT 球囊扩张式瓣膜支架精确定位至主动脉瓣瓣环部位，再次人工起搏心率至180~200次/分，收缩压降至60 mmHg 左右、脉压差小于10 mmHg 后，瞬间充分扩张球囊，释放瓣膜支架，回缩球囊，恢复自主心率及血压，退出输送系统。X 线透视下查看瓣膜支架位置、形态是否良好	专职器具护士将装置好的 Sapien XT 球囊扩张式瓣膜支架系统（图12-3）递至医师，再次与主刀医师核实瓣膜支架开口方向；放置瓣膜支架后，遵医嘱停止起搏，并密切观察血压、心率及血氧饱和度的变化
（9）撤出 Novaflex 输送系统、0.035 in Amplatz 超硬导丝260 cm 和 Novaflex 血管鞘（18~24 F），缝合手术切口	递送血管镊、CV 线缝合血管切口；递送小号圆、角针和1号丝线逐层缝合切口
（10）退出另一侧股总动脉、股静脉的导管、导丝及血管鞘，选择合适的血管闭合装置封堵股总动脉穿刺点	递送血管闭合装置；递送纱布和弹力绷带并协助包扎
（11）麻醉结束	拔出桡动脉穿刺针，按压5分钟并加压包扎；安全护送患者回病房

注：0.035 in=0.889 mm。

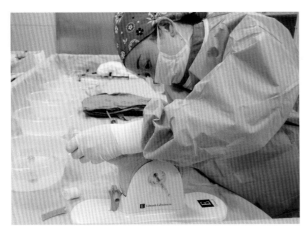

图 12-2　专职器具师正在装置瓣膜

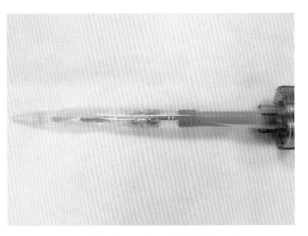

图 12-3　装置好的瓣膜

四、术中观察要点

1．生命体征的观察

术中需特别关注的时间段是在经导丝输送 Sapien XT 球囊扩张式瓣膜支架系统后，采用右心室快速起搏方法快速充盈和抽空球囊，球囊完全抽空时停止快速起搏的过程。此时患者处于心动过速状态，需密切监护患者的心电图改变，并注意观察有无室上性心动过速、室性心动过速、心房颤动或者心房扑动等非窦性心动过速的发生，在术者停止快速起搏时患者是否可以恢复正常频率的窦性心律。

2．术中监测活化凝血时间（ACT）

血管鞘、导丝进入患者体内后，应根据患者的体重给予全身肝素化，术中需根据肝素的半衰期和 ACT 监测的数值，及时调整肝素的用量，以防止过度抗凝或血栓形成。

3．穿刺部位的观察

心脏主动脉瓣狭窄患者术中均留置桡动脉置管和股总动脉鞘管。桡动脉置管用于监测动脉血压的变化，股总动脉鞘管用于腔内手术需要。术中要固定好鞘管，尤其是股总动脉穿刺部位。当手术操作结束后，虽然使用血管闭合装置封堵穿刺部位，但由于手术过程中全身肝素化，穿刺点仍需放 5 块中纱布，并使用弹力绷带加压包扎 12 小时。密切观察患者下肢肢体的皮温、色泽以及足背动脉的搏动情况。

参·考·文·献

[1] 毛华娟，李海燕，陆清声，等. 主动脉瓣狭窄患者行经股总动脉球囊扩张式主动脉瓣置换术的护理配合 [J]. 解放军护理杂志，2015, 19: 49-51.

[2] 李海燕，毛华娟，景在平，等. 3 例经皮主动脉瓣置换术治疗主动脉瓣狭窄的护理配合 [J]. 中华护理杂志，2012, 47(2):125-126.

[3] 陆清声，洪毅，吴宏，等. 球囊扩张式主动脉瓣腔内置换术治疗五例主动脉瓣狭窄经验 [J]. 介入放射学杂志，2013, 22(4): 274-278.

[4] 李海燕，陆清声，景在平，等. 经皮主动脉瓣置换术治疗主动脉瓣狭窄高危患者三例的护理 [J]. 解放军护理杂志，2011, 28(12A): 43-44.

第十三章
动脉扩张病

第一节　主动脉夹层

一、概述

　　主动脉夹层是指主动脉管壁在各种原因的作用下导致主动脉内膜撕裂，血液由内膜撕裂口进入主动脉壁中层，造成主动脉中层沿长轴分离，从而使主动脉管腔呈现真假两腔的一种病理状态（图 13-1）。主要危险因素包括：高血压、马方综合征、先天性心血管畸形、特发性主动脉中膜退行性变化、主动脉粥样硬化、主动脉炎性疾病等。主动脉是身体的主干血管，承受直接来自心脏跳动的压力，血流量大，一旦出现内膜层撕裂，需进行恰当且及时的治疗。

二、临床表现

　　主动脉夹层临床症状主要包括以下几类：
　　● 典型的急性主动脉夹层患者往往表现为突发的、剧烈的、胸背部撕裂样疼痛，严重的还可能表现为心力衰竭、晕厥，甚至猝死，多数患者同时伴有难以控制的高血压。

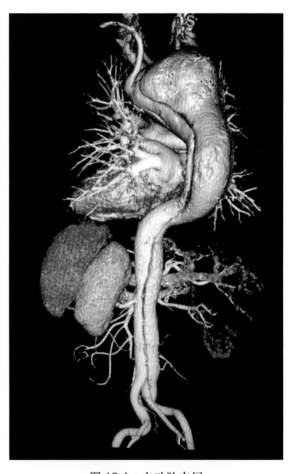

图 13-1　主动脉夹层

- 主动脉分支动脉闭塞可导致相应的脑、肢体及腹腔脏器缺血症状，如脑梗死、少尿、腹部疼痛、双腿苍白、无力、花斑，甚至截瘫等。
- 除以上主要症状和体征外，因主动脉供血区域广泛，根据夹层的累积范围不同，表现也不尽相同。其他的情况还有：周围动脉搏动消失；左侧喉返神经受压时可出现声带麻痹；在夹层穿透气管和食管时可出现咯血和呕血；夹层压迫上腔静脉出现上腔静脉综合征，压迫气管表现为呼吸困难，压迫颈胸神经节出现 Horner 综合征，压迫肺动脉出现肺栓塞相关症状；夹层累及肠系膜和肾动脉可引起肠麻痹乃至坏死和肾梗死等体征；胸腔积液也是主动脉夹层的一种常见体征，且多累及左侧。

三、术中配合

近年来，随着腔内技术的发展和腔内移植物的更新换代，很多腔内隔绝术的禁忌证逐渐被打破，腔内隔绝术的禁区也不断地被突破。目前主动脉夹层有两种腔内微创治疗方案：一种是胸主动脉覆膜支架腔内微创治疗主动脉夹层，另一种是多层自膨式裸支架腔内微创治疗主动脉夹层。前者为首选治疗方法，后者的指征选择和临床疗效仍有待更多的临床证据支持。

（一）胸主动脉覆膜支架腔内微创治疗主动脉夹层的术中配合

1. 麻醉及手术体位

主要以腰麻或全麻为主，随着血管腔内器具和技术的发展，局麻下经皮穿刺行 TEVAR 术已日益成为一种更微创、更易被接受的治疗方式。该方法不需切开显露股总动脉，经皮穿刺后预置 2 把 Proglide 血管缝合器，待腔内操作完成后收紧预置的缝合线，即可关闭动脉创口达到止血目的。患者采用平卧位，双下肢分开并外展（术中可根据患者病情调整体位）。

2. 常规物品与器械准备

见表 13-1。

表 13-1 常规物品与器械准备

物品名称	数 量	物品名称	数 量
一次性手术包（图 13-2）	1 个	血管器械（必要时）	1 套
一次性 10 ml 注射器	1 个	小转流器械	1 套
一次性 20 ml 注射器	1 个	吸引管	1 根
一次性手套	4 副	吸引管头	1 根
碘克沙醇注射液 100 ml	2 瓶	电刀	1 个
肝素钠注射液 100 mg	1 支	CV6 或 CV7	各 1 个
生理盐水 500 ml	2 袋	VCP311（3/0）	1 个
中心静脉穿刺包	1 套	VCP422（4/0）	1 个

续表

物品名称	数量	物品名称	数量
一次性输液器	2个	无菌刀片（23#）	1个
一次性静脉穿刺针	1个	红色普通导尿管（做头皮钳）	1根
三通	1个	延长管（做吊带）	1根
盐纱	5块	汇涵术泰	1瓶
纱布	10块	圆针、角针	各1个
中敷贴	2张	外用冻干人纤维蛋白黏合剂（必要时）	若干
可吸收止血纱布（必要时）	2张		

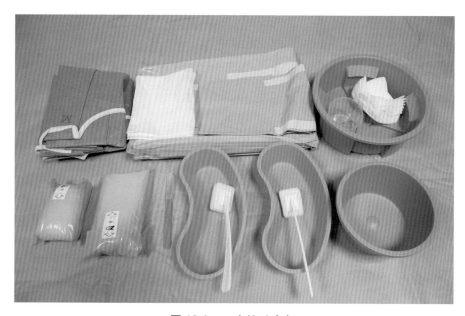

图 13-2　一次性手术包

3. 器具的准备

见表 13-2。

表 13-2　器具的准备

物品名称	数量	物品名称	数量
穿刺针	1根	5F 刻度猪尾巴导管	1个
高压连接管	2根	胸主动脉覆膜支架系统	若干

物品名称	数量	物品名称	数量
0.035 in 泥鳅导丝 180 cm	1 根	自膨式外周裸支架（必要时）	若干
0.035 in Lunderquist 超硬导丝 260 cm	1 根	外周覆膜支架（必要时）	若干
Coda 球囊导管（必要时）	1 根	Cuff（必要时）	1 根
5 F 单弯导管（必要时）	1 根	Onyx 液态栓塞剂（必要时）	若干
0.035 in 泥鳅导丝 260 cm（必要时）	若干	弹簧圈（必要时）	若干
0.035 in 加硬泥鳅导丝 260 cm（必要时）	若干	血管闭合装置（必要时）	若干
6~12 F 短鞘（必要时）	若干		

注：0.035 in=0.889 mm。

4. 腔内微创手术方式的选择

术者可根据主动脉夹层的开口位置、形态来制订不同的腔内微创手术方案。

（1）胸主动脉覆膜支架腔内隔绝主动脉夹层：对于不累及弓上分支动脉的主动脉夹层，可选择使用胸主动脉覆膜支架腔内隔绝主动脉夹层。临床使用的胸主动脉覆膜支架有 Hercules（上海微创）、Ankura（深圳先健）、Captivia（Medtronic）、C-TAG（Gore）、Zenith TX2（Cook）、Relay（Bolton Medical）等。若术中胸主动脉覆膜支架释放后仍有内漏，可选择植入延长体（cuff）再次进行隔绝或选择 Coda 球囊进行球囊扩张，还可选择弹簧圈、外用冻干人纤维蛋白黏合剂或 Onyx 液态栓塞剂进行栓塞治疗。

（2）"烟囱"技术腔内隔绝主动脉夹层：对于累及弓上分支的主动脉夹层，可采用"烟囱"技术腔内隔绝主动脉夹层，术中可根据主动脉夹层病变累及的动脉选择"单烟囱"（图 13-3）、

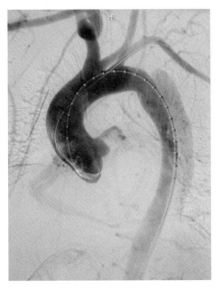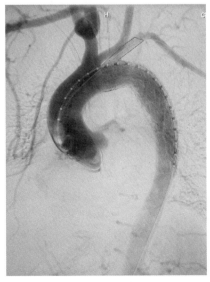

图 13-3　"单烟囱"技术腔内隔绝主动脉夹层

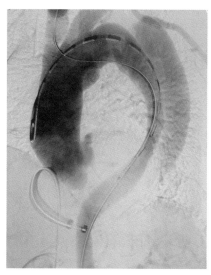
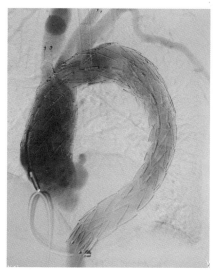

图 13-4　"三烟囱"技术腔内隔绝主动脉夹层

"双烟囱"或"三烟囱"（图 13-4）。烟囱支架可选用自膨式外周裸支架或者外周覆膜支架。

（3）分支型胸主动脉覆膜支架腔内隔绝主动脉夹层（图 13-5）：对于累及弓上三分支动脉的主动脉夹层可选用分支型胸主动脉覆膜支架，术中可根据主动脉夹层开口累及的分支动脉选择"单分支""双分支"或"三分支"型胸主动脉覆膜支架。目前由第二军医大学附属长海医院血管外科牵头研发的 Castor（上海微创）分支型胸主动脉覆膜支架系统已完成转化，即将投入市场应用。

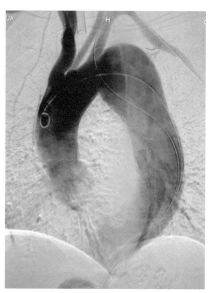
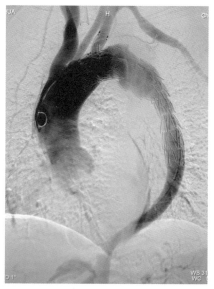

图 13-5　单分支胸主动脉覆膜支架腔内隔绝主动脉夹层

（4）"限制性自膨式裸支架＋胸主动脉覆膜支架"腔内隔绝主动脉夹层（图 13-6）：对于远近端直径相差较大的主动脉夹层，可选择一枚自膨式裸支架（如 16~36 mm 的 Optimed Visual-XL 自膨式裸支架，大小由远端动脉直径决定）植入夹层远端，再在近端植入胸主动脉覆膜支架，这样可避免直接放置胸主动脉覆膜支架而造成远端主动脉管壁的再发破裂。

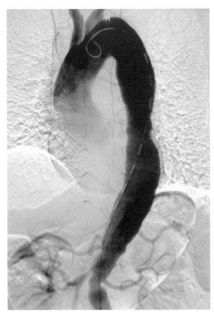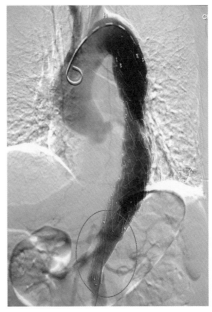

图 13-6 "限制性裸支架 + 胸主动脉覆膜支架"腔内隔绝主动脉夹层

5. 操作步骤及术中配合流程

以全麻下行胸主动脉覆膜支架腔内隔绝主动脉夹层为例，见表 13-3。

表 13-3　操作步骤及术中配合流程

操作步骤	术中配合流程
(1) 患者入室，全麻	心理护理；注意保暖；取平卧位，双下肢略外展外旋；连接心电监护仪，观察血压、心率、氧饱和度变化；建立静脉通道，留置中心静脉导管；留置导尿
(2) 常规消毒双侧腹股沟，上至脐部，下至股中部，暴露腹股沟	准备消毒液（恒温箱加热至 37℃）；协助铺单；递送碘克沙醇注射液；配制台上肝素稀释液（生理盐水 1 000 ml + 肝素钠注射液 100 mg）
(3) 于腹股沟股总动脉搏动最强处做纵切口或横切口，约 3 cm，游离并暴露一侧股总动脉	递送手术刀、大镊子（扁平镊或精细镊）、分离钳、蚊式钳、血管钳和 0 号丝线
(4) 以改良 Seldinger 方法穿刺一侧股总动脉，置入 0.035 in 泥鳅导丝 180 cm 和 5 F 刻度猪尾巴导管，行胸主动脉造影	递送穿刺针、0.035 in 泥鳅导丝 180 cm、5 F 刻度猪尾巴导管；全身肝素化（首次给予剂量为每千克体重的 2/3 mg，后续可根据术中情况给药）；术中的腔内器具均需用配制的肝素稀释液冲洗
(5) 评估、选择合适的胸主动脉覆膜支架	根据造影结果测量主动脉口径，并与术前 CT 结果进行对比，选择合适的胸主动脉覆膜支架
(6) 胸主动脉覆膜支架的植入：经 5 F 刻度猪尾巴导管交换置入 0.035 in Lunderquist 超硬导丝 260 cm 至升主动脉，撤出 5 F 刻度猪尾巴导管，将胸主动脉覆膜支架输送系统沿超硬导丝植入主动脉病变处并释放，撤出输送系统	递送 0.035 in Lunderquist 超硬导丝 260 cm、胸主动脉覆膜支架输送系统

续表

操作步骤	术中配合流程
（7）再次造影，检查主动脉夹层是否隔绝，如有内漏，可行多种腔内技术治疗	递送 5 F 刻度猪尾巴导管
（8）退出导管，缝合切口	递送血管镊、CV 线缝合血管切口；递送小号圆、角针和 1 号丝线逐层缝合切口
（9）麻醉结束	护送患者返回病房

注：0.035 in=0.889 mm。

（二）多层自膨式裸支架腔内微创治疗主动脉夹层的术中配合

1. 麻醉及手术体位

局麻，取平卧位（术中可根据患者病情调整体位）。

2. 常规物品的准备

见表 13-4。

表 13-4　常规物品的准备

物品名称	数　量	物品名称	数　量
一次性手术包	1 个	一次性静脉套管针	1 个
一次性 5 ml 注射器	1 个	一次性输液器	1 个
一次性 10 ml 注射器	1 个	三通	1 个
一次性 20 ml 注射器	1 个	碘克沙醇注射液 100 ml	1 瓶
一次性手套	4 副	生理盐水 500 ml	2 袋
肝素钠注射液 100 mg	2 支	纱布	10 块
1% 利多卡因注射液	2 支		

3. 器具的准备

见表 13-5。

表 13-5　器具的准备

物品名称	数　量	物品名称	数　量
穿刺针	1 根	5 F 刻度猪尾巴导管	1 个
高压连接管	2 根	5 F 短鞘	1 根

续表

物品名称	数　量	物品名称	数　量
0.035 in 泥鳅导丝 180 cm	1 根	5 F 单弯导管（必要时）	1 根
10 F 短鞘	1 根	Coda 球囊导管（必要时）	1 根
Visual-XL（16~36 mm）自膨式裸支架（Optimed）	2~3 枚	0.035 in Lunderquist 超硬导丝 260 cm	1 根
血管闭合装置（必要时）	1 个		

注：0.035 in=0.889 mm。

4. 操作步骤及术中配合流程

见表 13-6。

表 13-6　操作步骤及术中配合流程

操作步骤	术中配合流程
（1）患者入室	心理护理；注意保暖；取平卧位，双下肢略外展外旋；连接心电监护仪，观察血压、心率、氧饱和度变化；建立静脉通道
（2）常规消毒双侧腹股沟，上至脐部，下至股中部，暴露腹股沟	准备消毒液（恒温箱加热至 37℃）；协助铺单；递送碘克沙醇注射液；配制台上肝素稀释液（生理盐水 1 000 ml + 肝素钠注射液 100 mg）
（3）局麻下以改良 Seldinger 方法穿刺一侧股总动脉，置入 5 F 短鞘	递送 1% 利多卡因注射液、穿刺针、高压连接管、5 F 短鞘；全身肝素化（首次给予剂量为每千克体重的 2/3 mg，后续可根据术中情况给药）；术中的腔内器具均需用配制的肝素稀释液冲洗
（4）置入 0.035 in 泥鳅导丝 180 cm、5 F 刻度猪尾巴导管，将导管头定位于主动脉弓部，撤出导丝，行主动脉弓造影	递送 0.035 in 泥鳅导丝 180 cm、5 F 刻度猪尾巴导管
（5）撤出 5 F 短鞘、经 5 F 刻度猪尾巴导管交换置入 10 F 短鞘、0.035 in Lunderquist 超硬导丝 260 cm	递送 10 F 短鞘、0.035 in Lunderquist 超硬导丝 260 cm
（6）根据造影测量主动脉直径，选择合适型号的自膨式裸支架，沿 0.035 in Lunderquist 超硬导丝 260 cm 将自膨式裸支架植入主动脉病变部位并释放	递送 Visual-XL（16~36 mm）自膨式裸支架
（7）再次造影（图 13-7），观察主动脉夹层假腔血流变化，如效果不佳，可行其他腔内技术治疗或植入更多枚自膨式裸支架	递送 5 F 刻度猪尾巴导管
（8）撤出导管、血管鞘，选择合适的血管闭合装置封堵穿刺点	递送血管闭合装置
（9）加压包扎穿刺点	递送纱布和弹力绷带并协助包扎；护送患者返回病房

注：0.035 in=0.889 mm。

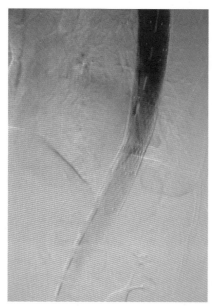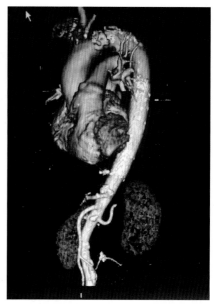

图 13-7　主动脉夹层多层裸支架植入后

四、术中观察要点

1. 血压的观察

由于主动脉夹层患者术中血压控制要求较高，所以需每5分钟监测一次，必要时动态监测动脉血压。若术中患者血压偏高，可予以钙离子拮抗剂等药物来控制血压，应将收缩压控制于120~130 mmHg，舒张压控制于70~80 mmHg。

2. 肾功能的观察

主动脉夹层患者有时一侧或双侧肾动脉开口于假腔，放置胸主覆膜支架后会导致肾脏供血的改变，同时在术中需使用100~200 ml的造影剂，因此需要通过监测尿量评估患者肾功能。

3. 穿刺部位的观察

因患者术中需要全身肝素化，凝血机制受到抑制，增加了穿刺点血肿形成的概率。因此，应密切观察患者穿刺点渗血及皮下血肿等局部情况，同时应根据生命体征的平稳程度来判断穿刺点的出血情况。

4. 外周动脉血运的观察

主动脉夹层腔内隔绝术需要切开股总动脉，特殊情况下还需穿刺肱动脉进行配合，术中需密切观察患者四肢皮温、色泽及动脉搏动情况。

第二节 腹主动脉瘤

一、疾病概述

腹主动脉瘤是指腹主动脉局部呈瘤样扩张，通常腹主动脉直径增大 50% 以上定义为腹主动脉瘤（图 13-8）。腹主动脉瘤好发于老年男性，男女之比为 10:3，尤其是吸烟者，吸烟同时也显著增加动脉瘤破裂风险。绝大多数的腹主动脉瘤为肾动脉平面以下的病变。

二、临床表现

多数患者无症状，常因体检或行其他疾病检查时偶然发现。典型的腹主动脉瘤是一个向侧面和前后搏动的膨胀性肿块，半数患者伴有血管杂音，少数患者有压迫症状，以上腹部饱胀不适为常见。症状性腹主动脉瘤提示需要手术治疗，其症状主要包括以下几个方面。

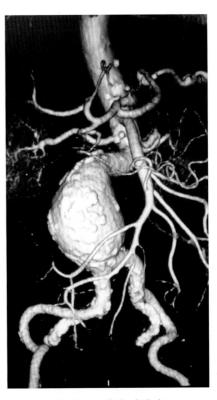

图 13-8 腹主动脉瘤

1. 疼痛

为破裂前的常见症状，多位于脐周及中上腹部。动脉瘤侵犯腰椎时可有腰骶部疼痛，若短期内出现腹部或腰部剧烈疼痛，常预示瘤体濒临破裂。

2. 休克

急性破裂的患者表现为突发腰背部剧烈疼痛，伴有休克表现，甚至在入院前即死亡。若破入后腹膜，出血局限形成血肿，腹痛及失血休克可持续数小时或数天，但血肿往往有再次破裂入腹膜腔致死的可能。瘤体还可破入下腔静脉，产生主动脉腔静脉瘘，出现心力衰竭的症状。瘤体偶尔可破入十二指肠，引起胃肠道大出血。

3. 其他严重并发症

动脉瘤腔内附壁血栓形成多见，血栓脱落可造成下肢动脉栓塞；十二指肠受压可发生肠梗阻；下腔静脉受压阻塞可引起下肢水肿。

三、术中配合

腹主动脉瘤的腔内微创治疗方案主要有：腹主一体式支架腔内隔绝腹主动脉瘤、腹主分体式支架腔内隔绝腹主动脉瘤、多层自膨式裸支架腔内隔绝腹主动脉瘤等。

（一）腹主一体式支架腔内隔绝腹主动脉瘤的术中配合

1. 麻醉及手术体位

主要以腰麻或全麻为主，但随着血管腔内器具和技术的发展，局麻已成为一种新趋势。患者采用平卧位，双下肢分开并外展（术中可根据患者病情调整体位）。

2. 常规物品和器械的准备

同表 13-1。

3. 器具的准备

见表 13-7。

表 13-7　器具的准备

物品名称	数　量	物品名称	数　量
穿刺针	1 根	0.035 in Lunderquist 超硬导丝 260 cm	1 根
高压连接管	2 根	5 F 刻度猪尾巴导管	1 个
0.035 in 泥鳅导丝 180 cm	1 根	5 F 单弯导管	1 根
8 F 短鞘	2 根	腹主一体式支架（上海微创）	1 枚
圈套器（必要时）	1 个	血管闭合装置（必要时）	1 个
6 F MPA 导管（必要时）	1 根	5 F Omni Flush 导管（必要时）	1 根
Coda 球囊导管（必要时）	1 根	0.035 in 泥鳅导丝 260 cm（必要时）	1 根

注：0.035 in=0.889 mm。

4. 操作步骤及术中配合流程

见表 13-8。

表 13-8　操作步骤及术中配合流程

操作步骤	术中配合流程
（1）患者入室，全麻	心理护理；注意保暖；协助摆平卧位，双下肢略外展外旋；连接心电监护仪，观察血压、心率、氧饱和度变化；建立静脉通道，留置中心静脉导管；留置导尿
（2）常规消毒双侧腹股沟，上至脐部，下至股中部，暴露腹股沟	准备消毒液（恒温箱加热至 37℃）；协助铺单；递送碘克沙醇注射液；配制台上肝素稀释液（生理盐水 1 000 ml ＋肝素钠注射液 100 mg）
（3）于腹股沟股总动脉搏动最强处做纵切口或横切口，约 3 cm，游离并暴露一侧股总动脉	递送手术刀、大镊子（扁平镊或精细镊）、分离钳、蚊式钳、血管钳和 0 号丝线
（4）以改良 Seldinger 方法穿刺右侧（也可左侧）股总动脉，置入 8 F 短鞘、0.035 in 泥鳅导丝 180 cm 和 5 F 刻度猪尾巴导管，将导管定位于第 12 胸椎水平，撤出泥鳅导丝行腹主动脉造影（图 13-9）	递送穿刺针、高压连接管、8 F 短鞘、0.035 in 泥鳅导丝 180 cm、5 F 刻度猪尾巴导管；全身肝素化（首次给予剂量为每千克体重的 2/3 mg，后续可根据术中情况给药）；术中的腔内器具均需用配制的肝素稀释液冲洗

续表

操作步骤	术中配合流程
（5）根据造影结果，选择合适型号的腹主一体式支架	
（6）建立翻山导管：穿刺左侧股总动脉，置入 8 F 短鞘、0.035 in 泥鳅导丝 180 cm 和 5 F 导管（单弯导管、Omni Flush 导管或猪尾巴导管），泥鳅导丝配合 5 F 导管翻山进入右侧髂动脉，并从右侧股总动脉处的 8 F 短鞘内引出导丝、导管（必要时可使用圈套器），撤出导丝，保留 5 F 导管	递送穿刺针、8 F 短鞘、0.035 in 泥鳅导丝 180 cm、5 F 导管
（7）将分支导丝通过 5 F 翻山导管头端从左侧股总动脉 8F 短鞘内引出，撤出 5 F 翻山导管；经右侧股总动脉置入 0.035 in Lunderquist 超硬导丝 260 cm 至腹主动脉远端，撤出 8 F 短鞘，沿超硬导丝植入腹主一体式支架，并预释放覆膜支架	递送 0.035 in Lunderquist 超硬导丝 260 cm、腹主一体式支架
（8）腹主一体式支架的定位：将输送系统外拉，直至支架分叉处定位于患者的主动脉分叉处，释放覆膜支架主体	
（9）牵拉左侧股总动脉处的分支导丝，释放对侧分支，撤出分支导丝（助手配合牵拉分支导丝时，应顺应地、小心地向外抽）	
（10）继续将输送系统外拉，释放同侧分支于髂动脉内	
（11）撤出输送系统，置入 5 F 刻度猪尾巴导管，再次行腹主动脉造影（图 13-10），检查腹主动脉瘤是否隔绝，如仍有内漏，可行多种腔内技术治疗	递送 5 F 刻度猪尾巴导管
（12）撤出导管、血管鞘，缝合右侧股总动脉切口，选择合适的血管闭合装置封堵左侧股总动脉穿刺点	递送血管闭合装置；递送血管镊、CV 线缝合血管切口；递送小号圆、角针和 1 号丝线逐层缝合切口
（13）麻醉结束，加压包扎穿刺点	递送纱布和弹力绷带并协助包扎；护送患者返回病房

注：0.035 in=0.889 mm。

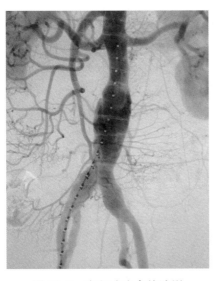

图 13-9　腹主动脉术前造影

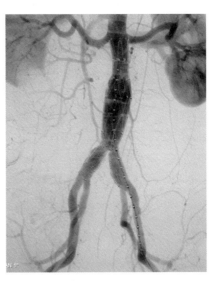

图 13-10　腹主动脉术后造影

（二）腹主分体式支架腔内隔绝腹主动脉瘤的术中配合

1. 麻醉及手术体位

主要以腰麻或全麻为主。随着血管腔内器具和技术的发展，局麻下经皮穿刺行 EVAR 术已日益成为一种更微创、更易被接受的治疗方式。该方法不需切开显露股总动脉，经皮穿刺后预置 2 把 Proglide 缝合器，待腔内操作完成后收紧预置的缝合线，即可关闭动脉创口达到止血目的。患者采用平卧位，双下肢分开并外展（术中可根据患者病情调整体位）。

2. 常规物品和器械的准备

同表 13-1。

3. 器具的准备

见表 13-9。

表 13-9　器具的准备

物品名称	数 量	物品名称	数 量
穿刺针	1 根	0.035 in Lunderquist 超硬导丝 260 cm	2 根
高压连接管	2 根	5 F 刻度猪尾巴导管	1 根
0.035 in 泥鳅导丝 180 cm	1 根	5 F 单弯导管	1 根
腹主主体支架	1 枚	腹主髂支支架	若干
Coda 球囊导管（必要时）	1 根	5~14 F 短鞘（必要时）	若干
自膨式外周裸支架（必要时）	若干	外周覆膜支架（必要时）	若干
球囊扩张式外周裸支架（必要时）	若干	Cuff（必要时）	1 根
6 F 长鞘（必要时）	若干	弹簧圈（必要时）	若干
6 F Ansel 长鞘 45 cm（必要时）	1 根	Onyx 液态栓塞剂（必要时）	若干
0.014 in 导丝（必要时）	若干	0.035 in Rosen 超硬导丝 260 cm（必要时）	若干
0.035 in 泥鳅导丝 260 cm（必要时）	若干	0.035 in 加硬泥鳅导丝 260 cm（必要时）	若干
血管闭合装置（必要时）	若干		

注：0.014 in=0.356 mm，0.035 in=0.889 mm。

4. 腔内微创手术方式的选择

术中根据腹主动脉瘤的形态和位置来评估、选择合适的腔内微创隔绝技术。

（1）腹主分体式覆膜支架腔内隔绝腹主动脉瘤：对于累及髂动脉或合并髂动脉瘤的腹主动脉瘤，可采用腹主分体式支架腔内隔绝腹主动脉瘤。目前临床常规使用的腹主分体式支架有 Hercules（上海微创）、Ankura（深圳先健）、Endurant（Medtronic）、Excluder（Gore）、Zenith Flex（Cook）、Incraft（Cordis）等。若术中腹主分体式支架释放后仍有内漏，可选择植入延长体（cuff）再次进行隔绝或选择 Coda 球囊进行球囊扩张，还可选择弹簧圈（图 13-11）、外用冻

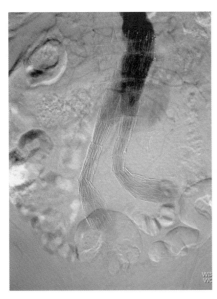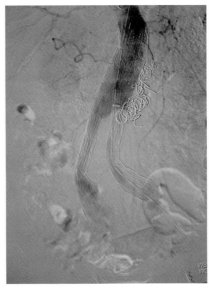

图 13-11 "弹簧圈栓塞术"腔内隔绝腹主动脉瘤内漏

干人纤维蛋白黏合剂或 Onyx 液态栓塞剂进行栓塞治疗。

（2）"三明治"技术腔内隔绝腹主动脉瘤（图 13-12）：对于肾动脉以下累及髂动脉且需保留髂内动脉的腹主动脉瘤，可采用"三明治"技术，即在腹主分体式支架远端植入 2 枚外周覆膜支架，1 枚在髂外释放，1 枚在髂内释放。

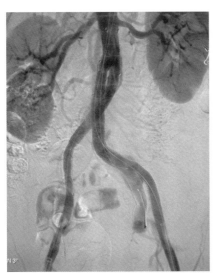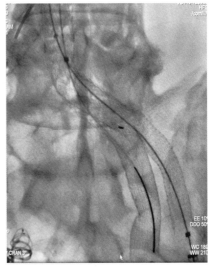

图 13-12 "三明治"技术腔内隔绝腹主动脉瘤

（3）"烟囱或开窗"技术腔内隔绝腹主动脉瘤（图 13-13）：对近端瘤颈较短的腹主动脉瘤可采用"烟囱"技术，即在肾动脉开口处植入自膨式外周裸支架（也可外周覆膜支架或球囊扩张式外周裸支架），也可采用腹主动脉覆膜支架开窗来隔绝腹主动脉瘤。

（4）"分支型"技术或"杂交"技术治疗（胸）腹主动脉瘤：对于累及内脏动脉分支的（胸）腹主动脉瘤可采用"分支型"腔内移植物或先行分支动脉人工血管旁路术后再行腔内移植物植入的"杂交"方式进行治疗。

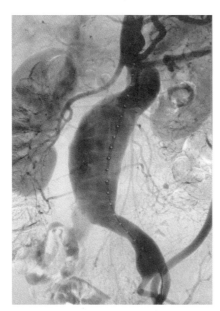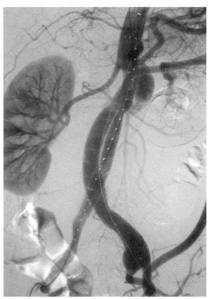

图 13-13　"烟囱"技术腔内隔绝腹主动脉瘤

5. 操作步骤及术中配合流程

以全麻下行腹主分体式支架腔内隔绝腹主动脉瘤为例，见表 13-10。

表 13-10　操作步骤及术中配合流程

操作步骤	术中配合流程
（1）患者入室，全麻	心理护理；注意保暖；协助摆平卧位，双下肢略外展外旋；连接心电监护仪，观察血压、心率、氧饱和度变化；建立静脉通道，留置中心静脉导管；留置导尿
（2）常规消毒双侧腹股沟，上至脐部，下至股中部，暴露腹股沟	准备消毒液（恒温箱加热至 37℃）；协助铺单；递送碘克沙醇注射液；配制台上肝素稀释液（生理盐水 1 000 ml ＋肝素钠注射液 100 mg）
（3）于腹股沟股总动脉搏动最强处做纵切口或横切口，约 3 cm，游离并暴露双侧股总动脉	递送手术刀、大镊子（扁平镊或精细镊）、分离钳、蚊式钳、血管钳和 0 号丝线
（4）以改良 Seldinger 方法穿刺右侧（也可左侧）股总动脉，置入 0.035 in 泥鳅导丝 180 cm 和 5 F 刻度猪尾巴导管，将导管定位于第 12 胸椎水平，撤出泥鳅导丝行腹主动脉造影（图 13-14）	递送穿刺针、高压连接管、0.035 in 泥鳅导丝 180 cm、5 F 刻度猪尾巴导管；全身肝素化（首次给予剂量为每千克体重的 2/3 mg，后续可根据术中情况给药）；术中的腔内器具均需用配制的肝素稀释液冲洗
（5）评估、选择合适的腹主分体式支架	
（6）腹主主体支架植入：沿 5 F 刻度猪尾巴导管置入 0.035 in Lunderquist 超硬导丝 260 cm，撤出 5 F 刻度猪尾巴导管，沿超硬导丝植入腹主主体支架至腹主动脉病变处并释放	递送 0.035 in Lunderquist 超硬导丝 260 cm、腹主主体支架

操作步骤	术中配合流程
（7）以改良 Seldinger 方法穿刺左侧股总动脉，置入 0.035 in 泥鳅导丝 180 cm 和 5 F 单弯导管，泥鳅导丝配合导管超选进入腹主主体支架的短支，退出泥鳅导丝，沿着导管置入 0.035 in Lunderquist 超硬导丝 260 cm	递送 0.035 in Lunderquist 超硬导丝 260 cm、5 F 单弯导管
（8）腹主髂支支架的植入：撤出 5 F 单弯导管，沿 0.035 in Lunderquist 超硬导丝 260 cm 将腹主髂支支架植入腹主主体支架的短支内并释放	递送腹主髂支支架
（9）撤出输送系统，置入 5 F 刻度猪尾巴导管，再次行腹主动脉造影（图 13-15），观察瘤腔血流变化，如有内漏，可行多种腔内技术治疗	递送 5 F 刻度猪尾巴导管
（10）退出导管，缝合双侧股总动脉切口	递送血管镊、CV 线缝合血管切口，递送小号圆角针和 1 号丝线逐层缝合切口
（11）麻醉结束	护送患者返回病房

注：0.035 in=0.889 mm。

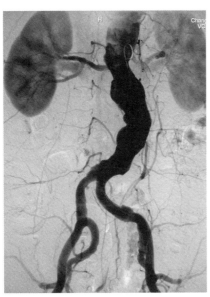

图 13-14　腹主动脉造影

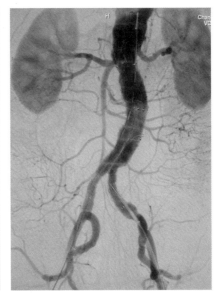

图 13-15　腹主动脉术后造影

（三）多层自膨式裸支架腔内隔绝腹主动脉瘤的术中配合

1. 麻醉及手术体位

局麻，取平卧位（术中可根据患者病情调整体位）。

2. 常规物品的准备

同表 13-4。

3. 器具的准备

见表 13-11。

表 13-11　器具的准备

物品名称	数量	物品名称	数量
穿刺针	1 根	5 F 刻度猪尾巴导管	1 根
高压连接管	2 根	5 F 短鞘	1 根
0.035 in 泥鳅导丝 180 cm	1 根	5 F 单弯导管（必要时）	1 根
10 F 短鞘	1 根	Coda 球囊导管（必要时）	1 根
Visual-XL（16~36 mm）自膨式裸支架（Optimed）	2~3 枚	0.035 in Lunderquist 超硬导丝 260 cm	1 根
血管闭合装置（必要时）	1 个		

注：0.035 in=0.889 mm。

4. 操作步骤及术中配合流程

见表 13-12。

表 13-12　操作步骤及术中配合流程

操作步骤	术中配合流程
（1）患者入室	心理护理；注意保暖；协助摆平卧位，双下肢略外展外旋；连接心电监护仪，观察血压、心率、氧饱和度变化；建立静脉通道
（2）常规消毒双侧腹股沟，上至脐部，下至股中部，暴露腹股沟。	准备消毒液（恒温箱加热至 37℃）；协助铺单；递送碘克沙醇注射液；配制台上肝素稀释液（生理盐水 1 000 ml + 肝素钠注射液 100 mg）
（3）局麻下以改良 Seldinger 方法穿刺一侧股总动脉，置入 0.035 in 泥鳅导丝 180 cm 和 5 F 短鞘	递送 1% 利多卡因注射液、穿刺针、高压连接管、0.035 in 泥鳅导丝 180 cm、5 F 短鞘；全身肝素化（首次给予剂量为每千克体重的 2/3 mg，后续可根据术中情况给药）；术中的腔内器具均需用配制的肝素稀释液冲洗
（4）沿 0.035 in 泥鳅导丝 180 cm 置入 5 F 刻度猪尾巴导管，将导管头端定位于第 12 胸椎水平，撤出泥鳅导丝行腹主动脉造影	递送 5 F 刻度猪尾巴导管
（5）撤出 5 F 短鞘、5 F 刻度猪尾巴导管，交换置入 10 F 短鞘、0.035 in Lunderquist 超硬导丝 260 cm	递送 10 F 短鞘、5 F 单弯导管及 0.035 in Lunderquist 超硬导丝 260 cm
（6）根据测出的腹主动脉直径选择合适型号的自膨式裸支架，沿 0.035 in Lunderquist 超硬导丝 260 cm 将自膨式裸支架植入腹主动脉病变部位并释放	递送 Visual-XL（16~36 mm）自膨式裸支架
（7）撤出输送系统，置入 5 F 刻度猪尾巴导管，再次造影，检查腹主动脉瘤是否隔绝，如仍有内漏，可行其他腔内技术治疗	递送 5 F 刻度猪尾巴导管
（8）撤导管、血管鞘，选择合适的血管闭合装置封堵穿刺点	递送血管闭合装置

续表

操作步骤	术中配合流程
(9) 加压包扎穿刺点	递送纱布和弹力绷带并协助包扎；安全护送患者回病房

注：0.035 in=0.889 mm。

四、术中观察要点

1. 下肢血运的观察

由于腹主动脉瘤常伴有附壁血栓，且术中需切开股总动脉后再缝合，可能会使血栓脱落或由于缝合后股总动脉狭窄而导致下肢动脉缺血。因此，术后应密切观察双下肢血运情况，包括皮肤温度、颜色及足背搏动情况等。

2. 肾功能的观察

行腹主动脉瘤腔内隔绝术时，若腹主动脉覆膜支架位置放置过高，可造成肾动脉闭塞，同时术中 100~200 ml 的造影剂用量也会对患者肾功能造成影响。因此，术中应密切观察患者的尿量、尿色及肌酐变化情况。

3. 肠管血运的观察

行腹主动脉瘤腔内隔绝术时，由于肠系膜下动脉被隔绝，导致乙状结肠侧支供血不足，可能会引起缺血性结肠炎。术中应重点观察患者有无腹胀、腹痛、腹膜刺激征等腹部体征。

第三节　颅外段颈动脉瘤

一、疾病概述

颅外段颈动脉瘤（extracranial carotid artery aneurysms，ECAA）多由动脉硬化变性、外伤、结核感染、梅毒或先天性动脉囊性中层坏死所引起的动脉壁损害变薄，在血流压力作用下逐渐膨大扩张，形成动脉瘤（图 13-16）。颅外段颈动脉瘤除瘤体堵塞血管，或血栓脱落引起脑梗死从而影响脑供血外，更为严重的并发症是瘤体增大破裂，引起致死性大出血。故颅外段颈动脉瘤一旦确诊，宜尽快手术。

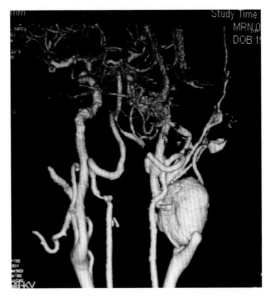

图 13-16　颅外段颈动脉瘤

二、临床表现

主要症状与其位置、大小、病因有关。颈部有搏动性肿物是颅外段颈动脉瘤典型的临床表现。另一个常见的临床表现是中枢神经系统症状，这是动脉瘤的腔内附壁血栓脱落后造成的，大约占 40% 的病例，可以表现为短暂性脑缺血（TIA），甚至脑卒中，出现头痛、头晕、黑蒙、偏瘫、失语等症状。颅外段颈动脉瘤还可压迫周围的组织结构，例如压迫静脉产生局部的组织肿胀，压迫食管引起吞咽困难，压迫气管引起呼吸困难，压迫颈交感神经可引起 Horner 综合征，压迫神经可导致声音嘶哑、面部疼痛等。

三、术中配合

1. 麻醉及手术体位

局麻，取平卧位（术中可根据患者病情调整体位）。

2. 常规物品的准备

见表 13-13。

表 13-13　常规物品的准备

物品名称	数　量	物品名称	数　量
一次性手术包	1 个	一次性静脉套管针	1 个
一次性 5 ml 注射器	1 个	一次性输液器	2 个
一次性 10 ml 注射器	1 个	三通	2 个
一次性 20 ml 注射器	1 个	碘克沙醇注射液 100 ml	2 瓶
一次性手套	4 副	生理盐水 500 ml	2 袋
肝素钠注射液 100 mg	1 支	加压输液袋（必要时）	1 个
1% 利多卡因注射液	2 支	乳酸钠林格注射液 500 ml（必要时）	1 袋
纱布	10 块	一般连接管（必要时）	1 根

3. 器具的准备

见表 13-14。

表 13-14　器具的准备

物品名称	数　量	物品名称	数　量
穿刺针	1 根	4 F/5 F MPA 导管 125 cm	1 根

续表

物品名称	数量	物品名称	数量
高压连接管	2 根	弹簧圈（Cook）（必要时）	若干
0.035 in 泥鳅导丝 260 cm	1 根	Interlock 可控弹簧圈（必要时）	若干
5 F 普通猪尾巴导管	1 根	Renegade STC 18 微导管（必要时）	1 套
5 F 短鞘	1 根	自膨式外周裸支架（必要时）	若干
7~12 F 短鞘（必要时）	1 根	外周覆膜支架（必要时）	若干
6~10 F 长鞘（必要时）	1 根	血管闭合装置（必要时）	1 个
8 F 导引导管（必要时）	1 根	4 F/5 F VTK 导管（必要时）	1 根
Y 阀三件套（必要时）	1 根	4 F/5 F JB2 导管（必要时）	1 根
0.035 in 加硬泥鳅导丝 260 cm（必要时）	1 根	0.035 in Amplatz 超硬导丝 260 cm（必要时）	1 根

注：0.035 in=0.889 mm。

4. 腔内微创手术方式的选择

颅外段颈动脉瘤的腔内微创治疗方式主要有外周覆膜支架腔内隔绝术和自膨式外周裸支架植入＋栓塞术。

（1）颅外段颈动脉瘤腔内隔绝术：针对该手术临床上可选用的外周覆膜支架品牌较多，可结合造影情况及外周覆膜支架的特点来选择合适的外周覆膜支架，常规使用的外周覆膜支架见表 13-15。

表 13-15 常规使用的外周覆膜支架（仅供参考）

品 牌	特 点
Wallgraft (Boston Scientific)	该支架柔顺性好，伸缩性强，直径、长度可随着血管直径变化而变化，支架输送系统的总长为 75 cm；注意血管鞘的选择，不同型号的外周覆膜支架配制不同型号的血管鞘
Fluency（Bard）	该支架柔顺性差，支撑力强，直径不会随着血管直径变化而变化，支架输送系统的总长为 117 cm；注意血管鞘的选择，不同型号的外周覆膜支架配制不同型号的血管鞘
Viabahn（Gore）	该支架柔顺性好，支撑力稍弱，易通过扭曲部位，直径不会随着血管直径变化，支架输送系统的总长为 120 cm；注意血管鞘的选择，不同型号的外周覆膜支架配制不同型号的血管鞘

（2）自膨式外周裸支架植入＋栓塞术：该手术是在颅外段颈动脉病变处植入自膨式外周裸支架，并采用弹簧圈辅助栓塞的一种腔内微创手术治疗方法。术中为了避免弹簧圈"飘"到远端而导致正常动脉闭塞，可预留 1 根导管在瘤腔内，在载瘤动脉裸支架释放后通过预留导管进行栓塞或在自膨式外周裸支架释放后通过支架网眼，导管超选进入瘤腔，然后沿导管植入弹簧

圈进行动脉瘤瘤腔的填塞。临床可选用的弹簧圈品牌较多，术中可结合造影情况及弹簧圈的特点来选择合适的弹簧圈，常规使用的弹簧圈见表 13-16。

表 13-16　常规使用的弹簧圈（仅供参考）

品　牌	特　　点
Cook	该弹簧圈一旦释放就不可回收；有 0.035 in 系统和 0.018 in 系统两种，长度可达 14 cm；0.018 系统的弹簧圈需配合微导管、微导丝使用
Interlock（Boston Scientific）	该弹簧圈不完全释放便可回收；有 0.035 in 系统和 0.018 in 系统两种，长度可达 40 cm；0.018 系统的弹簧圈需配合 Renegade STC 18 微导管使用；由于 Interlock 可控弹簧圈带有致密纤毛，使用时需在床尾建立加压输液装置

注：0.018 in=0.457 mm，0.035 in=0.889 mm。

5. 操作步骤及术中配合流程

以经股总动脉穿刺行外周覆膜支架腔内隔绝术为例，见表 13-17。

表 13-17　操作步骤及术中配合流程

操作步骤	术中配合流程
（1）患者入室	心理护理；注意保暖；协助摆平卧位，双下肢略外展外旋；连接心电监护仪，观察血压、心率、氧饱和度变化；建立静脉通道
（2）常规消毒双侧腹股沟，上至脐部，下至股中部，暴露腹股沟	准备消毒液（恒温箱加热至 37℃）；协助铺单；递送碘克沙醇注射液；配制台上肝素稀释液（生理盐水 1 000 ml + 肝素钠注射液 100 mg）
（3）局麻下以改良 Seldinger 方法逆行穿刺一侧股总动脉，置入 0.035 in 泥鳅导丝 260 cm，5 F 短鞘	递送 1% 利多卡因注射液、穿刺针、高压连接管、0.035 in 泥鳅导丝 260 cm、5 F 短鞘；全身肝素化（首次给予剂量为每千克体重的 2/3 mg，后续可根据术中情况给药）；术中的腔内器具均需用配制的肝素稀释液冲洗
（4）沿 0.035 in 泥鳅导丝 260 cm 置入 5 F 普通猪尾巴导管，将导管头端定位于主动脉弓部，撤出导丝，行主动脉弓造影	递送 5 F 普通猪尾巴导管
（5）沿 5 F 普通猪尾巴导管置入 0.035 in 泥鳅导丝 260 cm，撤出 5 F 普通猪尾巴导管和 5 F 短鞘，交换置入 6 F 长鞘 90 cm 和 4 F/5 F MPA 导管 125 cm，超选颈动脉并进行造影（图 13-17）	递送 6 F 长鞘 90 cm 和 4 F/5 F MPA 导管 125 cm（根据造影情况更换导管）
（6）根据造影结果，选择合适型号的外周覆膜支架并植入	递送外周覆膜支架（根据所选支架更换配套的血管鞘）
（7）撤出输送系统，再次造影（图 13-18），检查动脉瘤是否隔绝，如有内漏，可行其他腔内技术治疗	
（8）撤出长鞘、泥鳅导丝，选择合适的血管闭合装置封堵穿刺点	递送血管闭合装置
（9）加压包扎穿刺点	递送纱布和弹力绷带并协助包扎；护送患者返回病房

注：0.035 in=0.889 mm。

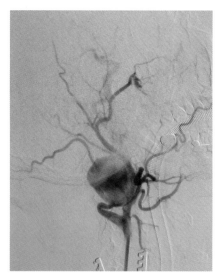
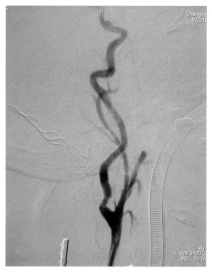

图 13-17 术中造影   图 13-18 术后造影

四、术中观察要点

1. 颅外段颈动脉瘤破裂再出血

术中严格控制血压是预防和减少颅外段颈动脉瘤破裂出血的重要措施。若发现破裂，应立即采取以下措施：①迅速用鱼精蛋白中和肝素，以恢复机体自身凝血功能；②尽快完成动脉阻断及动脉瘤致密栓塞；③动脉瘤未能完全栓塞的患者，出血可能尚未停止，应立即做好急诊手术准备，行开放手术；④严密观察患者神志改变，监测并控制血压，维持收缩压在 130~140 mmHg。

2. 动脉血管痉挛

主要与患者精神紧张、操作手法不当，导管、导丝、造影剂反复刺激血管壁及血管壁敏感性有一定关系。一旦发现有血管痉挛，立即撤回导致血管痉挛的导管、导丝，经动脉内推注罂粟碱或法舒地尔扩张血管。

3. 血栓形成与颅内动脉栓塞

血栓形成与颅内动脉栓塞引起的脑梗死是介入栓塞治疗最常见的并发症。可能为栓塞过程中动脉瘤内血栓形成或原有血栓脱落进入颅内动脉、导管机械刺激血管壁使硬化斑块脱落、长时间的血管内操作、全身抗凝不足、血管痉挛等所致。一旦发现，应立即配制尿激酶，经导管予尿激酶或替罗非班动脉内溶栓。

4. 支架、弹簧圈移位

一般情况下支架移位较少发生，但支架在动脉瘤远近端锚定不够、瘤腔较大或所选支架直径小于动脉内径或支架未完全匹配而不能与血管密切贴合时，可能发生支架移位、脱入瘤腔。

第四节　肾动脉瘤

一、概述

肾动脉瘤（图13-19）并不罕见，约占内脏动脉瘤的19%，主要由感染、炎症、动脉硬化、外伤、肌纤维发育不良等引起。其中老年人以动脉硬化为主，年轻人发病多由肌纤维发育不良引起，80%为单侧，30%呈多发性，17%为肾内型，男女发病率大致相当。按照形态和解剖位置将肾动脉瘤分为3型：Ⅰ型包括累及肾动脉主干或一级分支囊状动脉瘤；Ⅱ型为梭形动脉瘤；Ⅲ型为肾叶间动脉瘤，其中以囊状动脉瘤最为常见，约占93%。肾动脉瘤患者出现以下情况时需要手术治疗：有症状的动脉瘤、动脉瘤破裂、有怀孕计划的肾动脉瘤患者或者进行性增大的动脉瘤、夹层动脉瘤。

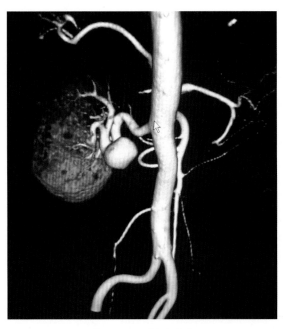

图13-19　肾动脉瘤

二、临床表现

肾动脉瘤的临床症状包括高血压、血尿、肾梗死，相当一部分患者无明显自觉症状，当瘤体较大时可触及搏动性包块，上腹部可闻及收缩期杂音。

1. 高血压

高血压是肾动脉瘤最常见的症状，临床特点为血压持续性升高，以舒张压升高更为明显，一般药物难以控制，常有头晕、头痛、胸闷、心悸、恶心、呕吐等症状。原因与动脉狭窄、微小肾梗死、分支受压导致肾脏血流灌注减少有关。

2. 血尿

部分患者可出现肉眼或镜下血尿，这与高血压、动脉瘤压迫肾盂、血栓脱落、肾动静脉瘘形成导致回流障碍有关。

3. 肾梗死

肾动脉瘤扩张压迫周围脏器或肾梗死可导致持续性疼痛。突然出现剧烈腹痛应警惕破裂或先兆破裂可能，此时患者往往出现失血性休克的症状。

三、术中配合

1. 麻醉及手术体位

局麻，取平卧位（术中可根据患者病情调整体位）。

2. 物品的准备

同表 13-13。

3. 器具的准备

见表 13-18。

表 13-18 器具的准备

物品名称	数量	物品名称	数量
穿刺针	1 根	4 F/5 F Sos Omni 导管	1 根
高压连接管	2 根	6 F Ansel 长鞘 45 cm	1 根
0.035 in 泥鳅导丝 260 cm	若干	弹簧圈（Cook）（必要时）	若干
5 F 普通猪尾巴导管	1 根	Interlock 可控弹簧圈（必要时）	若干
5 F 短鞘	1 根	Renegade STC 18 微导管（必要时）	1 根
4 F/5 F Cobra 导管（必要时）	1 根	自膨式外周裸支架（必要时）	1 枚
7~12 F 短鞘（必要时）	1 根	外周覆膜支架（必要时）	1 枚
7~10 F 长鞘（必要时）	1 根	7~8 F 导引导管（必要时）	1 根
Y 阀三件套（必要时）	1 套	血管闭合装置（必要时）	1 个
0.035 in Rosen 超硬导丝 260 cm（必要时）	1 根	0.014 in 弹簧头导丝 300 cm	若干

注：0.014 in=0.356 mm，0.035 in=0.889 mm。

4. 腔内微创手术方式的选择

肾动脉瘤腔内微创手术方法主要有外周覆膜支架腔内隔绝术、栓塞术和自膨式外周裸支架植入＋栓塞术等。针对肾动脉瘤腔内隔绝术，可选择的外周覆膜支架主要有 Wallgraft（Boston Scientific）、Fluency（Bard）和 Viabahn（Gore）3 种（表 13-15）。肾动脉瘤栓塞术可选用的弹簧圈主要有 Cook 弹簧圈和 Interlock 可控弹簧圈（Boston Scientific）等（表 13-16）。

5. 操作步骤及术中配合流程

以经股总动脉穿刺行肾动脉瘤栓塞术为例，见表 13-19。

表 13-19　操作步骤及术中配合流程

操作步骤	术中配合流程
（1）患者入室	心理护理；注意保暖；协助摆平卧位，双下肢略外展外旋；连接心电监护仪，观察血压、心率、氧饱和度变化；建立静脉通道
（2）常规消毒双侧腹股沟，上至脐部，下至股中部，暴露腹股沟	准备消毒液（恒温箱加热至 37℃）；协助铺单；递送碘克沙醇注射液；配制台上肝素稀释液（生理盐水 1 000 ml + 肝素钠注射液 100 mg）
（3）局麻下以改良 Seldinger 方法逆行穿刺一侧股总动脉，置入 0.035 in 泥鳅导丝 260 cm 和 5 F 短鞘	递送 1% 利多卡因注射液、穿刺针、高压连接管、0.035 in 泥鳅导丝 260 cm、5 F 短鞘；全身肝素化（首次给予剂量为每千克体重的 2/3 mg，后续可根据术中情况给药）；术中的腔内器具均需用配制的肝素稀释液冲洗
（4）沿 0.035 in 泥鳅导丝 260 cm 置入 5 F 普通猪尾巴导管，泥鳅导丝配合 5 F 普通猪尾巴导管进入腹主动脉肾动脉水平以上进行造影	递送 5 F 普通猪尾巴导管
（5）撤出 5 F 普通猪尾巴导管和 5 F 短鞘，交换置入 6 F 短鞘 45 cm 和 4 F/5 F Sos Omni 导管，超选肾动脉并进行造影，复杂病变可行 3D 造影（图 13-20）	递送 6 F Ansel 长鞘 45 cm 和 4 F/5 F Sos Omni 导管（根据造影情况更换导管）
（6）根据造影结果，选择合适的弹簧圈植入病变处（若选用 Interlock 可控弹簧圈，建议更换成 5 F 导管）（图 13-21）	递送弹簧圈（若选择用可控弹簧圈栓塞，需在床尾建立加压输液装置）
（7）再次造影（图 13-22），检查肾动脉瘤是否隔绝，如效果不佳，可行其他腔内技术治疗	
（8）撤出 6F Ansel 长鞘、导丝，置入选择合适的血管闭合装置封堵穿刺点	递送血管闭合装置
（9）加压包扎穿刺点	递送纱布和弹力绷带并协助包扎；护送患者返回病房

注：0.035 in=0.889 mm。

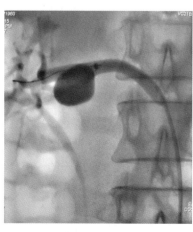　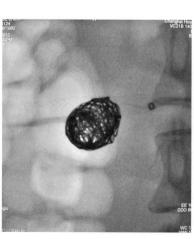　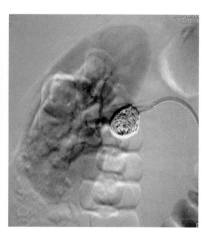

图 13-20　术中造影　　　　　图 13-21　弹簧圈置入　　　　　图 13-22　术后造影

四、术中观察要点

1. 生命体征的监测

术中应持续监测血压、心率、血氧饱和度，高血压患者应予以对症处理。术者在操作过程中需轻柔、细致，尤其在使用导丝超选时，需将导丝头端全程置于视野中，术后需行肾动脉延迟造影，明确有无肾穿孔及肾周出血，避免肾损伤、动脉瘤破裂等医源性损伤发生。

2. 穿刺点的观察

加压包扎穿刺点时，需观察穿刺部位皮下有无血肿，敷料有无渗血，并注意询问患者有无腹胀等不适。若患者出现心率加快、血压下降、烦躁等症状，应及时处理。

3. 并发症的观察

支架及弹簧圈的置入可能造成支架内急性血栓形成，术中和术后应观察患者是否出现肾区钝痛、恶心、呕吐等症状。较大剂量造影剂也可对肾功能造成损害，手术完成后应鼓励患者多饮水，及时复查肾功能。

第五节 脾动脉瘤

一、概述

脾动脉瘤（splenic artery aneurysm，SAA）是脾动脉扩张形成的动脉瘤（图 13-23），约占内脏动脉瘤的60%，发病率为 0.1%~10.4%，男女发病比例约为 1:4，绝大多数为单发，且起病隐匿，不易诊断。主要病因包括动脉粥样硬化、脾动脉纤维肌性发育不良、多次妊娠、门静脉高压、急慢性胰腺炎等，其他少见病因包括医源性损伤、外伤、感染等。真性脾动脉瘤破裂的发生率为 3%~10%，破裂后的病死率为 10%~25%，合并有妊娠或门静脉高压者其破裂及病死率更高。

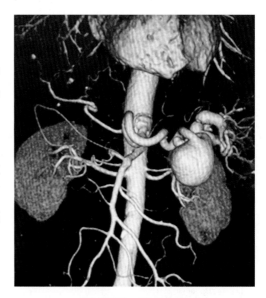

图 13-23 脾动脉瘤

二、临床表现

脾动脉瘤的症状可为上腹部疼痛、阵发性绞痛、恶心、呕吐、脾大，甚至肠梗阻。约 10%的病例可触及肿块，6% 有搏动感和猫喘音，然而有多数病例可能不具有明显的症状，直到动脉瘤破裂到腹腔以后，才通过手术探查得到诊断。未破裂前能明确诊断的病例不到 10%。破裂后的症状则有上腹部剧痛、左肩部放射痛（Kehr 征）和左肋缘下的腹壁触痛，同时还伴有恶心、呕吐和其他的出血表现。脾动脉瘤还可与门静脉系统形成动静脉瘘，引起腹水、肝脾肿大等门静脉高压症表现。

三、术中配合

1．麻醉及手术体位
局麻，取平卧位（术中可根据患者病情调整体位）。

2．物品的准备
同表 13-13。

3．器具的准备
见表 13-20。

表 13-20　器具的准备

物品名称	数　量	物品名称	数　量
穿刺针	1 根	6 F Ansel 长鞘 45 cm（必要时）	1 根
高压连接管	2 根	4 F/5 F Cobra 导管（必要时）	1 根
0.035 in 泥鳅导丝 260 cm	若干	4 F/5 F Sos Omni 导管（必要时）	1 根
5 F 普通猪尾巴导管	1 根	Renegade STC 18 微导管（必要时）	1 根
5 F 短鞘	1 根	弹簧圈（Cook）（必要时）	若干
4 F/5 F RS 脾动脉导管	1 根	Interlock 可控弹簧圈（必要时）	若干
7~12 F 短鞘（必要时）	1 根	自膨式外周裸支架（必要时）	1 枚
7~10 F 长鞘（必要时）	1 根	外周覆膜支架（必要时）	1 枚
血管闭合装置（必要时）	1 个		

注：0.035 in=0.889 mm。

4．腔内微创手术方式的选择
根据脾动脉瘤所在解剖部位及脾动脉形态，脾动脉瘤腔内微创手术方法主要有外周覆膜支架腔内隔绝术、弹簧圈栓塞术和自膨式外周裸支架植入＋栓塞术等。

目前临床脾动脉瘤腔内隔绝术可选用的外周覆膜支架主要有 Wallgraft（Boston Scientific）、Fluency（Bard）和 Viabahn（Gore）等（表 13-15）。脾动脉瘤栓塞术可选用的弹簧圈主要有 Cook 弹簧圈、Interlock 可控弹簧圈（Boston Scientific）等（表 13-16）。若行脾动脉瘤栓塞术应注意：注射造影剂和植入栓塞材料将增加动脉瘤瘤腔内压力，而导致动脉瘤破裂的可能，因此术者操作必须轻柔、细致，首选弹簧圈栓塞应避免异位栓塞，并于术前备血、备腹带等，做好开腹手术准备。

5. 操作步骤及术中配合流程

以经股总动脉穿刺行脾动脉瘤栓塞术为例，见表 13-21。

表 13-21 操作步骤及术中配合流程

操作步骤	术中配合流程
(1) 患者入室	心理护理；注意保暖；协助摆平卧位，双下肢略外展外旋；连接心电监护仪，观察血压、心率、氧饱和度变化；建立静脉通道
(2) 常规消毒双侧腹股沟，上至脐部，下至股中部，暴露腹股沟	准备消毒液（恒温箱加热至 37℃）；协助铺单；递送碘克沙醇注射液；配制台上肝素稀释液（生理盐水 1 000 ml + 肝素钠注射液 100 mg）
(3) 局麻下以改良 Seldinger 方法逆行穿刺一侧股总动脉，置入 0.035 in 泥鳅导丝 260 cm 和 5 F 短鞘	递送 1% 利多卡因注射液、穿刺针、高压连接管、0.035 in 泥鳅导丝 260 cm、5 F 短鞘；全身肝素化（首次给予剂量为每千克体重的 2/3 mg，后续可根据术中情况给药）；术中的腔内器具均需用配制的肝素稀释液冲洗
(4) 沿 0.035 in 泥鳅导丝 260 cm 置入 5 F 普通猪尾巴导管，行腹主动脉脾动脉段造影（图 13-24）	递送 5 F 普通猪尾巴导管
(5) 撤出 5 F 普通猪尾巴导管和 5 F 短鞘，交换成 6 F Ansel 长鞘 45 cm 和 4 F/5 F RS 脾动脉导管，超选脾动脉并造影，复杂病变可行 3D 造影	递送 6 F Ansel 长鞘 45 cm 和 4 F/5 F RS 脾动脉导管（根据造影情况更换导管）
(6) 根据造影结果，选择合适的弹簧圈植入病变处（若选用 Interlock 可控弹簧圈，建议更换成 5 F 导管）	递送弹簧圈（若选择用可控弹簧圈栓塞，需在床尾建立加压输液装置）
(7) 再次造影（图 13-25），检查脾动脉瘤是否隔绝，如效果不佳，可行其他腔内技术治疗	
(8) 撤出 6 F Ansel 长鞘、泥鳅导丝，选择合适的血管闭合装置封堵穿刺点	递送血管闭合装置
(9) 加压包扎穿刺点	递送纱布和弹力绷带并协助包扎；护送患者返回病房

注：0.035 in=0.889 mm。

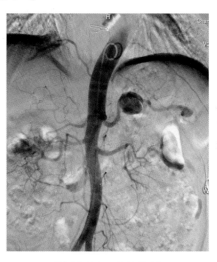 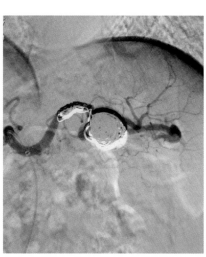

图 13-24 术中造影   图 13-25 术后造影

四、术中观察要点

1. 生命体征的观察

术中应持续监测血压、心率、血氧饱和度，高血压患者应予以对症处理。术者在操作过程中需轻柔、细致，避免动脉瘤破裂等医源性损伤发生。

2. 腹痛的观察

支架及弹簧圈的植入可能造成支架内急性血栓形成，术中需听取患者主诉，尤其是腹痛。栓塞治疗患者存在脾梗死及出血可能，需严密观察患者腹部体征，及早发现脾破裂征象。

3. 穿刺部位的观察

加压包扎穿刺点时，需观察穿刺部位皮下有无血肿，敷料有无渗血，并注意询问患者有无腹胀等不适，若患者出现心率加快、血压下降、烦躁等症状应及时处理。

第六节　髂动脉瘤

一、概述

髂动脉瘤（图 13-26）是指累及髂总动脉、髂内动脉和髂外动脉的动脉瘤，但由于解剖学特点多见于腹主动脉瘤累及髂动脉，孤立性髂动脉瘤并不常见。髂动脉瘤以瘤腔直径大于 2.5 cm 或大于正常直径的 1.5 倍为诊断标准。好发于髂总动脉段，病因可能与妊娠、感染、手术损伤、创伤、马方综合征等遗传疾病有关，但其主要致病因素仍是动脉粥样硬化。

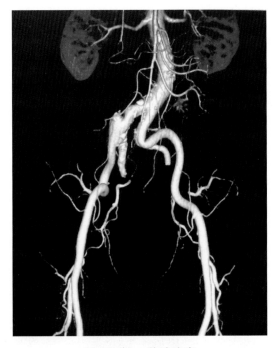

图 13-26　髂动脉瘤

二、临床表现

多数患者无症状，常在体检时偶然发现。2/3 的患者可触及搏动性包块，但因髂动脉走行深，故动脉瘤较小或患者偏胖时难以通过物理检查发现。压迫症状与邻近解剖结构受压相关，如压迫输尿管时出现血尿、输尿管扩张甚至肾盂肾炎；压迫直肠时出现排便性状改变、便秘；压迫腰骶神经时出现下肢乏力、麻木。此外，还可由于附壁血栓脱落造成急性下肢动脉栓塞。

三、术中配合

1. 麻醉及手术体位

局麻，取平卧位（术中可根据患者病情调整体位）。

2. 物品的准备

同表 13-13。

3. 器具的准备

见表 13-22。

表 13-22　器具的准备

物品名称	数量	物品名称	数量
穿刺针	1 根	5 F Sos Omni 导管（必要时）	1 根
高压连接管	2 根	5 F Cobra 导管（必要时）	1 根
0.035 in 泥鳅导丝 260 cm	1 根	5 F 刻度猪尾巴导管（必要时）	1 根
5 F 普通猪尾巴导管	1 根	Renegade STC 18 微导管（必要时）	1 根
5 F 短鞘	1 根	弹簧圈（Cook）（必要时）	若干
5 F 单弯导管	1 根	Interlock 可控弹簧圈（必要时）	若干
7~16 F 短鞘（必要时）	1 根	外周覆膜支架（必要时）	若干
7~10 F 长鞘（必要时）	1 根	腹主髂支支架（必要时）	若干
0.035 in 加硬泥鳅导丝 260 cm（必要时）	1 根	0.035 in Amplatz 超硬导丝 260 cm（必要时）	1 根
血管闭合装置（必要时）	1 个		

注：0.035 in=0.889 mm。

4. 腔内微创手术方式的选择

髂动脉瘤腔内治疗方法主要有外周覆膜支架腔内隔绝术、弹簧圈栓塞＋覆膜支架腔内隔绝术等。

（1）外周覆膜支架腔内隔绝术：如髂总动脉近端有足够的"锚定区"，可使用外周覆膜支架或腹主动脉髂支支架直接进行隔绝治疗。反之，则需应用腹主动脉"分体式"覆膜支架或"一体化"覆膜支架治疗。对于累及髂内、髂外动脉的髂动脉瘤，若想保留髂内动脉，可采用"三明治"技术，即在髂总动脉放置 1 枚外周覆膜支架（也可选择腹主髂支支架），并在该支架内嵌套 2 枚外周覆膜支架，1 枚在髂外释放，1 枚在髂内释放。目前临床可选用的外周覆膜支架主要有 Wallgraft（Boston Scientific）、Fluency（Bard）和 Viabahn（Gore）等（表 13-15）。

（2）弹簧圈栓塞＋覆膜支架腔内隔绝术：对于累及髂内动脉的髂动脉瘤，可选择先用弹簧圈栓塞髂内动脉，然后在髂外动脉植入 1 枚覆膜支架（外周覆膜支架或腹主髂支支架）方可隔绝动脉瘤。目前临床可选用的弹簧圈主要有 Cook 弹簧圈、Interlock 可控弹簧圈（Boston Scientific）等（表 13-16）。

5. 操作步骤及术中配合流程

以经双侧股总动脉穿刺行髂动脉瘤腔内隔绝术＋髂内动脉瘤栓塞术为例，见表 13-23。

表 13-23　操作步骤及术中配合流程

操作步骤	术中配合流程
（1）患者入室	心理护理；注意保暖；协助摆平卧位，双下肢略外展外旋；连接心电监护仪，观察血压、心率、氧饱和度变化；建立静脉通道
（2）常规消毒双侧腹股沟，上至脐部，下至股中部，暴露腹股沟	准备消毒液（恒温箱加热至 37℃）；协助铺单；递送碘克沙醇注射液；配制台上肝素稀释液（生理盐水 1 000 ml ＋肝素钠注射液 100 mg）
（3）局麻下以改良 Seldinger 方法穿刺左侧（也可右侧）股总动脉，置入 0.035 in 泥鳅导丝 260 cm、5 F 短鞘	递送 1% 利多卡因注射液、穿刺针、高压连接管、0.035 in 泥鳅导丝 260 cm、5 F 短鞘；全身肝素化（首次给予剂量为每千克体重的 2/3 mg，后续可根据术中情况给药）；术中的腔内器具均需用配制的肝素稀释液冲洗
（4）沿 0.035 in 泥鳅导丝 260 cm 置入 5 F 刻度猪尾巴导管行双侧髂动脉造影（图 13-27）	递送 5 F 刻度猪尾巴导管
（5）撤出 5 F 刻度猪尾巴导管，沿着 0.035 in 泥鳅导丝 260 cm 置入 5 F 单弯导管，超选右侧髂内动脉，撤出泥鳅导丝，将 5 F 单弯导管预留在右侧髂内动脉	递送 5 F 单弯导管（根据造影情况更换导管）
（6）以改良 Seldinger 方法穿刺右股总动脉，置入 0.035 in 加硬泥鳅导丝 260 cm 和 7~16 F 短鞘，沿加硬泥鳅导丝植入覆膜支架至髂外动脉病变处并释放，撤出覆膜支架输送系统	递送 0.035 in 加硬泥鳅导丝 260 cm、7~16 F 短鞘和覆膜支架（外周覆膜支架或腹主髂支支架）
（7）沿预留在右侧髂内动脉的 5 F 单弯导管植入合适型号的弹簧圈	递送弹簧圈（若选择用 Interlock 可控弹簧栓塞，由于带有致密纤毛，需在床尾建立加压输液装置）
（8）经右侧股总动脉的加硬泥鳅导丝置入 5 F 刻度猪尾巴导管，再次造影（图 13-28），查看髂动脉瘤是否隔绝，如效果不佳，可行其他腔内技术治疗	递送 5 F 刻度猪尾巴导管
（9）撤出导管、导丝、血管鞘，选择合适的血管闭合装置封堵穿刺点	递送血管闭合装置
（10）加压包扎穿刺点	递送纱布和弹力绷带并协助包扎；护送患者返回病房

注：0.035 in=0.889 mm。

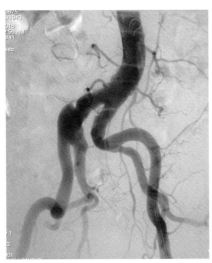
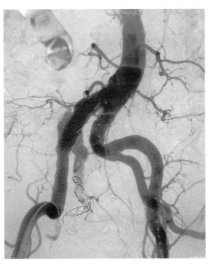

图 13-27 术中造影   图 13-28 术后造影

四、术中观察要点

1. 穿刺点的观察

由于血管内覆膜支架植入术常采用动脉穿刺，易引起动脉血管损伤而形成血肿，血肿机化后血流仍与血肿相沟通，通过中央的动脉裂孔处循环进出于血肿腔内形成假性动脉瘤。因此，手术完成后应检查穿刺侧动脉搏动情况以及穿刺点周围有无肿块，同时需注意患者生命体征，如患者出现头晕、口干、心率增快等早期休克表现，应对症处理。

2. 患肢血运的观察

因髂动脉瘤多合并动脉粥样硬化，应注意避免使用血管缝合器后引起管腔狭窄甚至闭塞。此外，由于动脉瘤腔内附壁血栓较多，还可出现术中血栓脱落导致远端动脉狭窄甚至完全闭塞，出现下肢急性缺血等症状。因此，术后要密切观察下肢的皮肤颜色、温度、感觉、动脉搏动以及有无疼痛主诉等情况。如出现缺血性剧痛、皮肤苍白、感觉迟钝、动脉搏动消失等急性动脉栓塞症状，应及时处理。

3. 内漏的观察

内漏是腔内隔绝术后最常见的并发症，常发生于覆膜支架的近端、远端锚定区或破损处。维持血压稳定、防止动脉压过高是预防内漏的关键。因此，术中需密切观察患者意识状态、血压、心率以及是否出现下腹部疼痛及搏动性肿块。

参·考·文·献

[1] 毛华娟，张雷，毛燕君，等. 多层自膨式裸支架治疗主动脉夹层动脉瘤的术中配合与护理 [J]. 解放军护理杂志，2012, 29(18): 56-58.

[2] 景在平. 血管腔内治疗学 [M]. 北京：人民卫生出版社，2003.

[3] 毛燕君，许秀芳，李海燕. 介入治疗护理学 [M]. 2 版. 北京：人民军医出版社，2013.

[4] 汪忠镐，张建，谷涌泉. 实用血管外科与血管介入治疗学 [M]. 北京：人民军医出版社，2004.

[5] 冯翔. 腹主动脉瘤腔内修复术最新技术解析 [M]. 北京：人民军医出版社，2013.

[6] 景在平，冯翔. 主动脉夹层腔内隔绝术 [M]. 北京：人民军医出版社，2008.

第十四章
动脉阻塞病

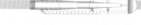

第一节　颈动脉狭窄

一、概述

颈动脉狭窄（图 14-1）多是由于颈动脉多种原因引起的颈动脉管腔的狭窄。其发病率较高，多发生于颈总动脉分叉和颈内动脉起始段，尤其是颈总动脉分叉处的病变与缺血性脑卒中有着直接的关系，对其进行治疗在脑卒中的预防上具有重要意义。

二、临床表现

动脉粥样硬化所致的颈动脉狭窄多见于中、老年人，常伴存着多种心血管危险因素。头臂干型大动脉炎造成的颈动脉狭窄多见于青少年，尤其是青年女性。临床上依据颈动脉狭窄是否产生脑缺血症状，分为症状性和非症状性两大类。

1. 症状性颈动脉狭窄

（1）脑部缺血症状：可有耳鸣、眩晕、黑蒙、视物模糊、头昏、头痛、失眠、记忆力减退、嗜睡、多梦等症状。眼部缺血表现为视力下降、偏盲、复视等。

（2）短暂性脑缺血发作（TIA）：局部的神经功能一过性丧失，临床表现为一侧肢体感觉或

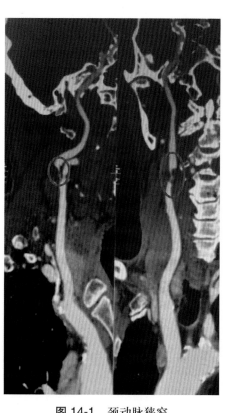

图 14-1　颈动脉狭窄

运动功能短暂障碍，一过性单眼失明或失语等，一般仅持续数分钟，发病后24小时内完全恢复，影像学检查无局灶性病变。

（3）缺血性脑卒中：常见临床症状有一侧肢体感觉障碍、偏瘫、失语、脑神经损伤，严重者出现昏迷等，并具有相应的神经系统的体征和影像学表现。

2. 无症状性颈动脉狭窄

许多颈动脉狭窄患者临床上无任何神经系统的症状和体征，有时仅在体格检查时发现颈动脉搏动减弱或消失，颈根部或颈动脉行经处可闻及血管杂音。无症状性颈动脉狭窄，尤其是重度狭窄或斑块溃疡病变被公认为"高危病变"，越来越受到重视。

三、术中配合

1. 麻醉及手术体位

局麻，取平卧位（术中可根据患者病情调整体位）。

2. 物品的准备

同表13-13。

3. 器具的准备

见表14-1。

表 14-1 器具的准备

物品名称	数 量	物品名称	数 量
穿刺针	1 根	6 F 长鞘 90 cm	1 根
高压连接管	2 根	压力泵	1 个
0.035 in 泥鳅导丝 260 cm	1 根	保护伞	1 套
5 F 普通猪尾巴导管	1 根	RX 型球囊导管	若干
5 F 短鞘	1 根	颈动脉支架	若干
4 F/5 F MPA 导管 125 cm	1 根	Y 阀三件套（必要时）	1 套
8~9 F 短鞘（必要时）	1 根	4 F/5 F JB2 导管（必要时）	1 根
8 F 导引导管（必要时）	1 根	血管闭合装置（必要时）	1 个
5 F VTK 导管 120 cm（必要时）	1 根		

注：0.035 in=0.889 mm。

以上是颈动脉狭窄腔内微创治疗的常规器具，术中可根据颈动脉的狭窄程度及血管形态选择更换不同类型的血管鞘、保护伞、RX 型球囊导管、颈动脉支架等。

（1）长鞘和导引导管：长鞘和导引导管均可用于颈动脉狭窄腔内治疗，术中可根据患者病情不同，选择不同长度的长鞘或者导引导管，其区别见表14-2。

表14-2　长鞘和导引导管的区别（仅供参考）

名　称	区　别
长鞘	长鞘头型有直头和弯头，支撑力较强，起到保护血管的作用。常规选用内径为6 F的长鞘，品牌有Cook、Terumo、Arrow等
导引导管	导引导管头型为弯头，支撑力一般，起到保护血管的作用。常规选用外径为8 F的导引导管。若选用8 F导引导管，需另准备8 F短鞘、Y阀和三通

（2）保护伞的选择：术中可根据造影情况及保护伞的特点进行选择，其品牌主要有Angioguard（Cordis）、Filterwire EZ（Boston Scientific）、Embolished NAV6（Abbott）、SpiderFX（Medtronic）、Mo.Ma（Medtronic）等。

（3）RX型球囊导管的选择：术中可根据造影情况及球囊的特点进行选择，其品牌主要有Submarine（Medtronic）、LitePAC（Bard）、Sterling Monorail（Boston Scientific）等。

（4）颈动脉支架的选择：术中可根据造影情况及支架的特点进行选择，其品牌主要有Acculink（Abbott）、Cristallo Ideale（Medtronic）、Wallstent（Boston Scientific）、Precise（Cordis）等。

4. 腔内微创手术方式的选择

目前颈动脉狭窄的腔内微创治疗方法主要以颈动脉球囊扩张＋支架植入术为主，对于严重闭塞的颈动脉，可选择在全麻下行杂交手术（颈动脉内膜剥脱＋腔内微创术）。

5. 操作步骤及术中配合流程

以经股总动脉穿刺行颈动脉球囊扩张＋支架植入术为例，见表14-3。

表14-3　操作步骤及术中配合流程

操作步骤	术中配合流程
（1）患者入室	心理护理；注意保暖；协助摆平卧位，双下肢略外展外旋；连接心电监护仪，观察血压、心率、氧饱和度变化；建立静脉通道
（2）常规消毒双侧腹股沟，上至脐部，下至股中部，暴露腹股沟	准备消毒液（恒温箱加热至37℃）；协助铺单；递造影剂；递送碘克沙醇注射液；配制台上肝素稀释液（生理盐水1 000 ml＋肝素钠注射液100 mg）
（3）局麻下以改良Seldinger方法穿刺股总动脉，置入5 F短鞘和0.035 in泥鳅导丝260 cm	递送1%利多卡因注射液、穿刺针、高压连接管、5 F短鞘、0.035 in泥鳅导丝260 cm；全身肝素化（首次给予剂量为每千克体重的2/3 mg，后续可根据术中情况给药）；术中的腔内器具均需用配制的肝素稀释液冲洗
（4）沿0.035 in泥鳅导丝260 cm置入5 F普通猪尾巴导管，将导管头端定位于主动脉弓部，撤出导丝，行主动脉弓造影	递送5 F普通猪尾巴导管

续表

操作步骤	术中配合流程
（5）撤出 5 F 普通猪尾巴导管和 5 F 短鞘，交换置入 6 F 长鞘 90 cm 和 4 F/5 F MPA 导管 125 cm，超选颈动脉并造影（图 14-2）	递送 6 F 长鞘 90 cm 和 4 F/5 F MPA 导管 125 cm（根据造影情况更换导管）
（6）根据造影结果，选择合适的保护伞，使用肝素稀释液排气（保护伞中的气体一定要排尽），撤出 4 F/5 F MPA 导管，经 6 F 长鞘将保护伞置于颈动脉病变部位远端 2 cm 以上较直血管处	递送保护伞
（7）选择合适 RX 型球囊导管，沿保护伞导丝置入达狭窄部位，充盈球囊扩张（预扩或后扩需根据术中情况而定）	连接加压输液装置；递送压力泵、RX 型球囊导管
（8）沿着保护伞导丝退出球囊，选择合适的颈动脉支架，沿着保护伞导丝将颈动脉支架植入狭窄部位，定位后进行释放	递送颈动脉支架（根据所选支架的直径需更换配套的血管鞘）
（9）撤出颈动脉支架输送系统，再次进行造影评估，必要时行球囊后扩张；沿保护伞导丝置入回收鞘，将保护伞回收入鞘内，再次行颈动脉造影（图 14-3）	递送回收鞘
（10）撤出长鞘，选择合适的血管闭合装置封堵穿刺点	递送血管闭合装置
（11）加压包扎穿刺点	递送纱布和弹力绷带并协助包扎；护送患者返回病房

注：0.035 in=0.889 mm。

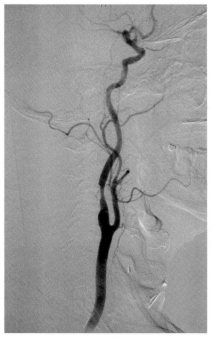

图 14-2 颈动脉造影

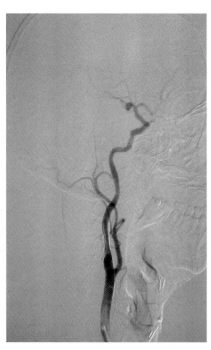

图 14-3 颈动脉术后造影

四、术中观察要点

1. 颈动脉窦反应的观察

术中球囊扩张和支架释放刺激了颈动脉压力感受器，可能会出现迷走反射而导致血压下降、心率减慢，严重时可造成心搏骤停或脑内低灌注。术中需密切监测心率和血压变化，必要时使用阿托品或多巴胺调整心率及血压，保证循环平稳。

2. 过度灌注综合征的观察

过度灌注综合征是支架植入后常见并发症之一，表现为头痛、局部性和（或）全身性癫痫，严重者可发生颅内出血而危及生命。术中应密切观察有无头痛、呕吐、血压升高、呼吸及脉搏变慢等颅内出血、颅高压症状，将收缩压控制在基础血压以下 20 mmHg 的水平。当患者出现头痛不适、血压升高、神志变化、瞳孔异常时，应考虑过度灌注综合征的可能，及时进行处理。

第二节　锁骨下动脉狭窄

一、概述

锁骨下动脉狭窄（图 14-4）是指锁骨下动脉分出椎动脉之前的近心端发生部分性或完全性闭塞时，由于虹吸作用，引起患侧椎动脉血液逆流，反向供应缺血的患侧上肢，结果会导致椎-基底动脉缺血性发作和患侧上肢的缺血症状。病因多为动脉粥样硬化或大动脉炎等。

二、临床表现

锁骨下动脉狭窄是血管外科常见疾病，临床表现包括以下几个方面。

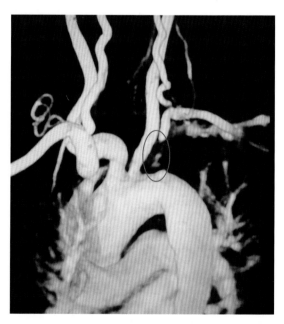

图 14-4　锁骨下动脉狭窄

1. 血压

患侧上肢血压降低，两上肢收缩压相差可在 20~150 mmHg，多数相差在 20~70 mmHg，从血管造影、症状程度和发作频率来看，血压差和锁骨下动脉狭窄的程度无关。

2. 脉搏

可出现患肢脉搏迟滞，这是由于脉搏波要由对侧椎动脉至患侧椎动脉，再至腕部，其距离较远的缘故；也可出现患侧桡动脉搏动减弱或消失，甚至有的肱动脉或锁骨下动脉搏动减弱或消失。

3. 肢体功能减退和脑神经症状

由于上肢供血不足、活动后易疲劳，缺血严重者甚至出现上肢麻木、指端发绀等症状，狭窄病变者锁骨上区域多数可闻及收缩期杂音，运动患肢可能使杂音加重。患肢活动时可出现发作性头晕、视物模糊、复视、共济失调、构音障碍和晕厥等后循环（脑干、枕叶和小脑）供血不足表现，严重时颈内动脉血液经后交通动脉逆流，导致颈内动脉系统缺血症状如偏瘫、偏身感觉障碍和失语等。

三、术中配合

1. 麻醉及手术体位

局麻，取平卧位（术中可根据患者病情调整体位）。

2. 物品的准备

同表 13-4。

3. 器具的准备

见表 14-4。

表 14-4　器具的准备

物品名称	数量	物品名称	数量
穿刺针	1 根	5 F 普通猪尾巴导管	1 根
高压连接管	2 根	5~6 F 短鞘	若干
0.035 in 泥鳅导丝 260 cm	若干	6~7 F 长鞘 90 cm	1 根
4 F/5 F MPA 导管 125 cm	1 根	压力泵（必要时）	1 个
4 F/5 F 单弯导管（必要时）	1 根	球囊导管（必要时）	1 根
Y 阀三件套（必要时）	1 套	自膨式外周裸支架（必要时）	1 枚
4 F/5 F Mariner Bernestein 导管 130 cm（必要时）	1 根	OTW 型球囊扩张式外周裸支架（必要时）	1 枚
血管闭合装置（必要时）	1 个	0.035 in Amplatz 超硬导丝（必要时）	1 根

注：0.035 in=0.889 mm。

4. 腔内微创手术方式的选择

锁骨下动脉狭窄的腔内微创治疗方法主要以球囊扩张＋支架植入术为主，术中可根据造影情况及支架的特性选择合适的自膨式外周裸支架或 OTW 型球囊扩张式外周裸支架。在处理锁骨下动脉闭塞病变时，若通过股动脉入路做顺血流方向无法开通闭塞段，则可选择肱动脉入路做逆向穿刺，导丝、导管配合开通。

5. 操作步骤及术中配合流程

以经股总动脉穿刺行锁骨下动脉 OTW 型球囊扩张式外周裸支架植入术为例，见表 14-5。

表 14-5　操作步骤及术中配合流程

操作步骤	术中配合流程
（1）患者入室	心理护理；注意保暖；协助摆平卧位，双下肢略外展外旋；连接心电监护仪，观察血压、心率、氧饱和度变化；建立静脉通道
（2）常规消毒双侧腹股沟，上至脐部，下至股中部，暴露腹股沟	准备消毒液（恒温箱加热至37℃）；协助铺单；递送碘克沙醇注射液；配制台上肝素稀释液（生理盐水1 000 ml + 肝素钠注射液100 mg）
（3）局麻下以改良Seldinger方法穿刺一侧股总动脉，置入5 F短鞘、0.035 in泥鳅导丝260 cm	递送1%利多卡因注射液、穿刺针、高压连接管、0.035 in泥鳅导丝260 cm、5 F短鞘；全身肝素化（首次给予剂量为每千克体重的2/3 mg，后续可根据术中情况给药）；术中的腔内器具均需用配制的肝素稀释液冲洗
（4）沿0.035 in泥鳅导丝260 cm置入5 F普通猪尾巴导管，将导管头端定位于主动脉弓部，撤出泥鳅导丝，行主动脉弓造影	递送5 F普通猪尾巴导管
（5）撤出5 F普通猪尾巴导管和5 F短鞘，交换置入6 F长鞘90 cm和4 F/5 F MPA导管125 cm，超选锁骨下动脉并造影（图14-5）	递送6 F长鞘90 cm和4 F/5 F MPA导管125 cm（根据造影情况更换导管）
（6）退出4 F/5 F MPA导管125 cm，选择合适的OTW型球囊扩张式外周裸支架，沿0.035 in泥鳅导丝260 cm将球囊扩张式外周裸支架植入病变部位，定位后充盈球囊，释放支架	递送压力泵、球囊扩张式外周裸支架（根据所选支架的直径需更换配套的血管鞘）
（7）撤出输送系统，再次行锁骨下动脉造影（图14-6）	
（8）撤出长鞘、导丝，选择合适的血管闭合装置封堵穿刺点	递送血管闭合装置
（9）加压包扎穿刺点	递送纱布和弹力绷带并协助包扎；护送患者返回病房

注：0.035 in=0.889 mm。

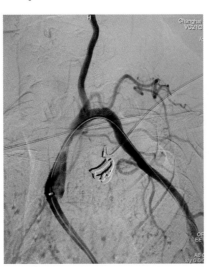 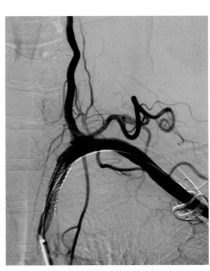

图 14-5　锁骨下动脉造影　　　　图 14-6　锁骨下动脉术后造影

四、术中观察要点

1. 严密观察生命体征

当球囊扩张时，由于血管被撑开，可能出现动脉斑块脱落，形成栓子，造成脑梗死，因此应严密观察患者意识状态，有无头痛、头晕、视物模糊及肢体运动障碍；也可能造成血管破裂出血，如患者出现持续性剧烈疼痛，伴有血压下降、心率加快、呼吸困难等，应加快输液速度，补充血容量，备好外周覆膜支架。术中由于造影剂和（或）导丝导管的刺激会引起血管痉挛，可予以血管扩张剂。在手术过程中，由于患者紧张、疼痛及其他因素，可导致血压高于正常值，必要时予以降压治疗。

2. 神经系统症状的观察

锁骨下动脉狭窄或闭塞解除后，窃血消失，血液循环恢复正常，脑血流量增加，此时由于脑血管自动调节功能不足，可引起脑过度灌注，导致脑组织水肿和出血，表现为头痛、恶心、喷射性呕吐、视神经盘水肿等。一旦出现上述症状，应及时予以脱水、降颅压，并使血压控制在基础血压以下的 20~30 mmHg 水平。

第三节　肾动脉狭窄

一、概述

肾动脉狭窄（renal artery stenosis，RAS）是引起继发性高血压和（或）肾功能不全的重要原因之一，占继发性高血压患者的 5%~10%，继发性高血压难以控制，肾动脉狭窄导致肾脏灌注不足，最终导致缺血性肾病甚至肾功能衰竭（图 14-7）。肾动脉狭窄常见的原因为动脉粥样硬化、纤维肌性发育不良和大动脉炎。

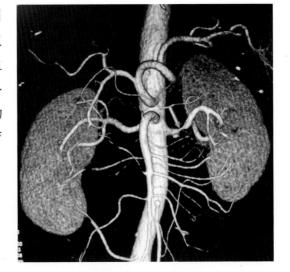

图 14-7　肾动脉狭窄

二、临床表现

1. 病史特点

• 无原发性高血压家族史。

• 年龄与性别：20 岁之前或 50 岁以后出现中重度高血压。大动脉炎以女性多见，动脉粥样硬化引起者以男性为多。

• 病史较短，病情发展快，无法解释的恶性高血压。

- 对一般降压药反应欠佳，对血管紧张素转换酶抑制剂较敏感。

2. 体征

- 高血压（血压常高于 200/120 mmHg），以舒张压升高较明显。
- 大动脉炎患者出现四肢血压不对称。
- 部分肾动脉狭窄患者腹部或腰部可闻及血管杂音。

三、术中配合

1. 麻醉及手术体位

局麻，取平卧位（术中可根据患者病情调整体位）。

2. 物品的准备

同表 13-4。

3. 器具的准备

见表 14-6。

表 14-6　器具的准备

物品名称	数量	物品名称	数量
穿刺针	1 根	5 F 普通猪尾巴导管	1 根
高压连接管	2 根	5 F 短鞘	1 根
0.035 in 泥鳅导丝 180 cm	1 根	6 F Ansel 长鞘 45 cm	1 根
4 F/5 F Sos Omni 导管	1 根	0.014 in 弹簧头导丝 300 cm	1 根
压力泵（必要时）	1 个	RX 型球囊扩张式外周裸支架	1 根
4 F/5 F Cobra 导管（必要时）	1 根	7 F 导引导管（必要时）	1 根
4 F/5 F 单弯导管（必要时）	1 根	7 F 短鞘（必要时）	1 根
0.035 in Rosen 超硬导丝 260 cm（必要时）	1 根	Y 阀三件套（必要时）	1 套
血管闭合装置（必要时）	1 个	RX 型球囊导管（必要时）	若干

注：0.014 in=0.356 mm，0.035 in=0.889 mm。

4. 腔内微创手术方式的选择

目前肾动脉狭窄的腔内微创治疗方法主要以球囊扩张和支架植入术为主，术中可根据造影情况及支架的特性选择合适的 RX 型球囊扩张式外周裸支架，其品牌有 Express SD（Boston Scientific）、Palmaz Blue（Cordis）和 Hippocampus（Medtronic）等。

5. 操作步骤及术中配合流程

以经股总动脉穿刺行肾动脉球囊扩张＋支架植入术为例，见表 14-7。

表 14-7　操作步骤及术中配合流程

操作步骤	术中配合流程
(1) 患者入室	心理护理；注意保暖；协助摆平卧位，双下肢略外展外旋；连接心电监护仪，观察血压、心率、氧饱和度变化；建立静脉通道
(2) 常规消毒双侧腹股沟，上至脐部，下至股中部，暴露腹股沟	准备消毒液（恒温箱加热至 37℃）；协助铺单；递送碘克沙醇注射液；配制台上肝素稀释液（生理盐水 1 000 ml + 肝素钠注射液 100 mg）
(3) 局麻下以改良 Seldinger 方法逆行穿刺一侧股总动脉，置入 5 F 短鞘、0.035 in 泥鳅导丝 180 cm	递送 1% 利多卡因注射液、穿刺针、高压连接管、0.035 in 泥鳅导丝 180 cm、5 F 短鞘；全身肝素化（首次给予剂量为每千克体重的 2/3 mg，后续可根据术中情况给药）；术中的腔内器具均需用配制的肝素稀释液冲洗
(4) 沿 0.035 in 泥鳅导丝 180 cm 置入 5 F 普通猪尾巴导管，将导管头端定位于肾动脉上方，撤出泥鳅导丝，行腹主动脉造影（图 14-8）	递送 5 F 普通猪尾巴导管
(5) 撤出 5 F 普通猪尾巴导管和 5 F 短鞘，交换置入 6 F Ansel 长鞘 45 cm 和 4 F/5 F Sos Omni 导管，超选肾动脉并造影	递送 6 F Ansel 长鞘 45 cm 和 4 F/5 F Sos Omni 导管（根据造影情况更换导管）
(6) 撤出 0.035 in 泥鳅导丝 260 cm，沿着 4 F/5 F Sos Omni 导管置入 0.014 in 弹簧头导丝至肾动脉远端，撤出 4 F/5 F Sos Omni 导管，沿 0.014 in 弹簧头导丝将 RX 型球囊扩张式外周裸支架植入病变部位，定位后充盈球囊，释放支架	递送 0.014 in 弹簧头导丝、压力泵、RX 型球囊扩张式外周裸支架（根据所选支架的直径需更换配套的血管鞘）
(7) 撤出输送系统，再次行肾动脉造影（图 14-9）	
(8) 撤出 6 F Ansel 长鞘、导丝，选择合适的血管闭合装置封堵穿刺点	递送血管闭合装置
(9) 加压包扎穿刺点	递送纱布和弹力绷带并协助包扎；护送患者返回病房

注：0.014 in=0.356 mm，0.035 in=0.889 mm。

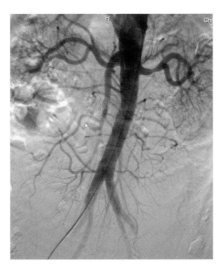

图 14-8　术中造影

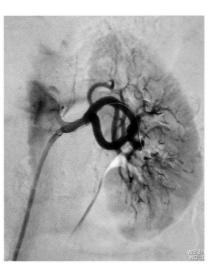

图 14-9　术后造影

四、术中观察要点

1. 血压的监测

血压变化是观察疗效的重要指标，患者出现顽固性血压升高的原因主要是由于肾动脉严重狭窄，引起肾素释放增加，出现持续性血压升高。术后由于肾素代谢原因，血压变化可能是一个较缓慢的过程。

2. 并发症的观察

术中要询问患者有无腰背部疼痛等症状，密切观察尿量，严格控制血压，避免血压波动过大。长期的高血压对心、脑等靶器官也可造成损害，术后应继续使用抗凝、抗血小板药物，减少心、脑血管并发症的发生。此外，需注意因术中导丝意外穿破肾实质而导致出血引起的血压下降甚至休克。

第四节　下肢动脉硬化闭塞症

一、概述

下肢动脉硬化闭塞症是由动脉粥样硬化斑块不断扩大和继发血栓形成导致的下肢动脉狭窄、闭塞导致缺血的病变（图 14-10）。下肢动脉硬化闭塞症一般见于中老年人，常伴有吸烟、糖尿病、高血压、高脂血症等危险因素，其中吸烟与糖尿病的危害最大，两者均可使周围动脉疾病的发生率增高，合并存在危险性更高。其次是高脂血症，尤其是血低密度脂蛋白、胆固醇升高，与全身多部位动脉粥样硬化的发生密切相关。及时发现导致动脉硬化的危险因素并加以控制，能够延缓动脉硬化的进程，降低下肢动脉硬化闭塞症的发生风险。

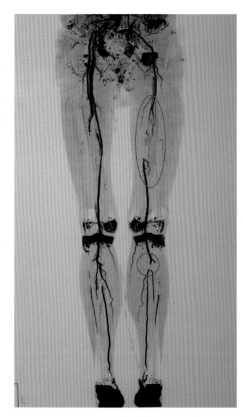

图 14-10　下肢动脉硬化闭塞

二、临床表现

1. Fontaine 分期

根据患者症状的严重程度，按 Fontaine 分期，一般将临床表现分为 4 期。

（1）Ⅰ期：轻微主诉期。多数患者无症状或者症状轻微，例如患肢怕冷、行走易疲劳等。此时让患者行走一段距离再检查，常能发现下肢动脉搏动减弱甚至消失。

（2）Ⅱ期：间歇性跛行期。间歇性跛行是下肢动脉硬化闭塞症的特征性表现。跛行时间越长，行走距离越短，则动脉病变程度越重。临床上常以跛行距离 200 m 作为间歇性跛行期的分界，Ⅱ期常常被划分为Ⅱa期（绝对跛行距离 >200 m）和Ⅱb期（绝对跛行距离 ≤ 200 m）。

（3）Ⅲ期：静息痛期。当病变进一步发展，而侧支循环建立严重不足，使患肢处于相当严重的缺血状态，即使在休息时也感到疼痛、麻木和感觉异常。疼痛一般以肢端为主。

（4）Ⅳ期：组织坏死期。主要指病变继续发展至闭塞期，侧支循环十分有限，出现营养障碍症状。在发生溃疡或坏疽以前，皮肤温度降低，色泽为暗紫色。早期坏疽和溃疡往往发生在足趾部，随着病变的进展，感染、坏疽可逐渐向上发展至足部、踝部或者小腿，严重者可出现全身中毒症状。

2．按 Rutherford 分级

一般将临床表现分为 0～6 级。

（1）下肢动脉硬化闭塞症 0 级：无临床症状，踏车试验或反应性充血试验正常，无动脉阻塞的血液动力表现（标准踏车试验在 15 度斜面上，速度为每小时 2 英里，时间 5 分钟）。

（2）下肢动脉硬化闭塞症 1 级：轻度间歇性跛行，完成踏车试验，运动后踝动脉压 >50 mmHg，但低于休息时 AP 约 20 mmHg。

（3）下肢动脉硬化闭塞症 2 级：中度间歇性跛行，界于 1 级和 3 级之间。

（4）下肢动脉硬化闭塞症 3 级：重度间歇性跛行，不能完成踏车试验，运动后踝动脉压 <50 mmHg。

（5）下肢动脉硬化闭塞症 4 级：缺血性静息痛，休息时踝动脉压 <40 mmHg，足背和胫后动脉几乎不能触及，足趾动脉压 <30 mmHg。

（6）下肢动脉硬化闭塞症 5 级：轻微组织缺损，局灶性坏疽伴足底弥漫性缺血改变，休息时踝动脉压 <60 mmHg，足背和胫后动脉几乎不能触及，足趾动脉压 <40 mmHg。

（7）下肢动脉硬化闭塞症 6 级：组织溃疡、坏疽。

三、术中配合

1．麻醉及手术体位

局麻，取平卧位（术中可根据患者病情调整体位）。

2．物品的准备

同表 13-4。

3．器具的准备

见表 14-8。

表 14-8 器具的准备

物品名称	数 量	物品名称	数 量
穿刺针	1 根	5 F Omni Flush 导管	1 根
高压连接管	2 根	4 F/5 F MPA 导管 125 cm	1 根

续表

物品名称	数量	物品名称	数量
0.035 in 泥鳅导丝 260 cm	1 根	4~6 F 短鞘（必要时）	1 根
6~8 F 翻山鞘 40 cm	1 根	4~6 F 长鞘（必要时）	1 根
4 F/5 F Mariner Bernstein 导管（必要时）	1 根	压力泵（必要时）	1 根
支持导管（必要时）	1 根	普通球囊导管（必要时）	若干
4 F/5 F 单弯导管（必要时）	1 根	载药球囊导管（必要时）	若干
5 F Rim 导管（必要时）	1 根	切割球囊导管（必要时）	若干
4 F/5 F Aqua 导管（必要时）	1 根	球囊扩张式载药支架（必要时）	若干
5 F 普通猪尾巴导管（必要时）	1 根	自膨式外周裸支架（必要时）	若干
3~5 F 溶栓导管（必要时）	若干	外周覆膜支架（必要时）	若干
0.014 in 导丝 300 cm（必要时）	1 根	AngioJet 血栓抽吸系统（必要时）	1 套
0.018 in 导丝 300 cm（必要时）	1 根	Straub 机械血栓切除系统（必要时）	1 套
0.035 in 加硬泥鳅导丝 260 cm（必要时）	1 根	SilverHawk 外周斑块切除系统（必要时）	1 套
Y 阀三件套（必要时）	1 套	血管闭合装置（必要时）	1 个

注：0.014 in=0.356 mm，0.018 in=0.457 mm，0.035 in=0.889 mm。

4. 腔内微创手术方式的选择

下肢动脉硬化闭塞腔内微创治疗方法主要有球囊扩张术、支架植入术、置管溶栓术、血栓抽吸术、斑块切除术等。

（1）下肢动脉球囊扩张术：球囊扩张术适用于各种原因引起的下肢动脉狭窄的扩张。目前治疗下肢动脉硬化闭塞的球囊品牌较多，术中可根据血管造影情况及球囊的特点进行选择。

（2）下肢动脉支架植入术：对于下肢动脉硬化闭塞患者，在行下肢动脉球囊扩张术后，若出现严重弹性回缩或血流限制性夹层，可选择支架植入治疗下肢动脉病变。目前临床常规用于下肢动脉硬化闭塞的支架品牌较多，主要有 3 类：自膨式外周裸支架、球囊扩张式裸支架（内含球囊扩张式载药支架）和外周覆膜支架，术中可根据血管造影情况及支架的特点进行选择。

（3）下肢动脉置管溶栓术：对于急性下肢动脉栓塞或者下肢动脉血栓形成，可选用 Uni Fuse 溶栓导管置入下肢动脉病变处，并注入溶栓药物（如尿激酶）进行局部溶栓，持续 30 分钟左右后再次行下肢动脉造影。若造影显示下肢动脉无明显血栓，可选择球囊扩张、支架植入等腔内治疗；若造影显示下肢动脉仍有血栓，可选择留置溶栓导管或其他腔内治疗。动脉置管溶栓有微泵持续输注法和脉冲喷射法，术中常采用脉冲喷射法（图 14-11）。

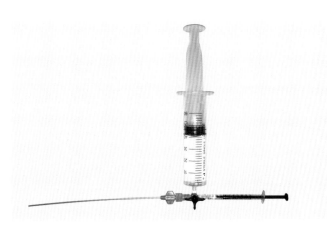

图 14-11　脉冲喷射法

（4）下肢动脉血栓抽吸术：对于急性或亚急性下肢动脉栓塞或血栓形成，可选用 AngioJet 血栓抽吸系统（Boston Scientific）；对于下肢动脉内急性、亚急性和慢性阻塞中的血栓以及动脉粥样硬化物质的机械切除，可选用 Rotarex 机械血栓切除系统（Straub）。

（5）下肢动脉斑块切除术：对于下肢动脉中的原发性和再狭窄性粥样硬化病变，可选用 SilverHawk TurboHawk 外周斑块切除系统（Medtronic）或 Turo Elite 激光光纤导管系统（Spectranetics）。

5. 操作步骤及术中配合流程

以左下肢股动脉硬化闭塞为例，经右股总动脉翻山行左下肢动脉球囊扩张 + 自膨式裸支架植入术，见表 14-9。

表 14-9　操作步骤及术中配合流程

操作步骤	术中配合流程
（1）患者入室	心理护理；注意保暖；协助摆平卧位，双下肢略外展外旋；连接心电监护仪，观察血压、心率、氧饱和度变化；建立静脉通道
（2）常规消毒双侧腹股沟，上至脐部，下至股中部，暴露腹股沟	准备消毒液（恒温箱加热至 37℃）；协助铺单；递送碘克沙醇注射液；配制台上肝素稀释液（生理盐水 1 000 ml + 肝素钠注射液 100 mg）
（3）局麻下以改良 Seldinger 方法逆行穿刺右侧股总动脉	递送 1% 利多卡因注射液、穿刺针、高压连接管；全身肝素化（首次给予剂量为每千克体重的 2/3 mg，后续可根据术中情况给药）；术中的腔内器具均需用配制的肝素稀释液冲洗
（4）置入 6 F 翻山鞘 40 cm、0.035 in 泥鳅导丝 260 cm，沿泥鳅导丝置入 5 F Omni Flush 导管至腹主动脉，撤出导丝，分别对髂动脉、股浅动脉、腘动脉、膝下动脉进行造影（图 14-12）	递送 6 F 翻山鞘 40 cm、0.035 in 泥鳅导丝 260 cm 和 5 F Omni Flush 导管（根据情况更换导管）
（5）经 5 F Omni Flush 导管置入 0.035 in 泥鳅导丝 260 cm 配合翻山至左下肢，撤出 5 F Omni Flush 导管，更换成 4 F MPA 导管 125 cm，泥鳅导丝配合 4 F MPA 导管开通左侧股浅动脉闭塞段，测量其直径和长度，选择合适的球囊导管	递送 4 F MPA 导管 125 cm（根据造影情况更换导管）

操作步骤	术中配合流程
（6）成功开通闭塞段后，撤出 4 F MPA 导管 125 cm，将球囊导管沿 0.035 in 泥鳅导丝 260 cm 置入病变部位，经压力泵抽吸碘克沙醇稀释液后快速注入球囊导管，充盈球囊，使狭窄段扩张	递送压力泵、球囊导管
（7）撤出球囊导管，选择合适型号的自膨式外周裸支架，沿 0.035 in 泥鳅导丝 260 cm 将自膨式外周裸支架植入左侧股浅动脉病变处，定位并进行释放	递送自膨式外周裸支架
（8）撤出输送系统，再次行患肢动脉造影，查看患肢远端血流是否通畅（图 14-13）	
（9）撤出翻山鞘、导丝，选择合适的血管闭合装置封堵穿刺点	递送血管闭合装置
（10）加压包扎穿刺点	递送纱布和弹力绷带并协助包扎；护送患者返回病房

注：0.035 in=0.889 mm。

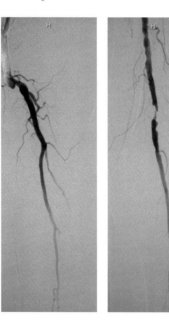
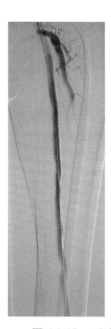
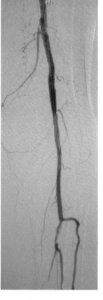

图 14-12　患肢术中造影　　　　图 14-13　下肢动脉术后造影

四、术中观察要点

1. 生命体征的观察

严密观察生命体征，尤其是血压和心率的变化。当球囊扩张压力过大时可引起动脉破裂、出血而危及生命。一旦发生，可通过血管造影显现的造影剂外渗来判断血管破裂的范围。血管成形术所诱发的腹股沟远端血管破裂很少危及生命，但可造成假性动脉瘤形成或动脉闭塞。在多数腹股沟下血管穿孔病例中，均采取保守治疗。辅助的腔内治疗方法包括球囊压迫、外周覆膜支架植入，或者由于持续的造影剂外渗或发生血肿而施行弹簧圈栓塞。

2. 疼痛的观察

（1）动脉痉挛和侧分支闭塞：是下肢动脉腔内成形术治疗中的常见并发症。主要表现为下肢的剧烈疼痛，难以忍受。因在下肢动脉腔内成形术治疗时，过多过大地刺激血管易导致动脉痉挛。一旦发生动脉痉挛，可将 10 μg 硝酸甘油或 30~60 mg 罂粟碱经导管注入，必要时半小时后再给予相同的剂量。

（2）急性肢体动脉血栓形成：是下肢动脉腔内成形术的并发症之一。主要表现为下肢的疼痛，皮肤色泽改变，远端动脉搏动减弱或消失。因在腔内治疗过程中，当扩张的球囊对局部动脉内膜的损伤，或导管（导丝）对动脉的刺激，造成动脉痉挛，以及腔内治疗失败时，未及时应用抗凝药物和（或）抗血小板药物，或虽然应用抗凝药物而腔内介入治疗时间过长，没有及时追加抗凝药。一旦发现即应溶栓治疗。溶栓包括导管溶栓和静脉溶栓，导管溶栓是根据情况通过导管向动脉内注入尿激酶 20 万 ~100 万 U，必要时可保留置管持续导管溶栓，每天 20 万 ~100 万 U，连续应用 3~5 天。静脉溶栓是通过外周浅静脉给药，每天 50 万 ~100 万 U，连续应用 3~5 天。在溶栓过程中，要每天监测部分活化凝血时间，一般维持在正常的 2 倍左右。术中出现动脉血栓时，应及时行溶栓治疗。当重要的侧分支闭塞时，可行腔内治疗，如球囊扩张和支架植入，也可行手术血管重建。

（3）再灌注损伤：多发生于肢体缺血严重的腔内成形术患者。主要表现为肌肉和肌间组织水肿，导致骨筋膜间隙张力逐渐增高，患肢水肿，进而压迫血管和神经，引起剧烈疼痛。严重时，远端动脉搏动减弱或消失，可造成肢体缺血坏死、肾功能衰竭等，此谓骨筋膜室综合征。确诊此综合征后，应及时行骨筋膜切开减压术，以挽救患肢。如果延误诊断，可发生肌肉坏死，甚至酿成患肢坏死、丧失肢体、肾功能衰竭的严重后果。

参·考·文·献

[1] 景在平. 血管腔内治疗学 [M]. 北京：人民卫生出版社, 2003.

[2] 毛燕君, 许秀芳, 张海燕. 介入治疗护理学 [M]. 2 版. 北京：人民军医出版社, 2013.

[3] 汪忠镐, 张建, 谷涌泉. 实用血管外科与血管介入治疗学 [M]. 北京：人民军医出版社, 2004.

[4] 姜卫剑, 李选, 任安, 等. 脉冲 – 喷射溶栓治疗腘动脉栓塞 [J]. 中华放射性杂志, 1996,30:301-305.

[5] 包俊敏, 梅志军. 如何规范应用导管溶栓术治疗动脉闭塞性疾病 [J]. 临床误诊误治, 2014,27:42-45.

[6] 张荣林, 施广飞, 周素霞, 等. 支架内再狭窄的介入治疗 [J]. 中华医学杂志（英文版）, 2001,114:67.

[7] 姜卫剑, 吴朝阳, 刘伟, 等. 经皮经腔介入治疗技术在动脉狭窄性疾病中的应用 [J]. 中华放射性杂志, 2000,34:528-530.

[8] Yuan L, Bao J, Zhao Z, et al. Endovascular therapy for long-segment atherosclerotic aortoiliac occlusion[J]. J Vasc Surg, 2014,59:663-668.

[9] Tunesen K H, Sager P, Karle A, et al. Percutaneous transluminal angioplasty of the superficial artery by retrograde catheteration via the poplitealartery[J]. Cardio Vascular and Interventional Radiology, 1988,1:127.

[10] 刘昌伟. 下肢动脉硬化性闭塞症治疗指南 [J]. 中国实用外科杂志, 2008,28(11):923-924.

第十五章
下肢浅静脉曲张

一、概述

下肢浅静脉曲张在血管疾病中最常见，多为大隐静脉及其属支的病变（图 15-1）。下肢静脉瓣膜功能不全、下肢深静脉血栓后综合征、K-T 综合征等疾病都可引起静脉曲张，它不是一个独立的疾病，而是下肢静脉病变的一个临床表现。静脉曲张的治疗分保守治疗和手术治疗。保守治疗贯穿于静脉曲张治疗的全程，手术治疗通常在出现并发症或影响美观或患者有手术意愿时进行。目前手术治疗的方式很多，按照原理可分为两大类：去除病变静脉和原位损毁病变静脉。去除静脉的方式为静脉剥除术，传统的长切口剥除静脉基本已弃用，目前可采用小切口点状剥除。损毁病变静脉的方式包括硬化剂注射、激光、射频闭合等治疗方式。不论是何种手术方式，目的都在于消除曲张静脉的不良血流动力学状态。

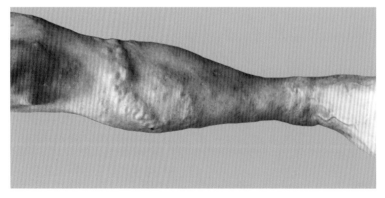

图 15-1　静脉曲张

二、临床表现

在临床中，静脉曲张患者的表现多种多样，需要鉴别和判断。最常见的腿部症状包括以下几点：下肢不规则疼痛、刺痛感，感觉异常、乏力，腿部及足部烧灼感、夜间肌痉挛、下肢不宁综合征、灼热感和冰冷感、牵拉性疼痛等。体征则包括：蜘蛛痣、毛细血管扩张、下肢水肿、静脉蚓状突起、皮肤色素沉着、脂质硬化、湿疹、溃疡等。

　　静脉曲张表现形式差异也很大，有曲张非常明显而无明显腿部症状者，也有曲张不明显但有很强烈症状者。对待不同的患者，需要详细问诊，了解具体病情，制订最佳治疗方案。血管彩超可以明确下肢的血流动力学状态、静脉直径、瓣膜功能，对于疾病的诊断和治疗有很大帮助。

三、术中配合

1. 麻醉及手术体位

局麻，取平卧位（术中可根据患者病情调整体位）。

2. 物品的准备

见表 15-1。

表 15-1　物品的准备

物品名称	数量	物品名称	数量
一次性手术包	1 个	持针器	1 把
一次性 1 ml、2 ml、5 ml 注射器	各 1 个	线剪、组织剪	各 1 把
一次性手套	2 副	中弯	2 把
大纱布	1 包	密氏钳	1 把
三通	1 个	小弯	6 把
1% 利多卡因注射液	4 支	蚊钳	6 把
丝线（1 号）	1 包	刀柄、尖刀片	各 1
无损伤线（4-0）	1 根	5 F 单弯导管	1 根
有齿镊	2 把	1% 聚多卡醇注射液	1~2 支
Histoacryl 组织胶水	1 支	治疗型静脉曲张袜	1 双
Muller 钩	1 把	Mepore 自黏性伤口无菌敷料	若干
弹力绷带	2 卷	生理盐水 500 ml	1 袋
皮拉钩	2 个		

3. 腔内微创手术方式的选择

目前下肢静脉曲张的腔内治疗方式主要有腔内激光闭合术（EVLT）、射频消融术（RT）、硬化剂闭合术。第二军医大学附属长海医院血管外科静脉曲张手术主要采用大隐静脉高位结扎＋

腔内闭合＋点状剥脱的治疗方式（图 15-2），这是结合手术剥除及目前流行的腔内闭合术的优点后开展的一项微创治疗静脉曲张技术，具有并发症少、恢复快、当日出院等特点。

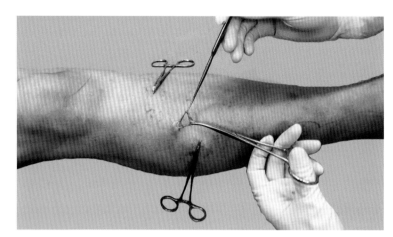

图 15-2　大隐静脉高位结扎＋腔内闭合＋点状剥脱术

4. 操作步骤和术中配合流程

见表 15-2。

表 15-2　操作步骤和术中配合流程

操作步骤	术中配合流程
（1）患者入室，标记大隐静脉及其曲张属支，预标记切口	心理护理；注意保暖；协助摆平卧位，连接心电监护仪；观察血压、心率、氧饱和度变化
（2）常规消毒，上至肚脐，下肢全部患肢及对侧大腿上 1/3 处	准备消毒液（恒温箱加热至 37℃）；协助铺单；递送碘克沙醇注射液；整理手术台，准备手术器械
（3）于股根部大隐静脉汇入股总静脉处行局部麻醉，沿曲张浅静脉行局部麻醉	递送 1% 利多卡因注射液
（4）行大隐静脉高位结扎：以股总动脉搏动点为起点，在腹股沟皮纹处向内行约 3 cm 切口，依次切开皮肤、皮下脂肪、Scape 筋膜，游离大隐静脉主干。离断大隐静脉根部属支，分别予以结扎。向近端游离至卵圆窝，于大隐静脉汇入股总静脉处 0.5 cm 离断大隐静脉，予以结扎，远端钳夹	递送手术器械
（5）于膝关节处游离出大隐静脉主干，离断，近端置入 5 F 单弯导管至大隐静脉根部，1% 聚多卡醇注射液与空气以 1:4 比例配制泡沫硬化剂，通过 5 F 单弯导管注射入大隐静脉主干膝上段，边注射边撤出导管。结扎膝上段大隐静脉两端，与大腿中段找出大隐静脉扩张明显部位，切断大隐静脉，剥除部分静脉并予以结扎	递送 5 F 单弯导管、1% 聚多卡醇注射液
（6）于标记处行 0.5 cm 大小切口，以 Muller 钩钩出曲张浅静脉，予以剥除。剥除过程中尽量减少周围组织损伤，较粗的静脉断端予以结扎以减少出血。结扎穿通支静脉	传递器械，及时清理台面

续表

操作步骤	术中配合流程
（7）关闭腹股沟切口，以 Histoacryl 组织胶水黏合切口，Mepore 自黏性伤口无菌敷料包扎伤口（图 15-3）	递送 Mepore 自黏性伤口无菌敷料、Histoacryl 组织胶水；协助包扎

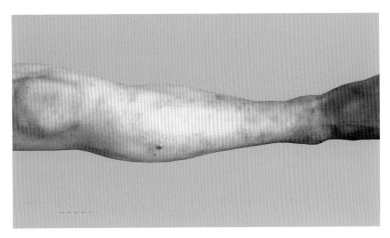

图 15-3　术后效果

四、术中观察要点

1. 生命体征观察

对于有心、脑血管基础疾病的患者，术中需密切观察血压、心率变化，尤其在进行局部麻醉时，需密切观察患者是否出现局麻药物的过敏或中毒反应。

2. 出血情况观察

进行静脉剥除时，有时静脉断端被扯断，切口会流血不止，需立即按压止血处理。对于扯断的穿通支静脉，需术后在相应部位以棉垫加厚加压包扎，防止出血。

参·考·文·献

[1] 景在平. 血管腔内治疗学 [M]. 北京：人民卫生出版社，2003.

[2] 诺彭耐. 静脉曲张的临床诊治 [M]. 上海：第二军医大学出版社，2012.

[3] Raju S, Neglen P. Chronic venous insufficiency and varicose veins[J]. N Engl J Med, 2009, 360:2319-2327.

[4] Partsch H. Varicose veins and chronic venous insufficiency[J]. Vasa, 2009;38:293-301.

[5] Cassina PC, Brunner U, Kessler W. Surgical management of varicose veins in advanced chronic venous insufficiency[J]. Curr Probl Dermatol,1999,27:174-181.

第十六章
静脉阻塞病

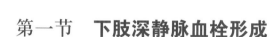

第一节　下肢深静脉血栓形成

一、概述

下肢深静脉血栓形成（deep venous thrombosis，DVT）是指静脉血液在下肢深静脉血管内的异常凝结（图 16-1），常累及髂、股总、股深、腘及小腿静脉，大约 1/5 累及盆腔静脉。大多数血栓形成于小腿并往上蔓延，也可在多处同时发生。DVT 的危险因素包括肥胖、血栓栓塞史、静脉曲张、潜在的恶性肿瘤、口服避孕药、长期卧床、手术后及产后、心脏疾患等。另外，血栓闭塞性脉管炎、红斑狼疮、溃疡性结肠炎也可引起 DVT，个别年轻人髂静脉血栓形成可能因先天抗凝血因子缺乏或获得性高凝状态而导致静脉血栓形成。

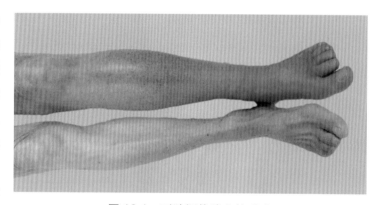

图 16-1　下肢深静脉血栓形成

二、临床表现

下肢 DVT 主要表现为患肢的突然肿胀、疼痛、软组织张力增高，活动后加重，抬高患肢可减轻，静脉血栓部位常有压痛。发病 1~2 周后，患肢可出现浅静脉显露或扩张。血栓位于小腿肌肉静脉丛时，Homans 征和 Neuhof 征呈阳性。

严重的下肢 DVT 患者可出现股白肿甚至股青肿。股白肿是指严重下肢深静脉急性血栓形成后，肢体高度肿胀及高张力，股动脉持续性痉挛，可见全肢肿胀、皮肤苍白及皮下网状小静脉扩张。股青肿是下肢 DVT 最严重的情况，临床表现为患肢剧痛，皮肤发亮呈青紫色、皮温低伴有水疱，足背动脉搏动消失，全身反应强烈，皮温降低。如不及时处理，可发生休克和静脉性坏疽。

静脉血栓一旦脱落，可随血流进入并阻塞肺动脉，引起肺动脉栓塞的临床表现。

DVT 慢性期可发生血栓后综合征（PTS）。主要症状是下肢肿胀、疼痛，体征包括下肢水肿、色素沉着、湿疹、静脉曲张，严重者出现足靴区的脂性硬皮病和溃疡。

三、术中配合

1. 麻醉及手术体位

局麻，取平卧位（术中可根据患者病情调整体位）。

2. 物品的准备

同表 13-4。

3. 器具的准备

见表 16-1。

表 16-1 器具的准备

物品名称	数量	物品名称	数量
穿刺针	1 根	5 F 血管鞘	1 根
高压连接管	2 根	5 F 普通猪尾巴导管	1 根
0.035 in 泥鳅导丝 260 cm	1 根	4 F/5 F 单弯导管	1 根
3~5 F 溶栓导管（必要时）	若干	腔静脉滤器（必要时）	1 个
压力泵（必要时）	1 个	圈套器（必要时）	1 根
球囊导管（必要时）	若干	6 F MPA 导管（必要时）	1 根
自膨式外周裸支架（必要时）	若干	10 F 回收导管（必要时）	1 根
AngioJet 血栓抽吸系统	1 套	8~10 F 血管鞘（必要时）	1 根
Aspirex 机械血栓切除系统	1 套	0.035 in 加硬泥鳅导丝 260 cm（必要时）	1 根

注：0.035 in=0.889 mm。

4. 腔内微创手术方式的选择

下肢深静脉血栓形成腔内微创治疗的方法主要有下腔静脉滤器植入（取出）术、置管溶栓术、球囊扩张术、支架植入术、血栓抽吸术等。对于下肢深静脉血栓形成患者，必要时可选择术前留置足背静脉针行下肢静脉顺行造影（图 16-2），术者可根据造影结果选择合适的手术方案。

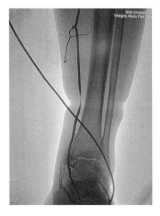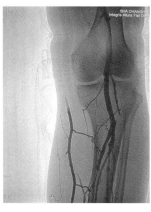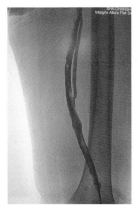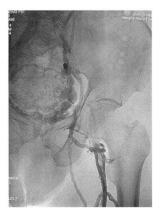

图 16-2 下肢静脉顺行造影

（1）下腔静脉滤器植入术（图 16-3）：下腔静脉滤器植入的目的是阻拦和捕捉源于下肢的较大游离血栓，降低栓子随血流进肺动脉造成致死性肺动脉栓塞概率。行下腔静脉滤器植入术时，常规将滤器放置于肾静脉以下水平约 1 cm。何时取出滤器，术者可根据患者病情或复查造影情况和植入滤器的类型来决定。

（2）置管溶栓术：对于急性下肢深静脉血栓形成患者，滤器放置结束后，可经股静脉（也可穿刺腘静脉、胫后静脉、大隐静脉、小隐静脉等）置入 Uni Fuse 溶栓导管至病变处，并用尿激酶微泵维持持续给药溶栓治疗。后续可根据患肢溶栓情况，复查造影并选择其治疗方案。

（3）球囊扩张＋支架植入术（图 16-4）：对于髂静脉压迫所致的下肢 DVT，在置管溶栓消除血栓后，对于残留的髂静脉病变可根据术中造影情况，选择球囊扩张导管进行前扩或者后扩，同时还要在病变部位行支架成形术以保

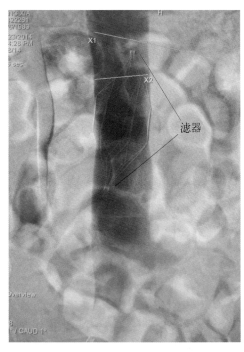

图 16-3 下腔静脉滤器植入术

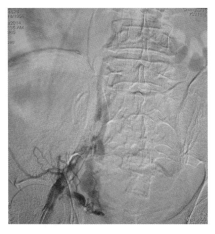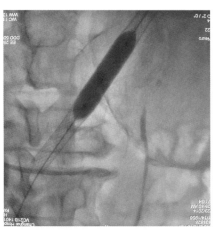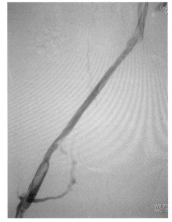

图 16-4 髂静球囊扩张＋支架植入术

证血流的通畅。目前临床用于髂静脉的支架有 Wallstent（Boston Scientific）、E-Luminexx（Bard）等。

（4）下肢深静脉血栓抽吸术：对于急性或亚急性下肢深静脉血栓可选用 AngioJet 血栓抽吸系统（Boston Scientific）或 Aspirex 机械血栓切除系统（Straub）。病程越短，吸栓效果越佳。

5. 常规操作步骤及术中配合流程

以经股静脉穿刺行下腔静脉滤器植入术 + 经胭静脉穿刺行置管溶栓术为例，见表 16-2。

表 16-2　操作步骤及术中配合流程

操作步骤	术中配合流程
（1）患者入室	心理护理；注意保暖；协助摆平卧位，双下肢略外展外旋；连接心电监护仪，观察血压、心率、氧饱和度变化；建立静脉通道
（2）消毒双侧腹股沟和患肢侧膝关节	准备消毒液（恒温箱加热至 37℃）；协助铺单；递送碘克沙醇注射液；配制台上肝素稀释液（生理盐水 1 000 ml + 肝素钠注射液 100 mg）
（3）局麻下以改良 Seldinger 方法穿刺健侧股总静脉，置入 0.035 in 泥鳅导丝 260 cm 和 5 F 血管鞘，沿泥鳅导丝置入 5 F 普通猪尾巴导管行下腔静脉及髂股静脉造影	递送 1% 利多卡因注射液、穿刺针、高压连接管、0.035 in 泥鳅导丝 260 cm、5 F 血管鞘和 5 F 普通猪尾巴导管；全身肝素化（首次给予剂量为每千克体重的 2/3 mg，后续可根据术中情况给药）；术中的腔内器具均需用配制的肝素稀释液冲洗
（4）根据下腔静脉造影，选择合适的腔静脉滤器，撤出 5 F 血管鞘和 5 F 普通猪尾巴导管，交换成腔静脉滤器配套的长鞘，沿长鞘将腔静脉滤器植入下腔静脉	递送腔静脉滤器
（5）撤出腔静脉滤器输送系统，置入 5 F 普通猪尾巴导管再次行下腔静脉造影，查看腔静脉滤器位置	递送 5 F 普通猪尾巴导管
（6）撤出导管及长鞘，加压包扎股总静脉穿刺点；另选择患侧胭静脉穿刺，置入 5 F 血管鞘和 0.035 in 泥鳅导丝 260 cm，并沿导丝置入溶栓导管至病变部位	递送溶栓导管
（7）必要时术中溶栓或返回病房继续溶栓治疗	配制、递送溶栓药物
（8）妥善固定留置溶栓导管	递送三通、纱布、敷贴及弹力绷带；协助术者固定溶栓导管，护送患者返回病房

注：0.035 in=0.889 mm。

四、术中观察要点

1. 生命体征的观察

术中患者始终处于清醒状态，大多精神较紧张，因此必须多与患者沟通交流，密切观察监测神志、呼吸等生命体征的变化。

2.肺栓塞的观察

下腔静脉滤器植入可降低致命性肺栓塞的发生概率，但小于 3 mm 的血栓仍可通过滤器而造成肺动脉栓塞，所以在术中要密切观察患者有无咳嗽、胸闷、胸痛、咯血、呼吸急促等症状。

3.出血的观察

下肢静脉置管溶栓最主要的并发症是出血，以注射部位或穿刺部位血肿最为常见。因此，要密切观察穿刺处情况，同时注意全身皮肤、黏膜有无出血点，有无血尿、便血、牙龈出血、鼻腔出血等。最严重的并发症是脑出血，要严密观察生命体征变化、有无头痛、喷射性呕吐、四肢活动及意识变化等情况。

第二节 布加综合征

一、概述

布加综合征（Budd-Chiari syndrome，BCS）是由各种原因所致的肝静脉或其开口以上段下腔静脉阻塞性病变，进而导致的一种肝后性门脉高压症，常伴有下腔静脉高压（图 16-5）。本病以青年男性多见，男女之比为（1.2~2）:1，发病年龄为 2.5~75 岁（以 20~40 岁为多见）。病因主要有先天大血管畸形、高凝和高黏状态、毒素、腔内非血栓性阻塞、外源性压迫、血管壁病变、横膈因素、腹部创伤等。

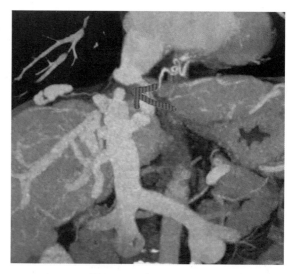

图 16-5 布加综合征

二、临床表现

布加综合征患者的临床表现与血管受累多少、受累程度和阻塞病变的性质、状态等有关。单纯肝静脉血栓形成急性期患者多表现为发热、右上腹痛、迅速出现大量腹腔积液、黄疸和肝大，肝区有触痛、少尿，数日或数周内可因循环衰竭、肝功能衰竭或消化道出血而死亡。单纯肝静脉血栓形成慢性期的表现是门静脉高压、肝脾大、顽固性腹腔积液、食管胃底静脉曲张。单纯下腔静脉阻塞的患者则表现为胸腹壁及背部浅表静脉曲张及下肢静脉曲张、水肿、色素沉着及溃疡。因肝静脉和下腔静脉阻塞，回心血量减少，部分患者可有活动后气促表现。

三、术中配合

1. 麻醉及手术体位

局麻，取平卧位（术中可根据患者病情调整体位）。

2. 物品的准备

同表 13-4。

3. 器具的准备

见表 16-3。

表 16-3 器具的准备

物品名称	数 量	物品名称	数 量
穿刺针	1 根	5 F 普通猪尾巴导管	1 根
高压连接管	3 根	5 F 血管鞘	1 根
0.035 in 泥鳅导丝 260 cm	1 根	三联三通	1 根
5 F 单弯导管	1 根	5 F 直头导管（必要时）	1 根
压力泵（必要时）	1 个	7~12 F 血管鞘（必要时）	若干
球囊导管（必要时）	若干	自膨式裸支架（必要时）	1 根

注：0.035 in=0.889 mm。

4. 腔内微创手术方式的选择

腔内治疗作为一项安全有效的微创技术，已成为治疗布加综合征的首选方法。腔内治疗方法包括球囊扩张，必要时行自膨式裸支架植入，对于广泛肝静脉闭塞者可行 TIPS 治疗。对于下腔静脉膜性和（或）短节段阻塞，一般采用球囊扩张，而不进行自膨式裸支架植入。如扩张后病变仍有明显狭窄者，或多次扩张复发者，可考虑行自膨式裸支架植入，但要注意避免阻塞肝静脉开口，以免引起更为严重的肝静脉型 BCS 可能。下腔静脉膜性阻塞伴血栓形成的 BCS 治疗，主要有吸、溶栓联合球囊扩张术、预开通技术、可回收支架植入等，也可结合几种方法达到治疗目的。下腔静脉节段性或全程闭塞型 BCS，仍有可能开通，部分患者开通起来较容易，开通后予以球囊扩张，而后应植入 Z 形自膨式裸支架，避免植入编织型支架。

（1）下腔静脉球囊扩张术：由于下腔静脉的直径较大，术中常规选择直径为 10~25 mm 的球囊。目前临床适用于下腔静脉的球囊导管有 Maxi LD（Cordis）、XXL（Boston Scientific）等。

（2）下腔静脉支架植入术：目前，行下腔静脉支架植入术可选用的自膨式裸支架主要是 Gianturco-Z 形支架。Gianturco-Z 形支架采用直径 0.25~0.5 mm 的不锈钢丝缠绕成各种长度和直径的以 Z 形弯曲围成的圆柱形结构，输送方便。特点是支架网孔较大，不易造成血管分支开口处阻塞，径向支撑力强，无短缩现象。主要用于静脉系统病变，尤其适用于布加综合征中肝静脉开口处的下腔静脉病变，不易造成肝静脉和副肝静脉开口处阻塞。缺点为释放时具有向前跳跃现象。为增加稳定性和防止前向跳跃造成支架移位，应常规使用三节Z形支架。由于其支撑力强，可用于坚韧、纤维化、钙化或弹性回缩较强的病变。

5. 操作步骤及术中配合流程

以经股静脉穿刺行腔内微创治疗技术为例，见表16-4。

表16-4　操作步骤及术中配合流程

操作步骤	术中配合流程
（1）患者入室	心理护理；注意保暖；协助摆平卧位，双下肢略外展外旋；连接心电监护仪，观察血压、心率、氧饱和度变化；建立静脉通道，控制液体滴速
（2）常规消毒双侧腹股沟上至脐部，下至股中部，暴露腹股沟（必要时颈部消毒备用）	准备消毒液（恒温箱加热至37℃）；协助铺单；递送碘克沙醇注射液；配制台上肝素稀释液（生理盐水1 000 ml＋肝素钠注射液100 mg）
（3）局麻下以改良Seldinger方法穿刺股静脉，置入5 F血管鞘、0.035 in泥鳅导丝260 cm，沿泥鳅导丝置入5 F普通猪尾巴导管行下腔静脉造影（图16-6）	递送1%利多卡因注射液、穿刺针、高压连接管、5 F血管鞘、5 F普通猪尾巴导管、0.035 in泥鳅导丝260 cm；全身肝素化（首次给予剂量为每千克体重的2/3 mg，后续可根据术中情况给药）；术中的腔内器具均需用配制的肝素稀释液冲洗
（4）撤出5 F普通猪尾巴导管，沿0.035 in泥鳅导丝260 cm置入5 F单弯导管至病变部位；用三联三通将5 F单弯导管与高压连接管相连接（注：需排尽空气）；再将高压连接管与测压装置连接，测量下腔静脉压力（注：测压时需将监护仪内的有创压归至"0"）	准备测压装置，递送5 F单弯导管、三联三通、高压连接管
（5）根据造影情况，确定病变类型，对下腔静脉狭窄或膜状闭塞者用泥鳅导丝通过狭窄段或破膜（必要时可用导丝的硬头），将球囊导管置入病变部位，反复扩张数次至病变区管腔正常，退出球囊扩张导管	递送压力泵、球囊导管（根据所选球囊的直径需更换配套的血管鞘）
（6）根据造影评估，必要时选择合适的自膨式Z形裸支架植入病变部位，撤出输送系统，再次行下腔静脉造影并测压（图16-7）	递送自膨式Z形裸支架（根据所选支架的直径需更换配套的血管鞘）
（7）撤出导管、血管鞘，穿刺部位局部压迫止血5分钟后加压包扎	递送纱布和弹力绷带并协助包扎，护送患者返回病房

注：0.035 in=0.889 mm。

四、术中观察要点

1. 心力衰竭

术前血液淤滞在腹部以下，回心血量明显减少，术中血管打通后回心血量突然增加，原本功能不良的心脏负担加重，易发生心力衰竭。故术中需密切观察患者心率、血压变化，如有异常，应及时静脉给予强心剂、利尿剂推注，硝普钠扩张血管、减轻心脏负荷等处理。同时输液时需限制液体的量和速度，术后如无禁忌，应嘱患者头高斜坡位，减少下肢血液回流，防止心力衰竭和栓塞。

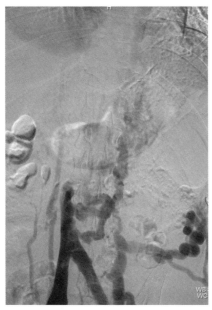 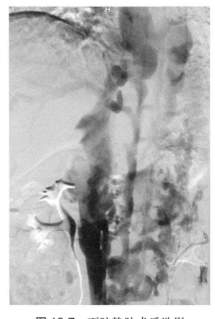

图 16-6 下腔静脉造影　　　图 16-7 下腔静脉术后造影

2. 出血

膜性闭塞患者在术中破膜时易损伤血管，如穿刺方向不正确可能穿破血管造成下腔静脉损伤，从而导致出血，严重者可导致心包填塞。下腔静脉损伤的发生与术者的技术熟练程度有关，主要是导丝造成下腔静脉穿孔、出血。术中一般不给患者止痛、镇静药，应严密连续记录患者症状、生命体征，倾听有无腹痛、腹胀的主诉，有异常立即做好抢救准备。

3. 肺栓塞

部分患者下腔静脉阻塞后下腔静脉内有血栓形成或管壁形成附壁血栓，在腔静脉开通后血栓脱落而造成肺栓塞。术中应给予肝素稀释溶液定时冲洗导管，并保持全身肝素化，预防血栓形成。对于明确腔静脉内血栓形成者，可予以局部溶栓或吸栓治疗清除血栓，而后再行复通血管治疗。注意患者的呼吸频率及呼吸深度变化，监测血氧饱和度，小栓塞一般不引起症状，大栓塞应按急性肺栓塞处理。如患者出现胸痛、胸闷、呼吸急促、咳嗽、咯血等症状，应考虑有肺栓塞可能，应立即给予半坐卧位，氧气吸入，并做好抢救准备。

参·考·文·献

[1] 景在平. 血管腔内治疗学 [M]. 北京：人民卫生出版社，2003.

[2] 毛燕君，许秀芳，李海燕. 介入治疗护理学 [M]. 2 版. 北京：人民军医出版社，2013.

[3] 汪忠镐，张建，谷涌泉. 实用血管外科与血管介入治疗学 [M]. 北京：人民军医出版社，2004.

[4] 杜映，吴晓玲，曾艳，等. 布加综合征介入治疗源例并发症观察及护理 [J]. 齐鲁护理杂志，2011,17(26):74-75.

第十七章
动静脉瘘

一、概述

动静脉瘘是指动脉和静脉之间存在异常通道（图 17-1），可先天存在或后天因外伤所致。先天性动静脉瘘是由胚胎的中胚层在发育演变过程中，动静脉之间残留的异常通道而引起。后天性动静脉瘘主要由外伤引起，包括贯通伤、挤压伤等（如各种穿刺伤、枪伤、钢铁和玻璃碎片击伤等），受伤局部形成血肿，血肿机化后形成动静脉瘘的囊壁。动静脉之间的瘘口呈单纯性，比较少见。多数外伤性动脉瘤，其部位可在动脉侧或静脉侧，或者在动静脉之间，有的伴有动脉瘤或静脉瘤。因此，由于动脉的血液经异常通道流入伴行的静脉，可造成瘘的局部血管病变和瘘局部、周围循环和全身系统的血流动力学变化。

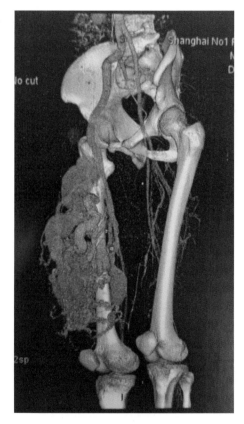

图 17-1　动静脉瘘

二、临床表现

急性后天性动静脉瘘可在受伤后立即出现，或者是在动静脉交通外凝结血块溶解后出现，绝大多数有震颤和杂音。慢性动静脉瘘患者的患肢有肿胀、麻木、疼痛、乏力的症状，在搏动性肿块局部有"嗡嗡"声。心力衰竭者可有胸闷、心悸、气急等症状。动静脉瘘常见体征包括以下几个方面。

1. 瘘区有杂音和震颤

除微小的动静脉瘘外，在动静脉瘘部位常可听到典型、粗糙而持续的"隆隆"声，称为

"机器样"杂音。杂音在心脏收缩期增强，并沿着主干血管近侧和远端传导。这种杂音要和假性动脉瘤引起微弱的舒张期杂音以及动脉狭窄引起的收缩期杂音相鉴别。

2. 脉率加快

这是由于静脉回心血量增加引起的 Bainbridge 反射或由于平均动脉压下降导致心脏工作量增加的结果。

3. 心脏扩大和心力衰竭

由于大量血液经瘘孔迅速地流入静脉，静脉压增高，心脏的回流血量增加，引起心脏扩大，心脏进行性扩大可导致心力衰竭。心脏扩大和心力衰竭的程度与瘘口的大小、部位以及存在的时间长短有密切关系。越接近心脏的瘘，如主动脉弓直接分支（颈动脉、无名动脉、锁骨下动脉）与伴行静脉形成的动静脉瘘，出现心力衰竭的症状越早且越严重。

4. 局部升温

受累肢体在动静脉瘘部位表面皮温升高，高流速、动静脉瘘较远的部位皮温可能正常或低于正常。

5. 静脉功能不全

动静脉之间直接交通，使静脉压增高，故多数患者动静脉瘘附近或远端的浅表静脉曲张，皮肤色素沉着，足趾或手指常发生溃疡，表现类似深静脉血栓后症状。

三、术中配合

1. 麻醉及手术体位

局麻，取平卧位（术中可根据患者病情调整体位）。

2. 物品的准备

同表 13-13。

3. 器具的准备

见表 17-1（以下肢动静脉瘘为例）。

表 17-1　器具的准备

物品名称	数　量	物品名称	数　量
穿刺针	1 根	5 F 普通猪尾巴导管	1 根
高压连接管	2 根	5 F 短鞘	1 根
0.035 in 泥鳅导丝 260 cm	1 根	4 F 单弯导管	1 根
6~8 F 翻山鞘 40 cm	1 根	7~12 F 短鞘（必要时）	1 根
0.035 in 加硬泥鳅导丝 260 cm（必要时）	1 根	Renegade STC 18 微导管（必要时）	1 根
外周覆膜支架（必要时）	若干	Echelon 微导管（必要时）	1 根

续表

物品名称	数　量	物品名称	数　量
弹簧圈（Cook）（必要时）	若干	Onyx 液态栓塞剂（必要时）	若干
Interlock 可控弹簧圈（必要时）	若干	血管闭合装置（必要时）	1 个

注：0.035 in=0.889 mm。

4. 腔内微创手术方式的选择

目前动静脉瘘以下肢动静脉瘘最为常见。下肢动静脉瘘的腔内治疗方法主要有动静脉瘘栓塞术（图 17-2）、外周覆膜支架腔内隔绝术、外周覆膜支架隔绝＋栓塞术等。对于裂孔状交通的动静脉瘘，若发生于非主干动脉上（如股深动脉），多采用动脉栓塞术。可选择的栓塞材料主要有弹簧圈和 Onyx 液态栓塞剂（Medtronic）等。但若发生于股浅动脉等主干动脉上，则必须用外周覆膜支架腔内隔绝瘘口。覆膜支架隔绝术对瘘口较小的后天性动静脉效果良好，但对先天性动静脉瘘的治疗作用有限。临床使用的外周覆膜支架主要有 Viabahn（Gore）、Fluency（Bard）和 Wallgraft（Boston Scientific）等（表 13-15）。

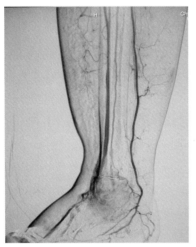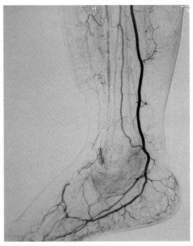

图 17-2　"Onyx 液态栓塞剂＋可控弹簧圈"栓塞下肢动静脉瘘

5. 操作步骤及术中配合流程

以经左股总动脉行外周覆膜支架腔内隔绝右下肢动静脉瘘为例，见表 17-2。

表 17-2　操作步骤及术中配合

操作步骤	术中配合流程
（1）患者入室	心理护理；注意保暖；协助摆平卧位，双下肢略外展外旋；连接心电监护仪，观察血压、心率、氧饱和度变化；建立静脉通道
（2）常规消毒双侧腹股沟，上至脐部，下至股中部，暴露腹股沟	准备消毒液（恒温箱加热至 37℃）；协助铺单；递送碘克沙醇注射液；配制台上肝素稀释液（生理盐水 1 000 ml ＋肝素钠注射液 100 mg）

操作步骤	术中配合流程
（3）局麻下以改良 Seldinger 方法穿刺左侧股总动脉，置入 0.035 in 泥鳅导丝 260 cm 和 5 F 短鞘	递送 1% 利多卡因注射液、穿刺针、高压连接管、0.035 in 泥鳅导丝 260 cm、5 F 短鞘；全身肝素化（首次给予剂量为每千克体重的 2/3 mg，后续可根据术中情况给药）；术中的腔内器具均需用配制的肝素稀释液冲洗
（4）沿泥鳅导丝置入 5 F 普通猪尾巴导管至腹主动脉，撤出泥鳅导丝，行右下肢动脉造影（图 17-3）	递送 5 F 普通猪尾巴导管
（5）根据造影结果，用 5 F 普通猪尾巴导管翻山至对侧肢体，置入泥鳅导丝，撤出 5 F 普通猪尾巴导管和 5 F 短鞘，沿泥鳅导丝交换置入 7~8 F 翻山鞘 40 cm 和 4 F 单弯导管到达病变处	递送 7~8 F 翻山鞘 40 cm 和 4 F 单弯导管
（6）撤出 4 F 单弯导管，选择合适型号的外周覆膜支架并沿 0.035 in 泥鳅导丝 260 cm 植入病变部位	递送外周覆膜支架（根据所选支架的直径需更换配套的血管鞘）
（7）撤出输送系统，再次行患肢造影（图 17-4），查看下肢动静脉瘘是否隔绝	
（8）撤出翻山鞘、导丝，选择合适的血管闭合装置封堵穿刺点	递送血管闭合装置
（9）加压包扎穿刺点	递送纱布和弹力绷带并协助包扎，护送患者返回病房

注：0.035 in=0.889 mm。

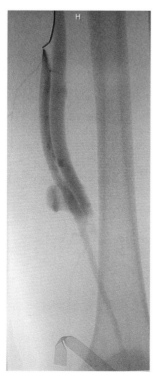 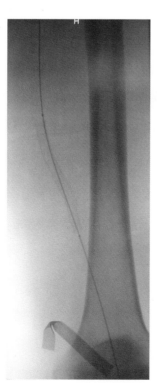 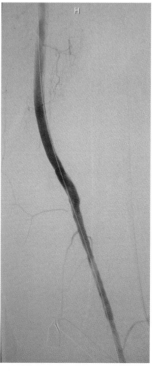

图 17-3　术中造影　　　　　图 17-4　下肢动静脉瘘术后造影

四、术中观察要点

1. 肺栓塞

由于动静脉瘘短路通道，动脉侧隔绝后静脉侧流量降低、流速变慢，局部血栓形成增加，血栓脱落或栓塞物移位至肺动脉导致肺动脉栓塞发生的概率增加。故术中需注意观察患者意识、呼吸的变化。如患者出现呼吸困难、胸痛、胸闷、咳嗽、咯血、焦虑、晕厥等症状时，应立即给予高流量吸氧、建立静脉通路、心电监护，做好急救准备。

2. 栓塞后远端缺血及静脉血栓形成

术中应询问患者有无小腿、足部皮肤感觉异常或麻木等异常栓塞导致远端缺血的表现。术后需观察肢体肿胀现象，谨防深静脉血栓的发生。如有发生，给予患肢制动抬高，以促进血液回流，并指导患者患肢勿热敷、按摩，以防止栓子脱落，并按照深静脉血栓形成治疗方案进行治疗。

参·考·文·献

[1] 景在平. 血管腔内治疗学 [M]. 北京：人民卫生出版社，2003.

[2] 毛燕君，许秀芳，李海燕. 介入治疗护理学 [M]. 2 版. 北京：人民军医出版社，2013.

[3] 汪忠镐，张建，谷涌泉. 实用血管外科与血管介入治疗学 [M]. 北京：人民军医出版社，2004.

第十八章
血管腔内操作相关并发症及处理

血管腔内手术是通过 Seldinger 血管穿刺技术，应用导丝、导管、血管鞘、球囊、支架等腔内器具完成的一种微创治疗手段。在穿刺血管和操作腔内器具的过程中可能造成潜在威胁患者肢体或者生命的并发症，为了安全和成功地进行腔内治疗，在术前影像学检查或开始血管造影前必须判断出是否为高危血管。这样可提示早期抗凝，应用保护装置，或使用更细的导管、血管鞘以避免并发症的出现。本章主要介绍血管穿刺操作相关并发症、导丝导管操作相关并发症、球囊支架操作相关并发症。

第一节　血管穿刺操作相关并发症及处理

穿刺部位并发症的主要危险因素包括大尺寸的血管鞘、腔内微创治疗的操作、动脉切开部位、贝赫切特综合征等动脉炎性等血管特性、既往插管史、体型瘦小、女性、未控制的高血压、过度的抗凝治疗、糖蛋白 II b/ III a 抑制剂的应用以及年龄的增长等。通过鉴别高危患者群，应用降低风险的策略，可以减少并发症的发生。

一、穿刺部位出血和血肿

此为血管腔内微创治疗中最常见的并发症，占 1%~2%，绝大部分发生在穿刺部位，少数由于穿刺点位置较高或血管损伤小动脉导致出血而发生在腹膜后间隙。主要表现为穿刺部位的肿胀，皮下淤血，有时局部可出现肿块，并有压痛。腹膜后出血最常见的症状是腹痛（60%），其次为背痛和侧腹痛（25%），查体有时可触及一个性质不同的肿物，需要 CT 扫描或腹部 B 超来确诊。

1. 原因

主要为操作动作粗暴、操作时间过长、使用较粗的血管鞘、肝素化的剂量以及溶栓的剂量过大等，也可出现在多次血管穿刺后，因为血肿可以遮盖股总动脉本身的搏动，因此多次穿刺可进一步导致动脉穿刺的困难。穿刺针对血管后壁的损伤同样可造成手术过程中血管渗血，尤其好发于使用抗凝药物的患者。手术中也可因穿刺鞘周围血管壁鞘周漏血导致血液聚集血肿形成，这种并发症是由于动脉前壁钙化，穿刺造成动脉壁非对称或星状的撕裂，在这种状况下，圆形的鞘不能发挥止血的作用，而且鞘内导丝和导管的操作以及更粗鞘的交换置入可以加重出血。腹股沟血肿可以有多种临床表现，主要表现为术后腹股沟肿胀，其他常见的体征和症状包括疼痛、皮肤瘀斑、穿刺部位出血、继发于股神经压迫的神经病变、贫血、低血压，严重者术中、术后可能出现休克症状。腹膜后出血和血肿多发生在腹股沟韧带上动脉穿刺，这种出血不易被立即发现，早期其临床表现经常是轻微或不太明显，但如出现血细胞比容下降、低血压以及少尿，所有活动性出血的体征必须及时快速地进行影像学检查，以排除腹膜后血肿。

2. 预防

易发腹股沟血肿的高危因素包括女性、高龄（65岁以上）以及使用阿司匹林和糖蛋白 II b/ III a 抑制剂，上述因素已被证明具有中度增加出血并发症的可能。穿刺部位出血应采用正确的压迫止血方法，应压迫在血管穿刺点，而不是皮肤的进针点，且压迫在股骨头上。压迫至出血基本停止后予加压包扎，包扎时间可根据鞘的粗细酌情而定。但应注意穿刺肢体远端动脉搏动情况，如发现情况应及时处理，正确使用各种闭合装置有助于减少此类并发症的发生。

3. 处理

对于腹股沟血肿的处理策略包括密切观察并纠正潜在的凝血功能障碍、停止抗凝治疗，以及输血以维持合适的血红蛋白水平。血肿处的手法压迫可以在急症状况下采用或使用类似的机械压迫装置。此外，计算机断层扫描（CT）可用于测定血肿范围，并根据造影剂的渗出诊断是否为活动性出血，清晰了解血肿是否蔓延至腹膜后。血红蛋白的实验室检查必须每隔4~6小时进行，直至稳定。此外，还必须进行超声检查，排除假性动脉瘤形成。一旦确诊假性动脉瘤，应根据患者病情选择：减少或停用抗凝或抗血小板药物治疗，长时间局部压迫治疗，必要时行腔内微创治疗或手术治疗。

腹膜后出血可能自行填塞停止，大多患者可保持血流动力学稳定，仅需密切观察即可。怀疑后腹膜出血者，应测定红细胞比容、血色素，如患者红细胞比容下降，根据病情必要时予以输血治疗。在血流动力学不稳定、输血状态下持续贫血、压迫后局部皮肤坏死、出现神经压迫症状以及严重疼痛等情况下，可予以腹股沟探查并清除血肿。穿刺点周围血肿形成开放手术治疗难度大，因此重在预防。如行开放手术治疗，需完整解剖暴露股总动脉，检查有无活动性出血，术中应探查股总动脉后壁以确定后壁有无损伤发生。大部分腹膜后血肿患者，通过连续检测血细胞比容的变化、纠正凝血功能异常以及适时的输血，可以达到控制病情进一步发展的目的。手术治疗的指征包括患侧肢体神经系统异常、血流动力学不稳定、进行性血液丢失以及严重疼痛。腹膜后血肿减压术既可通过腹股沟切口，也可通过腹股沟韧带上方切口直接进入腹膜后显露髂血管。

二、假性动脉瘤

假性动脉瘤发生于腔内治疗结束拔除鞘管后，动脉穿刺口未能完全闭合，血液渗入周围软组织，形成与动脉管腔相通的囊腔，通常表现为有压痛的搏动性肿块，其发生率为0.05%~8.0%。超声可以提供股总动脉分叉处、股深动脉及股浅动脉处假性动脉瘤的大小和部位，可以鉴别血肿和假性动脉瘤，后者在超声上可以显示血流从动脉管腔内流出。假性动脉瘤典型的超声表现为搏动性的无回声囊，在彩色多普勒超声检查下囊内显示涡流信号。在光谱波形分析中假性动脉瘤表现出特征性的"来回"流动特征。超声检查诊断假性动脉瘤的敏感性为94%，特异性为97%。如果假性动脉瘤明显延伸到腹膜后，那么腹盆腔增强 CT 或者动脉 CTA 检查可能有助于评估其大小和血管损伤的部位。

1. 原因

假性动脉瘤的形成经常与鞘管拔除后未能很好地压迫动脉血管穿刺点有关。它好发于股浅动脉或低位股总动脉，这是因为股骨头位置偏向头侧，使压迫时动脉受压不完全。假性动脉瘤表现为穿刺处搏动性肿块，通常发生于术后 24~48 小时，常出现腹股沟部位的压痛，可能较难与血肿鉴别。大的假性动脉瘤可压迫股神经导致出现神经体征，或压迫股静脉导致静脉血栓形成，也可造成局部皮肤缺血，甚至坏死。体检时可闻及收缩期杂音，扪及腹股沟处搏动性肿块。

2. 预防

术毕鞘管拔除后加压包扎的位置一定要正确适当，应压迫在血管穿刺点上方位置，避免只压迫皮肤穿刺口，且压迫在股骨头上，并采用加压包扎 24 小时，同时应严密注意穿刺肢体远端动脉的搏动情况。血管封堵器的应用大大减少了此种并发症的发生。

3. 处理

假性动脉瘤直径＜ 3 cm，可以临床随诊观察，通常会自行血栓化，不需外科修补；≥ 3 cm 不易自行形成血栓，超声引导下的压迫治疗和凝血酶注射法是较为简捷、微创的治疗方法，必要时可进行直接手术修复和腔内手术治疗。腔内治疗的方法有覆膜支架植入和弹簧圈栓塞。

三、动静脉瘘

腹股沟处动静脉瘘（arteriovenous fistula，AVF）是经皮穿刺后的少见并发症，是累及股总动脉和静脉之间的交通，其发生率为 0.1%~1%。腹股沟的 AVF 通常是无症状的，可以通过腹股沟区域体检触及震颤或听诊闻及连续性杂音而被诊断。因为这类动静脉瘘的分流量（平均160~510 ml/min）远低于可造成心功能障碍的阈值，因此多数 AVF 并无心功能不全的表现。双功超声是一种可选择的影像学检查，可显示收缩和舒张期动脉化的静脉血流信号特征。

1. 原因

通常发生在股总动脉分叉或股深动脉和静脉不适当低位穿刺之后，上述部位接近股浅动脉；然而，AVF 也可发生于股总或股浅动脉与股静脉的对穿。发生 AVF 的危险因素包括女性、高血压以及与操作相关的因素，如左侧腹股沟穿刺和大剂量抗凝药物的使用。左侧腹股沟穿刺容易引起 AVF 的原因是穿刺的角度，这是因为多数医师是站在对侧完成左股总动脉的穿刺。

2. 预防

采用动脉前壁穿刺法，尽量不要在穿刺部位反复多次穿刺，避免经动脉穿刺置血管鞘进入静脉内。

3. 处理

由于 AVF 的发病率低，其自然病程未被完全了解，因此相关治疗原则仍有争论。治疗方法主要有保守治疗（随访观察）、手术修复以及腔内治疗。约 2/3 的瘘可在随访过程中自行闭合，避免手术治疗。如果采用保守治疗，患者需要严密的超声监测和经常进行体检。如果出现症状加重或瘘范围增大，那么就需要手术治疗。

四、急性肢体动脉血栓形成

股总动脉血栓形成是血管腔内微创手术的并发症之一，通常在鞘管拔除和手法压迫完成后更为明显。股总动脉内血流减慢，合并病变的股浅动脉或者经皮穿刺时内膜损伤，可以引发血栓形成。血栓可向股深或髂动脉延伸，造成股深动脉缺血。相反，在腔内治疗过程中血栓可以在鞘管周围形成或在动脉穿刺处形成。在手法压迫停止后，血栓可以冲向远端血管造成动脉栓塞。

1. 原因

鞘管拔除后股总动脉单纯地按压可导致血栓形成，特别在严重的股总动脉粥样硬化性疾病或以前进行过腹股沟区重建术的患者。血管穿刺口应用血管闭合装置可增加潜在的血栓形成风险。

2. 预防

腔内操作结束后，按压穿刺部位用力要适当，在不出血的前提下，保证按压部位血流的通畅。经常检查穿刺侧末梢动脉搏动及皮温的变化，有助于发现下肢缺血的情况。

3. 处理

急性缺血需要紧急干预，否则患者可出现新发的间歇性跛行或者静息痛。目前临床主要的治疗方法有手术治疗和腔内微创治疗。手术治疗包括腹股沟区探查、下肢动脉切开取栓术、股总动脉内膜切除术、补片修复等；腔内微创治疗包括机械性血栓切除、溶栓治疗或动脉斑块切除术等。

五、骨筋膜室综合征

骨筋膜室综合征是血管穿刺较少见的并发症，常因肢体穿刺部位压迫不当而引起，在血管外科主要以下肢为多见。如股腘动脉腔内治疗如果顺行入路不能通过病变段血管，可能会采取远端动脉逆行穿刺的方法，尤其是腘动脉或者小腿动脉穿刺后如不能采取有效的压迫措施，有可能会导致骨筋膜室内血肿；如持续出血，可造成骨筋膜室内肌肉和神经受压，急性缺血、缺氧，引起肌肉坏死，甚至继发肾功能不全而危及生命。

1. 原因

腘动脉或小腿动脉穿刺后压迫不到位，可造成骨筋膜室内出血，血肿挤压其他组织，从而导致室内容积骤增。

2. 预防

腘动脉逆行穿刺后可选用合适球囊于穿刺点处充盈内压道 5 分钟，腘窝处加压包扎，小腿动脉一般适当压迫即可避免持续出血，操作导致的血管破裂可酌情采取压迫、覆膜支架、弹簧圈栓塞等方法进行处理。

3. 处理

对疑有骨筋膜室综合征者需严密观察，再次造影确认无继续活动性出血，如有出血再次采取球囊压迫止血，如张力持续性增高，应立即实施骨筋膜室切开减压术。早期彻底切开筋膜减压是防止肌肉和神经发生缺血性坏死的唯一有效方法，切不可等到出现"5P"征之后才行切开减压术，从而导致不可逆的缺血性肌挛缩。

六、穿刺点感染

穿刺点感染多见于腹股沟区穿刺及行动脉置管的患者，常表现为局部红、肿、热、痛等，或者发热、寒战等菌血症表现。若处理不当，随着病情发展，局部可形成感染性动脉瘤，软组织坏死，股动脉腐蚀破裂而导致大出血，最终死亡。

1. 原因

由于股动脉反复在同一部位穿刺，且穿刺技术不良，造成动脉血管壁损伤破裂，血液外渗，未予及时压迫止血形成血肿，或留置鞘管周围渗血致局部血肿形成，术后伤口被尿液污染或伤口处理不当，局部发生感染症状，或局部皮肤压迫太紧致皮肤坏死继发感染。

2. 预防

操作过程中严格执行无菌操作；针对高危人群，注意术中操作要轻柔，避免穿刺点局部血肿形成。对于生活不能完全自理的患者，必要时留置导尿，防止尿液污染伤口或穿刺点，必要时局部加强换药，保持敷料干燥。对于免疫力低下、糖尿病、短时间内多次手术以及留置鞘管的患者，可预防性使用抗生素预防感染。

3. 处理

对于单纯的局部感染，应经验性应用抗生素抗感染治疗，脓肿形成者切开引流，加强伤口局部换药。早期处理一般可以恢复，而对于感染后继发假性动脉瘤患者，应根据患者的病程长短，选择合理的治疗方案。在切除感染性假性动脉瘤术中，如果血管有条件修复，仍建议行血管修补术。

第二节　导丝、导管操作相关并发症及处理

一、动脉穿孔

动脉穿孔为较少见的并发症。导丝是否造成动脉穿孔，可以通过X线透视下辨认导丝行经路线是否偏离正常动脉解剖路线来确定。如果导丝进入周围软组织，其头端表现为非正常的卷曲。一旦去除导丝，血管造影可以发现造影剂外渗。

1. 原因

术者操作中的不细致，动作粗暴可能会引起动脉穿孔；另外，使用硬导丝操作也容易造成动脉穿孔，应避免将其作为首选的造影用导丝或用于重度病变的细小动脉超选等。血管穿孔的危险因素包括高龄、糖尿病及内膜下血管成形术等。

2. 预防

术者在术中操作导丝时，必须确保导丝的头端始终在X线透视屏幕的范围内，如感到有阻力，须停止导丝的进一步插入。在导管或其他腔内器具进入血管前，必须确定有无穿孔现象。如有疑虑，必须回撤导丝并尝试寻找新的血管腔内或内膜下路径以通过病变血管，操作时可选用头端非常柔顺的J型导丝。

3. 处理

孤立性的导丝穿孔，无须特殊处理。小动脉出血明显者可使用弹簧圈等栓塞物进行栓塞止血。如出血持续存在，可选择球囊压迫封堵或应用支架型人工血管（如外周覆膜支架）进行腔内修复，必要时需采取外科手术修复。

二、动脉夹层

血管夹层是经皮血管腔内治疗过程中经常遇到的问题之一，由于导丝或导管等腔内器具进入正常或病变的动脉血管内膜下而造成。血管内膜下的部位在血管造影时表现为造影剂在血管夹层部位滞留。

1. 原因

术者操作时误将导丝或导管送入动脉内膜下，任何阻力或腔内器具的头端成圈预示着其可能已进入血管内膜下。小夹层可在正常、无病变的血管段发生，特别是大口径的动脉（例如髂动脉）。

2. 预防

术中操作必须要仔细，需在X线透视下进针和插入导丝，并随时推注造影剂，当确定所进的血管为真腔时才可继续将导丝、导管或其他腔内器具向前送入。如果对导丝、导管或其他腔

内器具是否处于血管内膜下存在疑问，此时操作必须暂停，改用低剖面的导管通过阻力点。如果血液不能通过导管回抽出来，那么导管可能处于血管内膜下，需要回撤导管直到能回抽出血液，然后可以采用低压手推注射造影证实。切忌动作粗暴和盲目地向血管内推进导丝、导管。

3. 处理

如果血管管腔无狭窄、血栓形成，特别是夹层破口逆向的血流方向，则可予以观察随访。相反，医源性大夹层极有可能造成血管管腔闭塞或血栓形成，需要干预治疗。可通过额外的血管腔内球囊成形术治疗该种血管夹层病变（例如5分钟的球囊扩张），目的是将血管内膜再次固定。也可采用植入自膨式支架的方法固定内膜，并使血管管腔恢复通畅。

三、器具断裂或栓塞

在复杂的经皮血管腔内治疗过程中，需要使用多种复杂的腔内器具。器具或设备的故障并不少见，例如，导丝或导管被折断，并遗留在动脉管腔内成为游离的漂浮物。为避免造成远端动脉的栓塞或血栓形成，必须捕获上述器具。捕获血管腔内外来异物的最常用技术为使用腔内圈套器、活检钳等。如果折断的导丝在鞘内，可以沿导丝插入球囊，扩张后将导丝拖出至鞘的入口处。

第三节　球囊、支架操作相关并发症及处理

一、动脉栓塞

动脉栓塞是血管腔内治疗过程中的严重并发症，它可将相对简单的治疗操作转变为复杂的治疗操作。以下肢为例，在合并有血栓形成的股、腘动脉硬化闭塞性病变中，动脉栓塞是常见的并发症，可发生于血管腔内成形、支架置入和动脉斑块切除等腔内治疗过程中。在腔内治疗中远端血管栓塞的发生率为3%~5%，极少数患者甚至会发生流出道血管闭塞，导致截肢等严重后果。其主要临床表现取决于栓塞的部位与栓子的大小，主要症状为突发性剧烈疼痛，疼痛最开始位于动脉栓塞处，一段时间以后疼痛平面略下移并波及栓塞平面以下的整个肢体，栓塞平面以下的肢体动脉搏动消失，患肢皮肤苍白，以后逐渐转变为花斑状，皮肤温度降低。栓塞一定时间后，患肢可能会出现麻痹感，表现为手或足下垂。

1. 原因

多为动脉内的附壁血栓脱落至远端血管所致，也可能由血管内膜损伤时的动脉硬化斑块脱落引起，少数可由于支架和血管直径的不匹配或支架断裂，从而引起血管的栓塞。

2. 预防

术中要抗凝，操作要细致，动作要轻柔，测量要精确，支架选择要合适，尤其在行有附壁

血栓的动脉腔内成形术时，更须谨慎。

3. 处理

在腔内治疗前通过彩超、CT、X线造影图像辨别高危血管为最好的预防远端动脉栓塞的方法。结合病史、影像及术中操作手感，如疑有硬化狭窄基础上形成的血栓应先行导管溶栓或机械吸栓处理，切忌贸然球囊扩张及支架植入，以免血栓脱落造成远端血管栓塞。此外，一些治疗小组借鉴颈动脉腔内血管成形术和支架植入术的经验，将抗栓塞保护装置应用于下肢动脉的腔内治疗中，尤其是那些具有大量斑块或仅有一条流出道血管的栓塞高危病例中。如果发生动脉栓塞，可根据活化凝血时间（ACT）给予患者足量的全身肝素化，根据患者情况可选择合适的腔内治疗，如血栓抽吸术（可采用抽吸导管、AngioJet血栓抽吸系统、Straub机械血栓切除系统）、置管溶栓术等。如果上述治疗方法不成功，并且患者出现急性缺血症状，可考虑实施外科开放手术。

二、动脉破裂

动脉破裂为较少见的并发症，尤其是动脉粥样硬化严重的血管，腔内血管成形术不当可造成动脉破裂，如髂动脉破裂出血可危及生命。

1. 原因

球囊扩张过大或选用超过血管尺寸的球囊、支架等腔内器具时可导致动脉破裂。对于失去弹力顺应性的钙化血管，极微小的过度扩张即可导致动脉壁全层破裂。

2. 预防

在腔内治疗过程中严格按照腔内器具使用说明进行操作，每个操作步骤必须规范，操作过程要细致，从而避免血管破裂的发生。另外，在选择腔内器具之前，需要进行X线造影，并准确测量好血管的直径、长度，来选择与之匹配的球囊、支架等腔内器具，不要选择过大或过小的器具。

3. 处理

腔内血管成形术所诱发的腹股沟远端血管破裂较少危及生命，然而，它可能造成假性动脉瘤形成或动脉闭塞。在多数腹股沟下血管穿孔病例中均采取保守治疗，辅助的腔内治疗方法包括球囊压迫、覆膜支架隔绝治疗，或者行弹簧圈栓塞治疗等。

三、动脉痉挛和侧分支闭塞

动脉痉挛和侧分支闭塞是一种较常见的并发症，过去未被重视，其实这种并发症的后果较严重。动脉痉挛往往会引起动脉的急性血栓形成，造成远端肢体组织缺血等并发症。

1. 原因

经皮肢体动脉腔内成形术治疗时，肢体动脉可能发生痉挛，重要的侧分支也常常受累，引起闭塞现象。重要的侧分支闭塞发生的危险依赖于原发病变是否累及侧分支，或者侧分支已存在狭窄等病变。

2. 预防

在肢体动脉腔内成形术治疗时，应尽量避免过多过大地刺激血管，必要时可经导管注入 10 μg 的硝酸甘油或 30~60 mg 的罂粟碱进行预防，在行支架尤其是覆膜支架植入治疗时尽可能避免遮盖重要的侧分支。

3. 处理

一旦发生动脉痉挛，可将 10 μg 硝酸甘油经导管注入或注入罂粟碱 30~60 mg，必要时半小时后再给予相同的剂量。当出现动脉血栓时，应及时进行溶栓治疗。当重要的侧分支发生闭塞时，可行腔内治疗（如球囊扩张术、支架植入术等）；也可行外科手术进行血管重建。

四、动脉夹层

动脉粥样硬化血管在球囊血管成形术后易发生内膜剥离并发症，球囊扩张后挤压、破坏血管内膜造成内膜撕裂或夹层，如病变在此基础上进一步加重，搏动性的动脉血流将血管夹层撕裂至动脉远端，造成血流限制性阻塞或动脉闭塞，则可引起严重并发症。

1. 原因

在血管腔内球囊成形术中，容易导致夹层形成的高危病变是严重钙化的斑块，特别是近端股浅动脉。在正常血管腔内球囊扩张过度可导致动脉夹层出现。

2. 预防

球囊扩张成形术应尽量根据血管直径的不同而选择合适型号的球囊，扩张和释放过程均须缓慢进行。

3. 处理

血管成形术后出现夹层，可首选低压球囊持续扩张，使翘起的血管内膜片贴壁。如果低压球囊血管成形术不成功，且仍有明显的夹层（血流受限），那么需要植入自膨式支架或球囊扩张式支架修复血管夹层。支架固定血管内膜，扩大血管管腔，有效防止夹层隔膜片进一步延伸发展。另外，在腹股沟处的局限性动脉夹层也可用导向性斑块切除装置（例如 SilverHawk/TurboHawk 外周斑块切除系统）予以切除。

参·考·文·献

[1] 冯友贤. 血管外科学 [M]. 2 版. 上海：上海科学技术出版社，1985.

[2] 张荣林，施广飞，周素真，等. 支架内再狭窄的介入治疗 [J]. 中华医学杂志（英文版），2001, 114:67.

[3] 姜卫剑，李选，任安，等. 脉冲 - 喷射溶栓治疗腘动脉栓塞 [J]. 中华放射性杂志，1996, 30:301-305.

[4] 包俊敏. 下肢动脉闭塞性疾病腔内治疗进展 [J]. 中国普外基础与临床杂志，2010, 17:645-648.

[5] 李选，姜卫剑，朱建刚，等. Strecker 支架在治疗外周动脉狭窄或闭塞性疾患中的应用 [J]. 中华放射学杂志，1996, 30:296-300.

[6] 姜卫剑，吴朝阳，刘伟，等. 经皮经腔介入治疗技术在动脉狭窄性疾病中的应用 [J]. 中华放射性杂志，2000, 34:528-530.

[7] 包俊敏，梅志军. 如何规范应用导管溶栓术治疗动脉闭塞性疾病 [J]. 临床误诊误治，2014,27:42-45.

[8] Allaire E, Melliere D, Poussier B, et al. Iliac artery rupture during balloon dilatation: what treatment?[J]. AnnVasc Surg, 2003, 17:306-314.

[9] Dauerman H L, Applegate R J, Cohen D J. Vascular closure devices: the second decade[J]. J Am Coll Cardiol, 2007, 50:1617-1626.

[10] Kelm M, Perings S M, Jax T, et al. Incidence and clinical outcome of iatrogenic femoral arteriovenous fistulas: implications for risk stratifiation and treatment[J]. J Am Coll Cardiol, 2002, 40:291-297.

[11] Koreny M, Riedmüller E, Nikfardjam M, et al. Arterial puncture closing devices compared with standard manual compression after cardiac catheterization: systematic review and meta-analysis[J]. JAMA, 2004, 291:350-357.

[12] Piper W D, Malenka D J, Ryan T J Jr, et al. Predicting vascular complications in percutaneous coronary interventions[J]. Am Heart J, 2003, 145:1022-1029.

[13] Streiff M B. Vena caval fiters: a review for intensive care specialists[J]. J Intensive Care Med, 2003, 18:59-79.

[14] Tavris D R, Gallauresi B A, Lin B, et al. Risk of local adverse events following cardiaccatheterization by hemostasis device use and gender[J]. J Invasive Cardiol, 2004, 16:459-464.

[15] Webber G W, Jang J, Gustavson S, et al. Contemporary management of postcatheterization pseudoaneurysms[J]. Circulation, 2007, 115:2666-2674.

[16] Tunesen K H, Sager P, Karle A, et al. Percutaneous transluminal angioplasty of the superficial artery by retrograde catheteration via the poplitealartery[J]. Cardiovasc Interv Radiol, 1988, 1:127.

[17] Yuan L, Bao J, Zhao Z, et al. Endovascular therapy for long-segment atherosclerotic aortoiliac occlusion[J]. J Vasc Surg, 2014, 59:663-668.

[18] Yuan L, Bao J, Zhao Z, et al. Transbrachial and femoral artery approach endovascular therapy for flush infrarenal aortic occlusion[J]. Eur J Vasc Endovasc Surg, 2014, 48:46-52.

[19] Bonelli F C, McKusick M A, Textor S C, et al. Renal artery angioplasty: Technical results and clinical outcome in 320 patients[J]. Mayo Clin Proc, 1995, 70(11):1041-1047.

[20] Plouin P F, Dame B, Chatellier G, et al. Restenosis after a first percutaneous transluminal renal angioplasty[J]. Hypertension, 1993, 21(1):89-93.

[21] Dotter C T, Judkins M P. Transluminal treatment of arteriosclerotic obstructions: Description of a new technique and a preliminary report of it's applications[J]. Circulation, 1964, 30:654.

[22] Katzen B T, Chang J, Knox W G. Percutaneous transluminal angioplasty with the Grüntzig balloon catheter: a review of 70 cases[J]. Arch Surg, 1979, 114:1389.

第十九章
应用案例分析

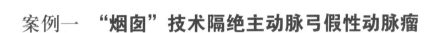

案例一 "烟囱"技术隔绝主动脉弓假性动脉瘤

【病例资料】

患者，男性，56岁，2013年突感胸背部、腹部疼痛，未经重视，后反复出现声音嘶哑、喝水呛咳等症状。当地医院主动脉CTA检查提示：主动脉弓假性动脉瘤，2015年复查CTA较2013年明显增大，5月以"主动脉弓假性动脉瘤"收住院。

【手术方案】

CTA检查显示患者主动脉弓小弯侧假性动脉瘤，拟采用"烟囱"技术隔绝假性动脉瘤，即在患者主动脉病变处植入胸主动脉覆膜支架，同时在左锁骨下动脉植入1枚自膨式外周裸支架。"烟囱"技术可以保证分支动脉血流通畅，隔绝假性动脉瘤，预防内漏。

【器具准备】

见表19-1。

表19-1 器具准备

物品名称	数量	物品名称	数量
穿刺针（Cook）	1根	0.035 in Lunderquist 超硬导丝 260 cm（Cook）	1根
高压连接管（深圳益心达）	2根	5 F 刻度猪尾巴导管（Optimed）	1根

物品名称	数 量	物品名称	数 量
0.035 in 泥鳅导丝 180 cm（Terumo）	1 根	5 F 单弯导管（AngioDynamics）	1 根
0.035 in 泥鳅导丝 260 cm（Terumo）	1 根	6 F 短鞘（Terumo）	1 根
Zenith TX2 胸主动脉覆膜支架 32 mm×200 mm（Cook）	1 枚	自膨式外周裸支架 10 mm×60 mm（Optimed）	1 枚

注：上表中涉及的器具（A mm×B mm），其中 A 为器具的直径，B 为器具的长度。0.035 in=0.889 mm。

【操作步骤及术中配合】

见表 19-2。

表 19-2　手术操作步骤及术中配合

操作步骤	术中配合流程
（1）患者入室，全麻	心理护理；注意保暖；协助摆平卧位，双下肢略外展外旋，左上肢伸直外展；连接心电监护仪，观察血压、心率、氧饱和度变化；建立静脉通道，留置中心静脉导管；留置导尿
（2）消毒双侧腹股沟和左上肢	准备消毒液（恒温箱加热至37℃）；协助铺单；递送碘克沙醇注射液；配制台上肝素稀释液（生理盐水 1 000 ml +肝素钠注射液 100 mg）
（3）于右侧腹股沟股总动脉搏动最强处做纵切口，约3cm，游离并暴露股总动脉	递送手术刀、大镊子（扁平镊或精细镊）、分离钳、蚊式钳、血管钳和 0 号丝线
（4）以改良 Seldinger 方法穿刺右侧股总动脉，置入 0.035 in 泥鳅导丝 180 cm 和 5 F 刻度猪尾巴导管至主动脉弓，撤出泥鳅导丝，行胸主动脉造影（图 19-1），标记左锁骨下动脉开口和瘤体部位	递送穿刺针、高压连接管、0.035 in 泥鳅导丝 180 cm、5 F 刻度猪尾巴导管，全身肝素化；术中的腔内器具均需用配制的肝素稀释液冲洗
（5）以改良 Seldinger 方法穿刺左侧肱动脉，置入 6 F 短鞘、0.035 in 泥鳅导丝 260 cm 和 5 F 单弯导管至升主动脉	递送穿刺针、6 F 短鞘、0.035 in 泥鳅导丝 260 cm、5 F 单弯导管
（6）Zenith TX2 胸主动脉覆膜支架的植入（图 19-2）：经 5 F 刻度猪尾巴导管送入 0.035 in Lunderquist 超硬导丝 260 cm 至升主动脉，将 Zenith TX2 胸主动脉覆膜支架系统 32 mm×200 mm 沿超硬导丝植入病变部位。同时经左侧肱动脉植入自膨式外周裸支架 10 mm×60 mm 至左锁骨下动脉（可将自膨式外周裸支架输送系统先放置于左锁骨下动脉开口，待胸主动脉覆膜支架释放后，再释放烟囱支架）	递送 0.035 in Lunderquist 超硬导丝 260 cm、Zenith TX2 胸主动脉覆膜支架 32 mm×200 mm、自膨式外周裸支架 10 mm×60 mm
（7）撤出胸主动脉覆膜支架输送系统，再次置入 5 F 刻度猪尾巴导管行胸主动脉造影，显示胸主动脉假性动脉瘤已隔绝（图 19-2），无内漏，分支动脉血流通畅	递送 5 F 刻度猪尾巴导管

续表

操作步骤	术中配合流程
（8）退出导管、导丝、血管鞘，缝合右股总动脉切口，加压包扎左侧肱动脉穿刺点	递送血管镊、CV 线缝合血管切口，递送小号圆、角针和 1 号丝线逐层缝合切口，递送纱布、弹力绷带加压包扎穿刺点
（9）麻醉结束	护送患者返回病房

注：0.035 in=0.889 mm。

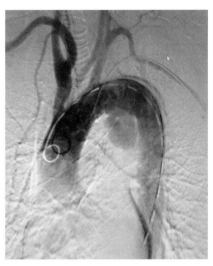

图 19-1　主动脉弓造影

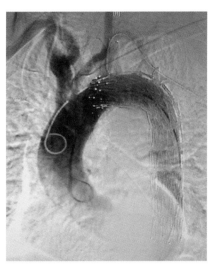

图 19-2　术后造影

【技术要点及注意事项】

• 本例动脉瘤位于主动脉弓小弯侧、左锁骨下动脉开口处，支架如定位于左锁骨下动脉远端释放易出现内漏，因此术者采用左锁骨下动脉"烟囱"技术。

• 此病例主动脉为Ⅲ型弓，主体支架过弓距离过短会导致支架与主动脉壁应力增大，从而增加主动脉近端逆撕风险。

• 此患者表现为喉返神经压迫症状，术中促进瘤体血栓化是改善症状的关键，因此必要时可于瘤腔内预留导管行栓塞处理。

案例二　"单分支＋开窗"技术腔内隔绝主动脉夹层

【病例资料】

患者，女性，66 岁，2011 年体检诊断出"主动脉夹层"后采取保守治疗。2013 年 4 月，突感腰背部剧烈疼痛，伴有恶心、呕吐症状，经当地医院诊断为"主动脉夹层急性撕裂"，于 5

月以"主动脉夹层"收住院。

【手术方案】

术中造影显示患者主动脉夹层从无名动脉一直撕裂至左肾动脉开口处，该主动脉夹层的远近段均是腔内隔绝术的"禁区"。若采用胸主动脉覆膜支架隔绝主动脉夹层，可能将无名动脉（头臂干）、左颈总动脉、左锁骨下动脉和内脏动脉一并隔绝而导致缺血并发症发生。经多次评估，拟采用"单分支＋开窗"技术腔内隔绝主动脉夹层。

【器具准备】

见表 19-3。

表 19-3　器具准备

物品名称	数量	物品名称	数量
穿刺针（Cook）	1 根	6 F 短鞘（Terumo）	2 根
高压连接管（深圳益心达）	2 根	自膨式外周裸支架 10 mm×60 mm（Optimed）	2 枚
0.035 in 泥鳅导丝 180 cm（Terumo）	1 根	自膨式外周裸支架 12 mm×60 mm（Optimed）	1 枚
0.035 in 泥鳅导丝 260 cm（Terumo）	3 根	0.035 in Lunderquist 超硬导丝 260 cm（Cook）	1 根
5 F 刻度猪尾巴导管（Optimed）	1 根	Valiant 胸主动脉覆膜支架 30 mm×200 mm（Medtronic）	1 枚
5 F MPA 导管 125 cm（Cordis）	1 根	Castor 单分支开窗型胸主动脉覆膜支架（上海微创）	1 枚
8 F 短鞘（Terumo）	1 根		

注：上表中涉及的器具（A mm×B mm），其中 A 为器具的直径，B 为器具的长度。0.035 in=0.889 mm。

【操作步骤及术中配合】

见表 19-4。

表 19-4　手术操作步骤及术中配合

操作步骤	术中配合流程
（1）患者入室，全麻	心理护理；注意保暖；协助摆平卧位，双下肢略外展外旋，双上肢略外展外旋，头偏向右侧；连接心电监护仪，观察心率、血压、氧饱和度变化；建立静脉通道，留置导尿
（2）消毒双侧腹股沟、双上肢和左颈部	准备消毒液（恒温箱加热至 37℃）；协助铺单；递送碘克沙醇注射液；配制台上肝素稀释液（生理盐水 1 000 ml ＋肝素钠注射液 100 mg）

续表

操作步骤	术中配合流程
(3) 于右侧腹股沟股总动脉搏动最强处做纵行切口，约 3 cm，游离并暴露股总动脉	递送手术刀、大镊子（扁平镊或精细镊）、分离钳、蚊式钳、血管钳和 0 号丝线
(4) 以改良 Seldinger 方法穿刺右侧股总动脉，置入 0.035 in 泥鳅导丝 180 cm 和 5 F 刻度猪尾巴导管至升主动脉，撤出泥鳅导丝并进行造影，造影显示夹层的近端裂口位于升主动脉，累及无名动脉，远端裂口位于降主动脉段（图 19-3）。测量主动脉近端、远端以及分支动脉的直径和长度	递送穿刺针、高压连接管、0.035 in 泥鳅导丝 180 cm、5 F 刻度猪尾巴导管，全身肝素化；术中的腔内器具均需用配制的肝素稀释液冲洗
(5) 透视下以 Seldinger 方法穿刺左侧肱动脉，置入 6 F 短鞘、0.035 in 泥鳅导丝 260 cm；同时穿刺左侧颈动脉，置入 6 F 短鞘、0.035 in 泥鳅导丝 260 cm；穿刺右侧肱动脉，置入 8 F 短鞘、0.035 in 泥鳅导丝 260 cm，沿泥鳅导丝置 5 F MPA 导管 125 cm 至右侧股总动脉，并从右侧股总动脉"抓出"导管，撤出泥鳅导丝	递送穿刺针、2 根 6 F 短鞘、1 根 8 F 短鞘、3 根 0.035 in 泥鳅导丝 260 cm、1 根 5 F MPA 导管 125 cm
(6) 经 5 F MPA 导管 125 cm 的头端将 Castor 单分支开窗型胸主动脉覆膜支架输送系统上的分支导丝从右侧肱动脉的 8 F 短鞘内引出，撤出 5 F MPA 导管 125 cm	递送 Castor 单分支开窗型胸主动脉覆膜支架
(7) Castor 单分支开窗型胸主动脉覆膜支架的植入：经右股总动脉置入 0.035 in Lunderquist 超硬导丝 260 cm 至升主动脉，沿超硬导丝将 Castor 胸主动脉覆膜支架输送系统（该支架近端直径为 44 mm，远端直径为 28 mm，无名动脉分支支架直径为 14 mm，左颈总动脉、左锁骨下动脉为开窗）植入病变部位并释放，同时牵拉右侧肱动脉处的分支导丝，释放分支支架至无名动脉	递送 0.035 in Lunderquist 超硬导丝 260 cm
(8) "开窗处裸支架"的植入：分别沿左侧肱动脉、左侧颈动脉的泥鳅导丝各植入 1 枚自膨式外周裸支架 10 mm×60 mm 到左锁骨下动脉和左颈总动脉，同时经右侧肱动脉置入 0.035 in 泥鳅导丝 260 cm 至右锁骨下动脉，并沿泥鳅导丝植入 1 枚自膨式外周裸支架 12 mm×60 mm 重叠至无名动脉处的分支支架内	递送 2 枚自膨式外周裸支架 10 mm×60 mm 和 1 枚自膨式外周裸支架 12 mm×60 mm
(9) Valiant 胸主动脉覆膜支架的植入：撤出 Castor 单分支开窗覆膜支架输送系统，沿 0.035 in Lunderquist 超硬导丝 260 cm 植入 Valiant 胸主覆膜支架 30 mm×200 mm 重叠至 Castor 单分支开窗覆膜支架的远端并释放	递送 Valiant 胸主覆膜支架 30 mm×200 mm
(10) 撤出 Valiant 胸主动脉覆膜支架输送系统，置入 5 F 刻度猪尾巴导管，再次行升主动脉造影，造影显示主动脉夹层近端无内漏，分支动脉血流通畅（图 19-4）	递送 5 F 刻度猪尾巴导管
(11) 退出导管、导丝、短鞘，缝合右侧股总动脉切口，加压包扎双侧肱动脉、左侧颈动脉穿刺点	递送血管镊、CV 线缝合血管切口，递送小号圆、角针和 1 号丝线逐层缝合切口，递送纱布、弹力绷带加压包扎穿刺点
(12) 麻醉结束	护送患者返回病房

注：0.035 in=0.889 mm。

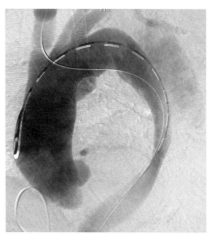
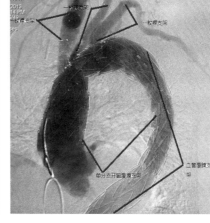

图 19-3　术前造影　　　　　　图 19-4　支架植入后

【技术要点及注意事项】

• 此例患者主动脉夹层类型复杂，所采用"单分支＋开窗"技术属于个体化定制方案，术前 CTA 测量及术中准确定位是保证治疗成功的关键，可通过 Mark 标记角度进行评估，降低 DSA 二维成像对立体定位的干扰。

• 此病例中，主动脉为Ⅲ型弓，分支动脉导丝超选头臂干动脉难度较大，必要时可采用圈套器配合。因头相三分支血管均进行操作，在分支动脉支架释放过程中应保证快速高效，以降低头相缺血而导致脑梗死的发生。

案例三　"双烟囱＋可电解脱弹簧圈栓塞"技术腔内隔绝胸主动脉瘤

【病例资料】

患者，女性，22 岁，于 2014 年 1 月在当地医院体检胸片发现肺部占位，无咳嗽、胸闷、胸痛等症状。2015 年 5 月再次体检胸片提示肺部占位，6 月在外院行彩超和主动脉 CTA 显示降主动脉起始段狭窄、主动脉弓降部多发性动脉瘤，于 7 月以"胸主动脉瘤"收住院。

【手术方案】

根据提供的主动脉 CTA，拟采用"双烟囱＋可电解脱弹簧圈栓塞"辅助技术腔内隔绝胸主动脉瘤，即在胸主动脉病变处植入胸主动脉覆膜支架的同时，在左锁骨下动脉和左颈总动脉植入"烟囱"支架；若有内漏可填入"可电解脱弹簧圈"，使瘤腔快速血栓化。该手术方案不仅能够完全隔绝胸主动脉瘤，避免内漏，同时又保证了分支动脉血流的通畅。

【器具准备】

见表 19-5。

表 19-5　器具准备

物品名称	数量	物品名称	数量
穿刺针（Cook）	1 根	5 F 单弯导管（AngioDynamics）	1 根
高压连接管（深圳益心达）	2 根	5 F 刻度猪尾巴导管（Optimed）	1 根
0.035 in 泥鳅导丝 260 cm（Terumo）	3 根	5 F 短鞘（Terumo）	3 根
2.2 F 微导管（Cook）	1 根	9 F 短鞘（Terumo）	1 根
0.018 in 微导丝 180 cm（Cook）	1 根	Y 阀三件套（Abbott）	1 套
Fluency 外周覆膜支架 8 mm×60 mm（Bard）	1 枚	Fluency 外周覆膜支架 6 mm×80 mm（Bard）	1 枚
Fluency 外周覆膜支架 6 mm×100 mm（Bard）	1 枚	Jasper 可电解脱弹簧圈 20 mm×300 mm（上海加奇）	2 枚
Endurant 腹主髂支支架 28 mm×16 mm×120 mm（Medtronic）	1 枚	Jasper 标配电解脱器（上海加奇）	1 套
Endurant 腹主髂支支架 16 mm×24 mm×120 mm（Medtronic）	1 枚	Jasper 标配电极线（上海加奇）	1 根

注：上表中涉及的器具（A mm×B mm），其中 A 为器具的直径，B 为器具的长度；腹主主体（髂支）支架（A mm×B mm×C mm），其中 A 为支架近端直径，B 为支架远端直径，C 为支架的长度。0.018 in=0.457 mm，0.035 in=0.889 mm。

【操作步骤及术中配合】

见表 19-6。

表 19-6　手术操作步骤及术中配合

操作步骤	术中配合流程
（1）患者入室，全麻	心理护理；注意保暖；协助摆平卧位，双下肢略外展外旋，双上肢摆平外展，头偏向右侧；连接心电监护仪，观察心率、血压、氧饱和度变化；建立静脉通道；留置导尿
（2）消毒双侧腹股沟、双侧上肢和左颈部	准备消毒液（恒温箱加热至 37℃）；协助铺单；递送碘克沙醇注射液；配制台上肝素稀释液（生理盐水 1 000 ml + 肝素钠注射液 100 mg）
（3）于左侧腹股沟股总动脉搏动最强处做纵切口，约 3 cm，游离并暴露股总动脉	递送手术刀、大镊子（扁平镊或精细镊）、分离钳、蚊式钳、血管钳和 0 号丝线
（4）以改良 Seldinger 方法穿刺左侧股总动脉，左侧肱动脉、右侧肱动脉，并分别置入 5 F 短鞘；同时穿刺左侧颈动脉，置入 9 F 短鞘	递送 3 根 5 F 短鞘、1 根 9 F 短鞘；全身肝素化；术中的腔内器具均需用配制的肝素稀释液冲洗
（5）沿左侧股总动脉的 5 F 短鞘内送入 0.035 in 泥鳅导丝 260 cm 和 5 F 刻度猪尾巴导管至升主动脉，撤出泥鳅导丝并进行造影，显示胸主动脉瘤合并降主动脉起始段狭窄（图 19-5）	递送 0.035 in 泥鳅导丝 260 cm 和 5 F 刻度猪尾巴导管

操作步骤	术中配合流程
（6）从右侧肱动脉送入 0.035 in 泥鳅导丝 260 cm 和 5 F 单弯导管与左股总动脉建立牵张导丝，并将 5 F 单弯导管预留在瘤腔；从左侧颈动脉送入 0.035 in 泥鳅导丝 260 cm 于升主动脉；从左侧肱动脉送入 0.035 in 泥鳅导丝 260 cm 至腹主动脉段	递送 2 根 0.035 in 泥鳅导丝 260 cm、5 F 单弯导管
（7）倒装腹主髂支支架：将 Endurant 腹主髂支支架 28 mm×16 mm×120 mm 在体外释放后进行倒置，利用缝线压缩 Endurant 腹主髂支支架 28 mm×16 mm×120 mm，将其重新装入输送系统	递送 Endurant 腹主髂支支架 28 mm×16 mm×120 mm
（8）腹主髂支支架的植入①：将倒置的 Endurant 腹主髂支支架 28 mm×16 mm×120 mm 沿左侧股总动脉的牵张导丝植入胸主动脉瘤段；同时将 Fluency 外周覆膜支架 8 mm×60 mm 沿泥鳅导丝植入左颈总动脉；支架定位完成后，先释放 Endurant 腹主髂支支架，再释放 Fluency 外周覆膜支架；撤出 Endurant 腹主髂支支架输送系统和 Fluency 外周覆膜支架输送系统	递送 Fluency 外周覆膜支架 8 mm×60 mm
（9）腹主髂支支架的植入②：将 Endurant 腹主髂支支架 16 mm×24 mm×120 mm 沿牵张导丝重叠植入前 1 枚 Endurant 腹主髂支支架 28 mm×16 mm×120 mm 的远端并释放；同时沿左侧肱动脉的泥鳅导丝于左锁骨下动脉依次植入 Fluency 外周覆膜支架 6 mm×80 mm、Fluency 外周覆膜支架 6 mm×100 mm，形成左锁骨下动脉"潜望镜"。	递送 Endurant 腹主髂支支架 16 mm×24 mm×120 mm、Fluency 外周覆膜支架 6 mm×80 mm 和 Fluency 外周覆膜支架 6 mm×100 mm
（10）撤出 Endurant 腹主髂支支架输送系统，置入 5 F 刻度猪尾巴导管，再次行升主动脉造影，显示胸主动脉瘤近端有内漏	
（11）可电解脱弹簧圈的植入：沿预留在瘤腔内的 5 F 单弯导管置入 2.2 F 微导管和 0.018 in 微导丝 180 cm 至内漏处，退出微导丝，在微导管的尾端连接一个 Y 阀，将 Y 阀的侧孔连接高压滴注；将一枚 Jasper 可电解脱弹簧圈 20 mm×300 mm 的引导鞘管平直地连接到 Y 阀和微导管的尾端，拧紧 Y 阀，退出锁紧鞘；推送弹簧圈的输送钢丝，松开 Y 阀，退出引导鞘管，在透视下沿微导管推送 Jasper 可电解脱弹簧圈植入内漏处	连接加压输液装置；递送 0.018 in 微导丝、2.2 F 微导管、Y 阀三件套、1 枚 Jasper 可电解脱弹簧圈 20 mm×300 mm；提前自检电解脱器（按下开关按钮，电压显示 9.8~11.2 mV，电流闪动 3 次显示为 1 mA，10 秒后恢复为 0 mA）
（12）电极线的连接：在左侧股总动脉穿刺腹股沟部用一个 20 号不锈钢针刺入皮下肌肉内，将黑色电极线的一头微钩夹住不锈钢针，另一头连接电解脱器的负极；将红色电极线的一头微钩夹住弹簧圈输送导丝尾端的不锈钢丝，另一头连接电解脱器正极	递送 Jasper 标配电极线
（13）弹簧圈的电解脱：在 DSA 透视下启动解脱器进行 2 次弹簧圈的电解脱（每次解脱时间为 30 秒，电流 0.3~0.5 mA，电压 3~6 mV），确认弹簧圈解脱完毕，慢慢退出弹簧圈的输送导丝；按照此流程再次植入 1 枚 Jasper 可电解脱弹簧圈 20 mm×300 mm 至内漏处	递送 1 枚 Jasper 可电解脱弹簧圈 20 mm×300 mm
（14）再次将 5 F 刻度猪尾巴导管尾端连接到高压注射器进行升主动脉造影，显示胸主动脉瘤已被隔绝，无明显内漏，弓上三分支动脉血流通畅（图 19-6）	

续表

操作步骤	术中配合流程
（15）退出微导管、导管、导丝、血管鞘，缝合左侧股总动脉切口，加压包扎双侧肱动脉、左侧颈动脉穿刺点	递送血管镊、CV 线缝合血管切口，递送小号圆、角针和 1 号丝线逐层缝合切口，递送纱布、弹力绷带加压包扎穿刺点
（16）麻醉结束	护送患者返回病房

注：0.018 in=0.457 mm，0.035 in=0.889 mm。

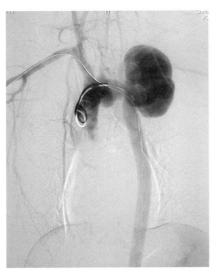 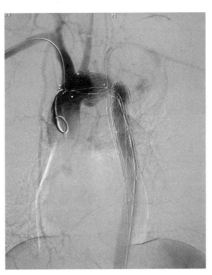

图 19-5　术前造影　　　　图 19-6　术后造影

【技术要点及注意事项】

• 该患者并存降主动脉缩窄，由于口径匹配的问题，难以同时实现近远端锚定良好，因为缩窄部最窄处仅 14 mm。若采用传统的腔内隔绝技术难度较大，所以采用 2 枚腹主髂支支架（其中 1 枚倒置）近、远端重叠释放，使得近端和远端皆能实现良好的锚定，最终达到完全隔绝。本病例在术中灵活倒装腹主髂支支架是本手术的亮点。

• 该患者的巨大瘤腔存在着较高的内漏风险，在其内使用弹簧圈栓塞，能够提高完全隔绝的概率，降低术后破裂的风险，但需要在释放主体支架之前在瘤腔内预留导管。术中需要密切监测下肢血压，以免发生主动脉缩窄段远端灌注不良，出现截瘫、下肢缺血、腹腔脏器缺血等并发症。

• 该手术采用左锁骨下动脉"潜望镜"技术进行重建，需考虑分支动脉覆膜支架与主体覆膜支架之间 Oversize 的关系，以及不同支架材质的影响，避免出现分支动脉闭塞。

案例四　Cuff 腔内隔绝升主动脉夹层动脉瘤

【病例资料】

患者，女性，68 岁，2015 年 11 月突发胸部撕裂样剧烈疼痛，在当地医院就诊 CT 提示"升主动脉夹层动脉瘤"（图 19-7），予保守治疗后效果欠佳，胸痛仍间断发作，于 12 月以"升主动脉夹层动脉瘤"收住院。

【手术方案】

由于此患者升主动脉非常靠近心脏，而心脏跳动与泵血会影响胸主动脉覆膜支架的定位，拟选择在放置 Cuff 的过程中使用临时起搏器，将心率起搏至 180~200 次 / 分，将心排血量降低至最低水平，确保 Cuff 定位的准确性。

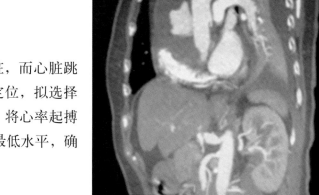

图 19-7　术前 CT

【器具准备】

见表 19-7。

表 19-7　器具准备

物品名称	数　量	物品名称	数　量
穿刺针（Cook）	1 根	5 F 单弯导管（AngioDynamics）	1 根
高压连接管（深圳益心达）	2 根	6 F 短鞘（Terumo）	1 根
0.035 in 泥鳅导丝 260 cm（Terumo）	2 根	5 F 刻度猪尾巴导管（Optimed）	1 根
0.035 in Lunderquist 超硬导丝 260 cm（Cook）	1 根	临时起搏电极导管（St. Jude）	1 根
Cuff 42 mm×81 mm（Cook）	1 枚	临时起搏器（Biotronik）	1 个

注：上表中涉及的器具（A mm×B mm），其中 A 为器具的直径，B 为器具的长度。0.035 in=0.889 mm。

【操作步骤及术中配合】

见表 19-8。

表 19-8 手术操作步骤及术中配合

操作步骤	术中配合流程
（1）患者入室，全麻	心理护理；注意保暖；取平卧位，双下肢略外展外旋；连接心电监护仪，观察血压、心率、氧饱和度变化；建立静脉通道，留置中心静脉导管；留置导尿
（2）常规消毒双侧腹股沟，上至脐部，下至大腿中部，暴露腹股沟	准备消毒液（恒温箱加热至 37℃）；协助铺单；递送碘克沙醇注射液；配制台上肝素稀释液（生理盐水 1 000 ml ＋肝素钠注射液 100 mg）
（3）于右侧腹股沟股总动脉搏动最强处做纵切口，约 3 cm，游离并暴露股总动脉	递送手术刀、大镊子（扁平镊或精细镊）、分离钳、蚊式钳、血管钳和 0 号丝线
（4）透视下以 Seldinger 方法穿刺左侧股静脉，置入 6 F 短鞘和 0.035 in 泥鳅导丝 260 cm，沿泥鳅导丝置入临时起搏电极导管至右心室，撤出泥鳅导丝，连接临时起搏器	递送 6 F 短鞘、0.035 in 泥鳅导丝 260 cm、5 F 单弯导管、临时起搏电极导管，连接起搏器和起搏电极导管，检查临时起搏器的各项参数及功能是否正常
（5）以改良 Seldinger 方法穿刺右侧股总动脉，置入 0.035 in 泥鳅导丝 260 cm 和 5 F 刻度猪尾巴导管至升主动脉，撤出泥鳅导丝并进行造影，显示升主动脉夹层动脉瘤（图 19-8）	递送穿刺针、高压连接管、0.035 in 泥鳅导丝 260 cm、5 F 刻度猪尾巴导管；全身肝素化；术中的腔内器具均需用配制的肝素稀释液冲洗
（6）将直头的 0.035 in Lunderquist 超硬导丝 260 cm 塑形后沿 5 F 刻度猪尾巴导管置入升主动脉远端，撤出导管	递送 0.035 in Lunderquist 超硬导丝 260 cm
（7）Cuff 的植入：将 Cuff 42 mm×81 mm 沿塑形后的 0.035 in Lunderquist 超硬导丝 260 cm 植入至升主动脉病变处并定位；当人工起搏心率达至 180~200 次 / 分时，释放 Cuff 42 mm×81 mm	递送 Cuff 42 mm×81 mm；根据医师指令开始或者停止起搏，并调整起搏频率
（8）退出 Cuff 输送系统，沿超硬导丝再次置入 5 F 刻度猪尾巴导管至升主动脉，撤出超硬导丝并进行造影，显示升主动脉夹层动脉瘤完全隔绝，无内漏（图 19-9）	递送 5 F 刻度猪尾巴导管
（9）退出 5 F 刻度猪尾巴导管、6 F 短鞘、临时起搏电极导管，缝合右侧股总动脉切口，加压包扎左侧股静脉穿刺点	递送血管镊、CV 线缝合血管切口；递送小号圆、角针和 1 号丝线逐层缝合切口；递送纱布、弹力绷带加压包扎穿刺点
（10）麻醉结束	护送患者返回病房

注：0.035 in=0.889 mm。

【技术要点及注意事项】

• 该手术因导管、导丝、输送系统的锥形头端需进入左心室，术中需预防发生恶性心律失常，故在股总静脉预置临时心脏起搏器十分必要，一旦发生恶性心律失常，可予以复律。术中胸主动脉覆膜支架定位的准确性与心脏快速起搏是否能够有效降低心排血量密切相关，实际释放前应模拟快速起搏心室率，以保证配合的准确性和有效性，减少因心脏搏动造成的支架移位等并发症。

• 该手术术前应注意评估夹层裂口与冠状动脉开口的位置关系，裂口过于贴近冠状动脉开

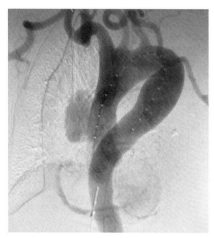
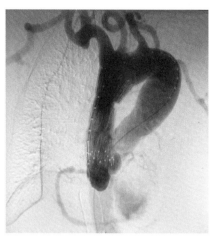

图 19-8　术中造影　　　　　　　　　　图 19-9　术后造影

口的病变应谨慎选择此类手术，以免术中出现冠状动脉开口闭塞等恶性并发症。

● 此款 Cuff 42 mm×81 mm（Cook）具有长度短、口径大、输送系统过主动脉弓性能良好等特点，故本手术中选用此器具。

案例五　"球囊阻断＋瘤腔内促凝"技术隔绝破裂腹主动脉瘤

【病例资料】

　　患者，女性，83岁，因"右侧肢体无力"在当地医院行保守治疗，于2016年7月18日晚无明显诱因出现左下腹疼痛，未予重视；19日早晨仍腹痛，予以通便治疗后未见好转；19日晚腹痛加重，立即行腹部 CT 提示"腹主动脉瘤"（图19-10），急诊以"腹主动脉瘤破裂"收住院。

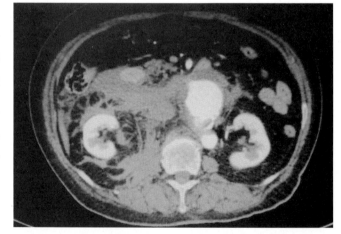

图 19-10　术前腹部 CT

【手术方案】

　　根据患者临床表现和腹部 CT 明确腹主动脉瘤已破裂，考虑到患者是急性期的巨大腹主动脉瘤破裂出血，年龄较大，一般情况欠佳，无法耐受开放手术。拟定于在全麻下急诊行"球囊阻断＋瘤腔内促凝"技术隔绝破裂腹主动脉瘤。

【器具准备】

　　见表 19-9。

表 19-9　器具准备

物品名称	数 量	物品名称	数 量
穿刺针（Cook）	1 根	5 F 刻度猪尾巴导管（Optimed）	1 根
高压连接管（深圳益心达）	2 根	5 F 单弯导管（AngioDynamics）	2 根
0.035 in 泥鳅导丝 260 cm	1 根	0.035 in Lunderquist 超硬导丝 260 cm（Cook）	2 根
Endurant 腹主主体支架 25 mm×13 mm×170 mm（Medtronic）	1 枚	Coda 球囊导管（Cook）	1 根
Endurant 腹主髂支支架 16 mm×13 mm×95 mm（Medtronic）	2 枚	外用冻干人纤维蛋白黏合剂（上海莱士）	3 支

注：上表中涉及的器具（A mm×B mm），其中 A 为器具的直径，B 为器具的长度；腹主主体（髂支）支架（A mm×B mm×C mm），其中 A 为支架近端直径，B 为支架远端直径，C 为支架的长度。0.035 in=0.889 mm。

【操作步骤及术中配合】

见表 19-10。

表 19-10　手术操作步骤及术中配合

操作步骤	术中配合
（1）患者入室，局麻备全麻	心理护理；协助摆平卧位，双下肢略外展外旋；连接心电监护仪，观察心率、血压、氧饱和度变化；建立静脉通道；留置导尿
（2）常规消毒双侧腹股沟，上至脐部，下至股中部，暴露腹股沟	准备消毒液（恒温箱加热至 37℃）；协助铺单；递送碘克沙醇注射液；配制台上肝素稀释液（生理盐水 1 000 ml ＋肝素钠注射液 100 mg）
（3）"球囊阻断"技术：在局麻下于右侧股总动脉搏动最强处做纵切口，约 3 cm，游离并暴露右侧股总动脉；穿刺右侧股总动脉，置入 0.035 in Lunderquist 超硬导丝 260 cm，沿超硬导丝置入 Coda 球囊导管至腹主动脉肠系膜上动脉水平，充盈球囊，阻断腹主动脉瘤近端血流	递送穿刺针、Coda 球囊导管、0.035 in Lunderquist 超硬导丝 260 cm、手术刀、大镊子（扁平镊或精细镊）、分离钳、蚊式钳、血管钳和 0 号丝线
（4）在全麻下于左侧股总动脉搏动最强处做纵切口，约 3 cm，游离并暴露左侧股总动脉	递送手术刀、大镊子（扁平镊或精细镊）、分离钳、蚊式钳、血管钳和 0 号丝线；需提前配制 3 支外用冻干人纤维蛋白黏合剂
（5）待血压平稳，以改良 Seldinger 方法穿刺左侧股总动脉，置入 0.035 in 泥鳅导丝 260 cm，沿泥鳅导丝置入 5 F 刻度猪尾巴导管，撤出导丝，松开阻断球囊，将猪尾导管置入肾动脉水平，快速造影显示腹主动脉瘤近端破裂（图 19-11）	递送穿刺针、高压连接管、0.035 in 泥鳅导丝 260 cm、5 F 刻度猪尾巴导管；全身肝素化；术中的腔内器具均需用配制的肝素稀释液冲洗
（6）快速撤出右侧股总动脉的"阻断球囊"；快速腹主主体支架的植入：沿右侧 0.035 in Lunderquist 超硬导丝 260 cm，植入 Endurant 腹主主体支架 25 mm×13 mm×170 mm 至腹主动脉病变部位并释放，撤出腹主主体支架输送系统；沿右侧股总动脉超硬导丝置入 Coda 球囊导管至腹主主体支架近端，再次进行"球囊阻断"	递送 0.035 in Lunderquist 超硬导丝 260 cm、Endurant 腹主主体支架 25 mm×13 mm×170 mm

续表

操作步骤	术中配合
（7）撤出5F刻度猪尾巴导管，交换置入5F单弯导管预留于瘤腔内；经左侧股总动脉穿刺（与前一个左侧股总动脉穿刺点不在同一位置），置入0.035 in泥鳅导丝260 cm和5F单弯导管，导丝、导管配合超选进入腹主主体支架的短支内，交换置入0.035 in Lunderquist超硬导丝260 cm，适当松开阻断球囊，将超硬导丝置入腹腔干以上水平，沿超硬导丝迅速植入2枚Endurant腹主髂支支架16 mm×13 mm×95 mm至腹主主体支架的短支内并释放，以达到远端至左侧髂外水平，撤出Endurant腹主髂支支架输送系统并再次球囊阻断腹主近端	递送5F单弯导管、0.035 in Lunderquist超硬导丝260 cm、2枚Endurant腹主髂支支架16 mm×13 mm×95 mm
（8）经左侧0.035 in Lunderquist超硬导丝260 cm置入5F刻度猪尾巴导管至腹主动脉，回收"阻断球囊"，行腹主动脉造影，显示腹主动脉瘤隔绝不完全，有近端内漏和Ⅲ型内漏	递送5F刻度猪尾巴导管
（9）再次充盈Coda球囊导管，在"球囊阻断"辅助下，经预留的5F单弯导管注入外用冻干人纤维蛋白黏合剂至瘤腔内	递送3支外用冻干人纤维蛋白黏合剂
（10）撤出"阻断球囊"，再次经5F刻度猪尾巴导管行腹主动脉造影，显示腹主动脉瘤已隔绝，无内漏（图19-12）	递送5F刻度猪尾巴导管
（11）退出导管、导丝，缝合双侧股总动脉切口	递送血管镊、6/0血管缝合线缝合血管切口；递送小号圆、角针和1号丝线逐层缝合切口；递送纱布、弹力绷带并协助包扎
（12）麻醉结束	护送患者返回病房

注：0.035 in=0.889 mm。

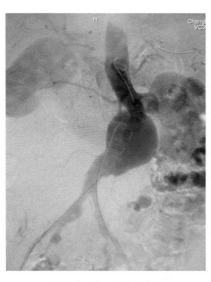

图 19-11　术中造影

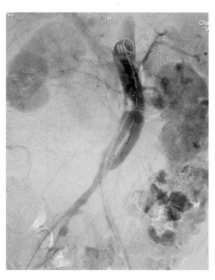

图 19-12　术后造影

【技术要点及注意事项】

• 此患者因年龄较大，动脉瘤处于急性破裂出血期，虽已切开两侧股总动脉，但由于全麻对循环影响巨大，因此在操作前先以局麻切开一侧股总动脉，打起球囊阻断出血后，再行全麻，进行腔内隔绝手术。

- 由于此患者为巨大腹主动脉瘤，考虑到腔内隔绝术后可能出现内漏，故在第一次造影结束后预留 1 根导管在腹主动脉瘤瘤腔内准备注射外用冻干人纤维蛋白黏合剂。为使瘤腔内迅速促凝，并避免外用冻干人纤维蛋白黏合剂进入重要分支动脉，注射时需阻断近端腹主动脉。

- 本病例在手术的整个过程中采用了"球囊阻断"技术，但在操作中有几个关键点：①造影时"阻断球囊"需收起，否则造影剂无法流通，造成造影缺失；②"阻断球囊"在运行时不能进行腹主动脉覆膜支架释放，以免后期无法取出，因此需避开支架；③操作与常规腹主动脉瘤腔内隔绝术类似，但动作要求快，避免出血加重，尽可能减少内漏的发生。

案例六　"三明治"技术隔绝腹主动脉瘤伴髂内动脉瘤

【病例资料】

患者，男性，75 岁，2013 年 4 月体检时发现"腹主动脉瘤"，经腹主动脉 CTA 提示"腹主动脉瘤伴双髂内动脉瘤"（图 19-13），于 5 月收住院。

【手术方案】

腹主动脉 CTA 显示患者的腹主动脉瘤已累及双侧髂内动脉，若将腹主动脉覆膜支架直接覆盖至髂外动脉，能够达到隔绝动脉瘤的目的，但会使髂内动脉闭塞、盆腔缺血，从而导致臀肌跛行、性功能障碍，甚至组织坏死等风险。为了完全隔绝动脉瘤又能保持患者髂内动脉血流通畅，考虑到患者高龄，拟采用"三明治"技术保留左髂内动脉（经右侧股总动脉植入腹主主体支架，在腹主左髂支支架远端内植入 2 枚外周覆膜支架，1 枚在左髂外释放，1 枚在左髂内释放），右侧髂内动脉予以弹簧圈栓塞。

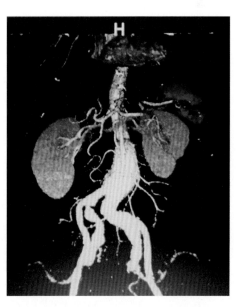

图 19-13　患者术前 CTA 图像

【器具准备】

见表 19-11。

表 19-11　器具准备

物品名称	数量	物品名称	数量
穿刺针（Cook）	1 根	5 F 刻度猪尾巴导管（Optimed）	1 根
高压连接管（深圳益心达）	2 根	5 F 单弯导管（AngioDynamics）	1 根

续表

物品名称	数量	物品名称	数量
0.035 in 泥鳅导丝 260 cm（Terumo）	1 根	5 F 短鞘（Terumo）	2 根
0.035 in 加硬泥鳅导丝 260 cm（Terumo）	1 根	12 F 短鞘（Cook）	1 根
0.035 in Lunderquist 超硬导丝 260 cm（Cook）	2 根	Viabahn 外周覆膜支架 13 mm×100 mm（Gore）	2 枚
Coda 球囊导管（Cook）	1 根	弹簧圈 12 mm×50 mm（Cook）	1 枚
18 F Dryseal 血管鞘（Gore）	1 根	弹簧圈 10 mm×80 mm（Cook）	3 枚
12 F Dryseal 血管鞘（Gore）	1 根	弹簧圈 8 mm×50 mm（Cook）	1 枚
Excluder 腹主主体支架 23 mm×12 mm×180 mm（Gore）	1 枚	Excluder 腹主髂支支架 16 mm×14 mm×140 mm（Gore）	1 枚

注：上表中涉及的器具（A mm×B mm），其中 A 为器具的直径，B 为器具的长度；腹主主体（髂支）支架（A mm×B mm×C mm），其中 A 为支架近端直径，B 为支架远端直径，C 为支架的长度。0.035 in=0.889 mm。

【操作步骤及术中配合】

见表 19-12。

表 19-12　手术操作步骤及术中配合

操作步骤	术中配合
（1）患者入室，全麻	心理护理；协助摆平卧位，双下肢略外展外旋，左上肢伸直外展；连接心电监护仪，观察心率、血压、氧饱和度变化；建立静脉通道；留置导尿
（2）消毒双侧腹股沟和左上肢	准备消毒液（恒温箱加热至37℃）；协助铺单；递送碘克沙醇注射液；配制台上肝素稀释液（生理盐水 1 000 ml＋肝素钠注射液 100 mg）
（3）于双侧股总动脉、左侧肱动脉的动脉搏动最强处做纵切口，约3 cm，游离并暴露双侧股总动脉和左侧肱动脉	递送手术刀、大镊子（扁平镊或精细镊）、分离钳、蚊式钳、血管钳和0号丝线
（4）以改良 Seldinger 方法穿刺右侧股总动脉，置入 5 F 短鞘、0.035 in 泥鳅导丝 260 cm，沿泥鳅导丝置入 5 F 刻度猪尾巴导管，将导管头端定位于第 12 腰椎水平，撤出泥鳅导丝，行腹主动脉造影，显示腹主动脉瘤伴双髂（内）动脉瘤	递送穿刺针、高压连接管、0.035 in 泥鳅导丝 260 cm、5 F 短鞘、5 F 刻度猪尾巴导管；全身肝素化；术中的腔内器具均需用配制的肝素稀释液冲洗
（5）以改良 Seldinger 方法穿刺左侧股总动脉，置入 5 F 短鞘、0.035 in 泥鳅导丝 260 cm 和 5 F 单弯导管，泥鳅导丝配合单弯导管超选进入右侧髂内动脉，撤出泥鳅导丝	递送 5 F 短鞘、0.035 in 泥鳅导丝 180 cm、5 F 单弯导管
（6）弹簧圈的植入：沿单弯导管依次植入 5 枚弹簧圈至右髂内动脉，经 5 F 单弯导管手推造影，显示右髂内动脉远端不显影	递送 1 枚弹簧圈 12 mm×50 mm、3 枚弹簧圈 10 mm×80 mm、1 枚弹簧圈 8 mm×50 mm

续表

操作步骤	术中配合
（7）腹主分体式支架的植入：经右侧股总动脉交换置入 18 F Dryseal 血管鞘和 0.035 in Lunderquist 超硬导丝 260 cm，沿超硬导丝植入 Excluder 腹主主体支架 23 mm×12 mm×180 mm 至腹主动脉病变部位并释放；经左侧股总动脉置入 12 F Dryseal 血管鞘和 0.035 in Lunderquist 超硬导丝 260 cm，沿超硬导丝植入 Excluder 腹主髂支支架 16 mm×14 mm×140 mm 至腹主主体支架的短支内并释放	递送 2 根 0.035 in Lunderquist 超硬导丝 260 cm、18 F Dryseal 血管鞘、12 F Dryseal 血管鞘、Excluder 腹主主体支架 23 mm×12 mm×180 mm、Excluder 腹主髂支支架 16 mm×14 mm×140 mm
（8）撤出 Excluder 腹主分体式支架输送系统，沿右侧股总动脉的 0.035 in Lunderquist 超硬导丝 260 cm 置入 5 F 刻度猪尾巴导管进行造影，显示腹主动脉近端有内漏	递送 5 F 刻度猪尾巴导管
（9）沿左侧股总动脉的 0.035 in Lunderquist 超硬导丝 260 cm 置入 Coda 球囊至腹主主体支架近端进行扩张，撤出球囊导管，再次造影显示腹主动脉近端内漏明显减少	递送 Coda 球囊
（10）"三明治"技术操作：经左侧肱动脉穿刺置入 12 F 短鞘、0.035 in 加硬泥鳅导丝 260 cm，沿加硬泥鳅导丝植入 1 枚 Viabahn 外周覆膜支架 13 mm×100 mm 至左侧髂内动脉；经左侧股总动脉的超硬导丝植入 1 枚 Viabahn 外周覆膜支架 13 mm×100 mm 至左侧髂外动脉；同时释放髂内动脉和髂外动脉的 Viabahn 外周覆膜支架（两枚 Viabahn 外周覆膜支架的近心端均需与腹主髂支支架的远端有部分重叠）	递送 12 F 短鞘、0.035 in 加硬泥鳅 260 cm 和 2 枚 Viabahn 外周覆膜支架 13 mm×100 mm
（11）撤出 Viabahn 外周覆膜支架输送系统，行腹主动脉造影和髂动脉造影，显示腹主动脉瘤已隔绝，左侧髂内、髂外动脉血流通畅（图 19-14）	
（12）退出导管、导丝及血管鞘，缝合双侧股总动脉、左侧肱动脉切口	递送血管镊、6/0 血管缝合线缝合血管切口；递送小号圆、角针和 1 号丝线逐层缝合切口；递送纱布、弹力绷带
（13）麻醉结束	护送患者返回病房

注：0.035 in＝0.889 mm。

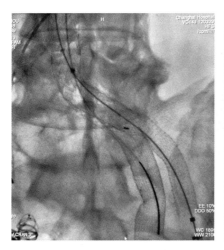
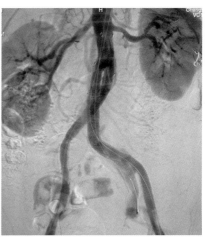

图 19-14　腹主动脉瘤术后造影

【技术要点及注意事项】

- 腹主动脉瘤、髂动脉瘤腔内修复术已成为临床常规治疗手段，但对于腹主动脉瘤合并髂动脉瘤的患者，大多数学者还是倾向重建至少一侧髂内动脉，从而避免臀肌缺血等并发症的发生。保留髂内动脉目前有很多技术，如人工血管旁路重建髂内动脉、分支腹主动脉覆膜支架或开窗腹主动脉覆膜支架技术，前者尽管能保留髂内动脉，但此项技术创伤巨大，手术风险高；后者比较复杂，且目前我国尚没有合适的产品，"三明治"技术在临床更为实用，手术器具易得、技术相对简单，容易掌握。

- 分支入路应根据腹主动脉覆膜支架类型进行选择，如选择腹主一体式支架，髂内动脉外周覆膜支架系统可通过对侧股总动脉入路或肱动脉入路完成，而如选择腹主分体式支架，则髂内动脉外周覆膜支架系统只能从肱动脉入路进行，此时建议切开暴露左肱动脉降低并发症发生率。

- 如何选择合适型号的外周覆膜支架是手术成功的关键。根据目前临床经验和国际上流行的技术，一般采用 $\pi D+2D=\pi d1+\pi d2$，其中 D 为主干动脉的直径（髂总动脉），$d1$ 和 $d2$ 是 2 个分支血管的直径。根据患者髂总的口径 D，推算出 $d1$ 和 $d2$ 的直径总和，再根据髂内动脉和髂外动脉的直径选择适当尺寸的外周覆膜支架分别植入髂内动脉和髂外动脉，从而保证了髂内外动脉的血流通畅。

- 采用"三明治"技术植入髂内动脉、髂外动脉的外周覆膜支架时，髂内动脉的外周覆膜支架应略低于髂外动脉的外周覆膜支架，同时释放时应避免两个外周覆膜支架交缠扭曲。此类患者术后需口服抗血小板药物，从而保证远期通畅率。

案例七 "自膨式裸支架辅助弹簧圈栓塞"技术隔绝内脏区腹主动脉假性动脉瘤

【病例资料】

患者，男性，35 岁，2013 年突发腰背部疼痛，在外院就诊行腹主动脉瘤腔内隔绝术，于 2015 年 4 月复查腹主动脉 CTA 提示"内脏区腹主动脉假性动脉瘤"，于 5 月收住院。

【手术方案】

术前腹主动脉 CTA 显示腹主动脉覆膜支架近端至腹腔干下方腹主动脉偏心性扩大，内脏区腹主动脉假性动脉瘤形成。经多次评估，拟采用"自膨式裸支架辅助弹簧圈栓塞"技术隔绝内脏区腹主动脉假性动脉瘤，即在腹主动脉病变处植入自膨式裸支架并使用弹簧圈辅助栓塞瘤腔。该方法不仅能隔绝内脏区腹主动脉假性动脉瘤，又能保证腹腔干动脉、肠系膜动脉、肾动脉等侧支动脉的血流通畅。

【器具准备】

见表 19-13。

表 19-13　器具准备

物品名称	数　量	物品名称	数　量
穿刺针（Cook）	1 根	5 F Cobra 导管（AngioDynamics）	1 根
高压连接管（深圳益心达）	2 根	5 F 刻度猪尾巴导管（Optimed）	1 根
0.035 in 泥鳅导丝 260 cm（Terumo）	1 根	5 F 短鞘（Terumo）	1 根
10 F 短鞘（St.Jude）	1 根	6 F Ansel 长鞘 45 cm（Cook）	1 根
0.035in Lunderquist 超硬导丝 260 cm（Cook）	1 根	Interlock-35 可控弹簧圈 15 mm × 400 mm（Boston Scientific）	4 枚
Visual-XL 自膨式裸支架 20 mm × 80 mm（Optimed）	1 根	Interlock-35 可控弹簧圈 18 mm × 400 mm（Boston Scientific）	5 枚
6 F Proglide 血管缝合器（Abbott）	2 个		

注：上表中涉及的器具（A mm × B mm），其中 A 为器具的直径，B 为器具的长度。0.035 in=0.889 mm。

【操作步骤及术中配合】

见表 19-14。

表 19-14　手术操作步骤及术中配合

操作步骤	术中配合流程
（1）患者入室	心理护理；注意保暖；协助摆平卧位，双下肢略外展外旋；连接心电监护仪，观察心率、血压、氧饱和度变化；建立静脉通道
（2）常规消毒双侧腹股沟，上至脐部，下至股中部，暴露腹股沟	准备消毒液（恒温箱加热至 37℃）；协助铺单；递送碘克沙醇注射液；准备台上肝素稀释液（生理盐水 1 000 ml + 肝素钠注射液 100 mg）
（3）局麻下以改良 Seldinger 方法逆行穿刺右侧股总动脉，置入 5 F 短鞘、0.035 in 泥鳅导丝 260 cm，沿泥鳅导丝置入 5 F 刻度猪尾巴导管至腹腔干动脉上方进行造影，显示内脏区腹主动脉假性动脉瘤（图 19-15）	递送 1% 利多卡因注射液、穿刺针、高压连接管、5 F 短鞘、0.035 in 泥鳅导丝 260 cm 和 5 F 刻度猪尾巴导管；全身肝素化；术中的腔内器具均需用配制的肝素稀释液冲洗
（4）以改良 Seldinger 方法逆行穿刺左侧股总动脉，置入 6 F Ansel 长鞘 45 cm、0.035 in 泥鳅导丝 260 cm 和 5 F Cobra 导管，超选进入腹主动脉假性动脉瘤瘤腔，撤出泥鳅导丝，预留 5 F Cobra 导管	递送 6 F Ansel 长鞘 45 cm 和 5 F Cobra 导管

续表

操作步骤	术中配合流程
(5) 自膨式裸支架的植入：撤出右侧股总动脉的5 F刻度猪尾巴导管和5 F短鞘，交换成10 F短鞘和0.035 in Lunderquist超硬导丝260 cm，沿超硬导丝植入1枚Visual-XL自膨式裸支架20 mm×80 mm至腹主动脉病变处，撤出Visual-XL自膨式裸支架输送系统	递送10 F短鞘、0.035 in Lunderquist超硬导丝260 cm、Visual-XL自膨式裸支架20 mm×80 mm
(6) 弹簧圈的植入：沿预留在瘤腔内的5 F Cobra导管植入9枚Interlock-35可控弹簧圈	递送5枚Interlock-35可控弹簧圈15 mm×400 mm，4枚Interlock-35可控弹簧圈18 mm×400 mm
(7) 经右侧股总动脉超硬导丝置入5 F刻度猪尾巴导管至腹主动脉，撤出超硬导丝并进行造影，显示腹主动脉假性动脉瘤完全隔绝，腹腔干动脉、肠系膜动脉、肾动脉等侧支动脉血流通畅（图19-16）	递送5 F刻度猪尾巴导管
(8) 撤出导管、血管鞘，用2个6 F Proglide血管缝合器分别缝合双侧股总动脉穿刺点	递送2个6 F Proglide血管缝合器
(9) 加压包扎双侧股总动脉穿刺点	递送纱布和弹力绷带并协助包扎，安全护送患者回病房

注：0.035 in=0.889 mm。

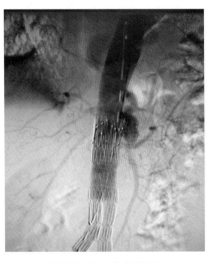 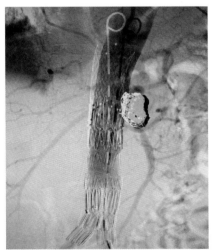

图 19-15　术前造影　　　　　　　图 19-16　术后造影

【技术要点及注意事项】

• 该病例采用自膨式裸支架治疗动脉瘤的原理是通过降低血液经过自膨式裸支架网眼后进入瘤腔的血流速度，局部形成涡流，而导致瘤腔内血栓形成，最终隔绝动脉瘤。采用多层自膨式裸支架也可起到类似作用，但多层自膨式裸支架如网眼太密，也可能导致内脏区分支血管的远期狭窄、闭塞，对于此类患者建议单层自膨式裸支架辅助弹簧圈栓塞。

• 由于该病变位置的特殊性，采用自膨式裸支架辅助弹簧圈进行动脉瘤栓塞时，考虑到瘤腔内普通弹簧圈可能移位或脱落进入主动脉远端，导致动脉远端栓塞，因此本病例采用可控弹簧圈，栓塞的导管在自膨式裸支架植入前预留（也可在自膨式裸支架到位后再经网眼超选）。

案例八　"杂交"技术治疗合并臂丛压迫的椎动脉假性动脉瘤

【病例资料】

患者，女性，52 岁，因右上肢乏力、麻木 5 个月，加重伴疼痛 3 周，经颈动脉 CT 提示右侧颈根部可见一大小约 5.0 cm×4.5 cm×5.4 cm 混杂稍高密度影，增强后内见斑片状强化，包绕右侧椎动脉近段，考虑右侧椎动脉近段假性动脉瘤形成（图 19-17），于 2016 年 3 月以"合并臂丛压迫的椎动脉假性动脉瘤"收住院。

【手术方案】

结合患者临床症状和术前 CT 检查，若选择颅外段椎动脉假性动脉瘤切除＋动脉结扎术，其远端流出道已进入椎间孔内，椎动脉显露困难，姑息性缝扎难以取得满意效果，经多次评估，拟采用"杂交"技术在全麻下行右椎动脉栓塞＋假性动脉瘤切除＋臂丛松解术。

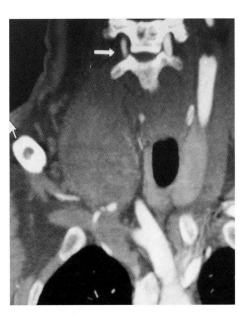

图 19-17　颈动脉 CT 增强造影

【器具准备】

见表 19-15。

表 19-15　器具准备

物品名称	数量	物品名称	数量
穿刺针（Cook）	1 根	5 F 单弯导管（AngioDynamics）	1 根
高压连接管（深圳益心达）	2 根	5 F 普通猪尾巴导管（Optimed）	1 根
0.035 in 泥鳅导丝 260 cm（Terumo）	1 根	6 F 短鞘（Terumo）	1 根
6 F Raabe 长鞘 90 cm（Cook）	1 根	Echelon-10 微导管（Medtronic）	1 根
0.014 in Traxess 导丝 200 cm（MicroVention）	1 根	Axium 可解脱弹簧圈 3.5 mm×12 mm（Medtronic）	1 枚
解脱器（Medtronic）	1 个	Helical-Soft 电解脱微弹簧圈 3 mm×10 mm（Terumo）	3 枚
6 F Proglide 血管缝合器（Abbott）	1 个		

注：上表中涉及的器具（A mm×B mm），其中 A 为器具的直径，B 为器具的长度。0.014 in=0.356 mm，0.035 in=0.889 mm。

【操作步骤及术中配合】

见表 19-16。

表 19-16　手术操作步骤及术中配合

操作步骤与结果	术中配合流程
（1）患者入室，全麻	心理护理；注意保暖；协助摆平卧位，双下肢略外展外旋，头偏向左侧；连接心电监护仪，观察血压、心率、氧饱和度变化；建立静脉通道，留置中心静脉导管；留置导尿
（2）消毒双侧腹股沟和右侧锁骨上窝	准备消毒液（恒温箱加热至 37℃）；协助铺单；递送碘克沙醇注射液；准备台上肝素稀释液（生理盐水 1 000 ml + 肝素钠注射液 100 mg）
（3）以改良 Seldinger 方法逆行穿刺右侧股总动脉，置入 6 F 短鞘和 0.035 in 泥鳅导丝 260 cm，沿泥鳅导丝置入 5 F 普通猪尾巴导管至主动脉弓，撤出泥鳅导丝，分别对头臂干、左颈总、左锁骨下动脉、左椎动脉、右椎动脉造影，显示头臂干、左颈总、左锁骨下动脉显影良好，左椎动脉显影良好，右椎动脉近端不显影，颅内血流逆行显影后可见假性动脉瘤形成	递送穿刺针、高压连接管、6 F 短鞘、0.035 in 泥鳅导丝 260 cm 和 5 F 普通猪尾巴导管；全身肝素化；术中的腔内器具均需用配置的肝素稀释液冲洗
（4）撤出 5 F 普通猪尾巴导管，交换置入 6 F Raabe 长鞘 90 cm 和 5 F 单弯导管至左椎动脉并进行造影，显示左椎动脉通畅，椎基底动脉连接处完整，右椎动脉逆行血流，近段可见破口（图 19-18）	递送 6 F Raabe 长鞘 90 cm 和 5 F 单弯导管
（5）撤出 0.035 in 泥鳅导丝 260 cm，经 5 F 单弯导管置入 0.014 in Traxess 导丝 200 cm 和 Echelon-10 微导管，Traxess 导丝配合微导管超选至右椎动脉破口远心端，撤出导丝，沿微导管植入 1 枚 Axium 可解脱弹簧圈 3.5 mm × 12 mm 至破口远心端	递送 0.014 in Traxess 导丝 200 cm、1 枚 Axium 可解脱弹簧圈 3.5 mm × 12 mm
（6）再经微导管植入 1 枚 Helical-Soft 电解脱微弹簧圈 3 mm × 10 mm，将弹簧圈的推送杆插入解脱器中进行解脱（若解脱器显示是绿灯，代表弹簧圈可以解脱），确认解脱成功后，依次再植入 2 枚 Helical-Soft 电解脱微弹簧圈 3 mm × 10 mm 至破口远心端，经微导管手推造影显示右椎动脉流速明显减慢	递送解脱器、3 枚 Helical-Soft 电解脱微弹簧圈 3 mm × 10 mm
（7）于右侧锁骨上窝处做一横切口，探查（图 19-19）。可见前斜角肌深面血肿形成，右侧臂丛、膈神经受压张力明显增加，下缘锁骨下动脉受压，内侧缘与颈动脉鞘无明显粘连	递送手术刀、血管钳
（8）清除大部分血肿。可见椎动脉返流血，局部缝扎止血后检查创面无明显活动性出血，检查臂丛张力明显降低	递送缝扎止血器、纱布，协助局部缝扎止血
（9）撤出微导管、5 F 单弯导管，经 6 F Raabe 长鞘行右椎动脉造影，显示右椎动脉假性动脉瘤消失，无明显反流血（图 19-20）	
（10）缝合右侧锁骨上窝处的切口；撤出 6 F Raabe 长鞘、导丝，用 6 F Proglide 血管缝合器缝合右侧股总动脉穿刺点	递送血管镊、CV 线缝合血管切口；递送小号圆、角针和 1 号丝线逐层缝合切口；递送 6 F Proglide 血管缝合器
（11）麻醉结束	递送纱布、弹力绷带加压包扎穿刺点，护送患者返回病房

注：0.014 in=0.356 mm，0.035 in=0.889 mm。

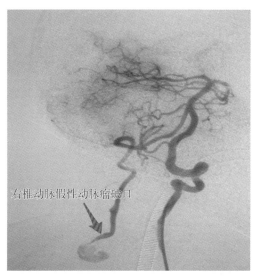

图 19-18　右椎动脉假性动脉瘤破口

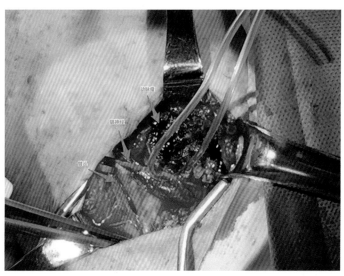

图 19-19　探查右侧锁骨上窝

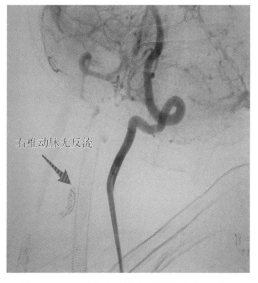

图 19-20　再次造影提示右椎动脉无反流

【技术要点及注意事项】

• 本病例采用"腔内联合开放手术的杂交技术"方法完成治疗，该技术适用于压迫症状明显、动脉瘤显露困难、近远端控制难度大、术中出血风险高的病例，既降低了术中出血的风险，又快速解除了压迫症状，从而达到改善患者预后的效果。

• 该患者臂丛压迫导致右上肢麻木进展为疼痛伴肌力下降，如不能及时解除，可能会导致患者肢体功能难以恢复，因此单纯腔内治疗并不适合该患者的治疗。

案例九　"双保护装置"技术腔内微创治疗左侧颈动脉次全闭塞病变

【病例资料】

患者，男性，66 岁，2016 年 10 月无意中出现头晕症状，呈间断性无规律发作，血压 160/85 mmHg，11 月 9 日在当地医院行头颅 MRA 提示"腔隙性脑梗死"，行心脏彩超检查提示"主动脉瓣重度反流"，于 11 月 16 日行"主动脉瓣置换术"，术后恢复良好，但仍有头晕不适，偶有右侧肢体无力。2017 年 2 月 27 日，患者于当地医院行颈动脉造影提示"左侧颈内动脉起始处重度狭窄"。为进一步治疗，于 2017 年 3 月以"左颈内动脉狭窄，主动脉瓣置换术后，心功能不全"收住院。

【手术方案】

患者入院前诊断为左侧颈动脉重度狭窄，但入院后颈动脉 CTA 提示左侧颈内动脉闭塞，遂行头颅 CT 灌注成像（CTP）提示左侧大脑中动脉供血区域灌注不足（图 19-21），结合患者既往有右侧肢体无力的症状，考虑复通左侧颈动脉闭塞病变有意义。由于术前颈动脉 CTA 提示病变比较广泛，拟在局麻下采用"双保护装置"技术行颈动脉球囊扩张 + 支架植入术。

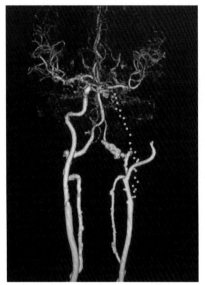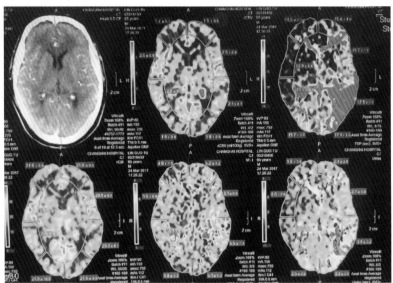

图 19-21　术前 CTA 及 CTP 检查

【器具准备】

见表 19-17。

表 19-17　器具准备

物品名称	数量	物品名称	数量
穿刺针（Cook）	1 根	8 F 短鞘（Terumo）	1 根
高压连接管（深圳益心达）	3 根	6 F 长鞘 90 cm（Cook）	1 根
0.035 in 泥鳅导丝 260 cm（Terumo）	2 根	8 F Mo.Ma 抗栓塞保护装置（Medtronic）	1 根
5 F 短鞘（Terumo）	1 根	SpiderFX（5 mm）保护伞（Medtronic）	1 根
5 F MPA 导管 125 cm（Cordis）	1 根	0.014 in PT2 导丝 300 cm（Boston Scientific）	1 根
5 F 普通猪尾巴导管（Cordis）	1 根	压力泵（Boston Scientific）	1 个
0.018 in V-18 导丝 300 cm（Boston Scientific）	1 根	LitePAC 球囊导管 4 mm×30 mm（Bard）	1 根
Renegade STC 18 微导管（Boston Scientific）	1 根	Deep 球囊导管 2.5 mm×40 mm（Medtronic）	1 根
Wallstent 自膨式颈动脉支架 7 mm×40 mm（Boston Scientific）	1 根	Deep 球囊导管 3 mm×80 mm（Medtronic）	1 根

注：上表中涉及的器具（A mm×B mm），其中 A 为器具的直径，B 为器具的长度。0.014 in=0.356 mm，0.018 in=0.457 mm，0.035 in=0.889 mm。

【操作步骤及术中配合】

见表 19-18。

表 19-18　手术操作步骤及术中配合

操作步骤	术中配合流程
（1）患者入室	心理护理；注意保暖；协助摆平卧位，双下肢略外展外旋；连接心电监护仪，观察血压、心率、氧饱和度变化；建立静脉通道
（2）消毒双侧腹股沟，上至脐部，下至大腿中部	准备消毒液（恒温箱加热至 37 ℃）；协助铺单；递送碘克沙醇注射液；配制台上肝素稀释液（生理盐水 1 000 ml ＋肝素钠注射液 100 mg）
（3）局麻下以改良 Seldinger 方法逆行穿刺右侧股总动脉，置 5 F 短鞘、0.035 in 泥鳅导丝 260 cm，沿泥鳅导丝置入 5 F 普通猪尾巴导管至主动脉弓，撤出导丝，行主动脉弓造影	递送 1% 利多卡因注射液、穿刺针、高压连接管、5 F 短鞘、0.035 in 泥鳅导丝 260 cm、5 F 普通猪尾巴导管；全身肝素化；术中的腔内器具均需用配制的肝素稀释液冲洗
（4）经 5 F 普通猪尾巴导管交换置入 0.035 in 泥鳅导丝 260 cm 和 5 F MPA 导管 125 cm，超选左侧颈动脉并造影，显示左侧颈总动脉远端轻度狭窄，颈内动脉全程纤细（图 19-22）	递送 5 F MPA 导管 125 cm
（5）撤出 5 F 短鞘，沿泥鳅导丝交换置入 6 F 长鞘，经 5 F MPA 导管 125 cm 置入 Renegade STC 18 微导管，配合 0.014 in PT2 导丝 300 cm 超选通过闭塞段颈动脉，进入远端颅内段颈动脉	递送入 6 F 长鞘 90 cm、Renegade STC 18 微导管和 0.014 in PT2 导丝 300 cm
（6）经 6 F 长鞘置入 0.018 in V-18 导丝 300 cm 进入左侧颈外动脉，撤出长鞘，双导丝支持下交换置入 8 F 短鞘，而后再置入 8 F Mo.Ma 抗栓塞保护装置（图 19-23）	递送 0.018 in V-18 导丝 300 cm、8 F 短鞘和 8 F Mo.Ma 抗栓塞保护装置
（7）8 F Mo.Ma 抗栓塞保护装置到位后阻断颈总和颈外动脉血流后，经操作腔注射造影剂不滞留，考虑由于甲状腺上动脉反流，近端保护不完全，遂再经颈内动脉 0.014 in PT2 导丝置入 SpiderFX 保护伞进行远端保护	递送 5 mm SpiderFX 保护伞
（8）SpiderFX 保护伞到位后，沿保护伞导丝置入 Deep 球囊导管 2.5 mm×40 mm 和 3.0×80 mm 依次扩张闭塞狭窄段，造影显示左侧颈动脉显影，局部小夹层形成	递送压力泵、Deep 球囊导管 2.5 mm×40 mm 和 Deep 球囊导管 3 mm×80 mm
（9）经 SpiderFX 保护伞导丝植入 Wallstent 自膨式颈动脉支架 7 mm×40 mm 于原颈动脉狭窄闭塞病变处释放，经 Mo.Ma 抗栓塞保护装置工作通道造影显示颈动脉通畅后，回收远端 SpiderFX 保护伞，再次造影显示左侧颈动脉管腔纤细，血流通畅，远端大脑中动脉显影，未见颅内栓塞（图 19-24）	递送 Wallstent 自膨式颈动脉支架 7 mm×40 mm
（10）撤出 Mo.Ma 抗栓塞保护装置，撤出 8 F 短鞘，压迫右侧股总动脉 20 分钟，直至无出血	递送纱布和弹力绷带
（11）加压包扎右侧股总动脉穿刺点	协助包扎

注：0.014 in=0.356 mm，0.018 in=0.457 mm，0.035 in=0.889 mm。

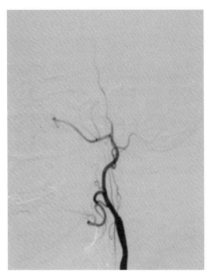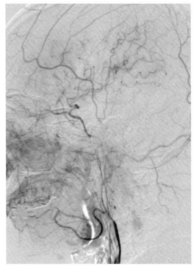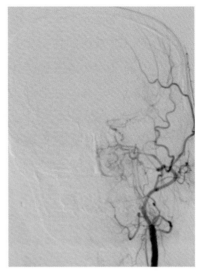

图 19-22　左侧颈内动脉起始部闭塞，远端通过侧枝延迟显影，颈动脉颅内段及大脑中动脉显影

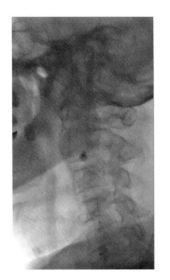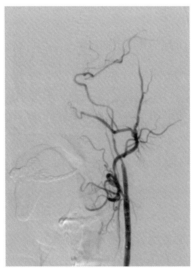

图 19-23　置入 Mo.Ma 抗栓塞保护装置　　　　　图 19-24　术后造影

【技术要点及注意事项】

• 该患者系症状性左侧颈内动脉次全闭塞性脑梗死，考虑低灌注引起，有左侧颈内动脉支架成型术手术指征。闭塞病因考虑动脉粥样硬化慢性病变，左侧大脑中动脉由右侧颈内动脉经前交通动脉部分代偿，一级侧枝尚可，颈外动脉对颅内段颈动脉有代偿，颈内动脉闭塞段远端继发血栓可能性小，术中颅内栓塞风险低，但患者远端血管明显塌陷，血流速度慢，一级侧枝尚可，故行一期支架植入，为避免高灌注，术后应严格控制血压，并双抗及强化他汀治疗。

• 有症状的颈动脉闭塞或次全闭塞病变，常并存脑血流量的储备能力或血管的反应性低下，因此术前需行 DSA 造影并评估远端流出道及侧枝代偿情况。无颈动脉塌陷及侧枝代偿者，可一期支架植入；对于远端血管明显塌陷，血流速度缓慢，为避免高灌注及支架植入困难可分期进行治疗：一期球囊扩张，二期支架植入。

- 在开通闭塞病变或次全闭塞病变时，建议选择近端保护装置——Mo.Ma 抗栓塞保护装置。若颅内段颈动脉有远端抗栓塞保护装置的操作空间，也可选择 SpiderFX 保护伞，因其通过导丝交换上伞，同时回收鞘通过性更佳，操作过程中栓子脱落风险低。通常只选择一种保护装置进行术中保护，但是术中若使用 Mo.Ma 抗栓塞保护装置，患者出现无法耐受阻断的表现时，则在条件许可的情况下尽快交换入远端保护装置进行抗栓塞保护，而后抽空 Mo.Ma 抗栓塞保护装置的阻断球囊，恢复颈动脉正向血流。

- 本例患者甲状腺上动脉发出于颈外动脉起始部，在术中使用近端保护装置阻断颈总动脉、颈外动脉后，经过甲状腺上动脉反流入阻断颈动脉区域，无法起到抗栓塞保护的作用，因此术中打开了 Mo.Ma 抗栓塞保护装置造影操作腔的三通，使倒流入颈动脉血流经 Mo.Ma 抗栓塞保护装置系统流出体外，而后在导丝通过闭塞段颈动脉后交换入远端保护 SpiderFX 保护伞工作后，回抽 40 ml 阻断腔的血液，抽空 Mo.Ma 抗栓塞保护装置的阻断球囊，恢复颈动脉正向血流。

- 支架的选择：由于本例患者左颈内动脉闭塞病变，粥样斑块负荷重，开环支架植入后可能将斑块切割成碎屑经支架网眼进入血管腔，而引起颅内栓塞，因此，更适合选择编织型 Wallstent 自膨式颈动脉支架来贴合血管壁，一定程度上可降低支架术后颅内栓塞的风险。

案例十 "置管溶栓 +Rotarex 机械血栓切除抽吸术" 治疗肠系膜上动脉栓塞

【病例资料】

患者，男性，81 岁，2017 年 3 月 25 日无明显诱因出现腹部不适，以脐周持续性胀痛为主，解少量血便，后血便消失出现腹泻，为水样便，有恶心，无呕吐，当日在当地医院行腹部 CT 提示："肠系膜上动脉栓塞，不完全肠梗阻"，予以禁食水、对症支持治疗后，疼痛症状较之前有所缓解。为进一步治疗，于 28 日以"肠系膜上动脉栓塞、不完全性肠梗阻"收住院。

【手术方案】

患者腹部 CT 提示急性肠系膜上动脉栓塞，发病初出现肠道便血，后又消失，期间有腹部压痛、无腹肌紧张和反跳痛，故不考虑肠管坏死后腹腔腹膜炎，便血考虑肠道黏膜急性缺血打击后黏膜坏死，拟行肠系膜上动脉造影 + 置管溶栓 +Rotarex 机械血栓切除抽吸术，尽快恢复血流，但在围手术期需预防再灌注损伤。

【器具准备】

见表 19-19。

表 19-19　器具准备

物品名称	数　量	物品名称	数　量
穿刺针（Cook）	1 根	4 F Cobra 导管（Cordis）	1 根
高压连接管（深圳益心达）	3 根	6 F Ansel 长鞘 45 cm（Cook）	1 根
0.035 in 泥鳅导丝 260 cm（Terumo）	1 根	6 F 短鞘（Terumo）	1 根
5 F 短鞘（Terumo）	1 根	6 F Exoseal 封堵止血系统（Cordis）	1 根
5 F 普通猪尾巴导管（Cordis）	1 根	6 F Rotarex 机械血栓切除系统 110 cm（Straub）	1 套
4 F 溶栓导管 135 cm（灌注段长度为 5 cm）（AngioDynamics）	1 根		

注：上表中涉及的器具（A mm×B mm），其中 A 为器具的直径，B 为器具的长度。0.035 in=0.889 mm。

【操作步骤及术中配合】

见表 19-20。

表 19-20　手术操作步骤及术中配合

操作步骤	术中配合流程
（1）患者入室	心理护理；注意保暖；协助摆平卧位，双下肢略外展外旋；连接心电监护仪，观察心率、血压、氧饱和度变化；建立静脉通道
（2）常规消毒双侧腹股沟，上至脐部，下至股中部，暴露腹股沟	准备消毒液（恒温箱加热至 37 ℃）；协助铺单；递送碘克沙醇注射液；配制台上肝素稀释液（生理盐水 1 000 ml ＋肝素钠注射液 100 mg）
（3）局麻下以改良 Seldinger 方法穿刺右侧股总动脉，置入 5 F 短鞘、0.035 in 泥鳅导丝 260 cm，沿泥鳅导丝置入 5 F 普通猪尾巴导管至 12 胸椎水平，撤出泥鳅导丝并进行造影，显示双肾动脉良好，肠系膜上动脉主干远端未见明显显影	递送穿刺针、高压连接管、5 F 短鞘、0.035 in 泥鳅导丝 260 cm、5 F 普通猪尾巴导管，全身肝素化；术中的腔内器具均需用配制的肝素稀释液冲洗
（4）撤出 5 F 短鞘、5 F 刻度猪尾巴导管，交换置入 6 F Ansel 长鞘 45 cm 和 4 F Cobra 导管，使用泥鳅导丝配合 4 F Cobra 导管超选进入肠系膜上动脉，撤出泥鳅导丝，经 4 F Cobra 导管手推造影显示肠系膜上动脉主干远端闭塞，末梢血管经侧枝延迟显影（图 19-25）	递送 6 F Ansel 长鞘 45 cm 和 4 F Cobra 导管

操作步骤	术中配合流程
(5) 置管溶栓：经 4 F Cobra 导管置入泥鳅导丝，撤出导管，沿泥鳅导丝置入 4 F 溶栓导管 135 cm（灌注段长度为 5 cm）至肠系膜上动脉远端，局部脉冲尿激酶溶栓 30 分钟，撤出溶栓导管，经 6 F Ansel 长鞘造影显示肠系膜上动脉显影未见明显改善	递送 4 F 溶栓导管 135 cm（灌注段长度为 5 cm）；配制并递送尿激酶（200 ml 生理盐水 +25 万尿激酶）
(6) 经 6 F Ansel 长鞘再次置入 4 F Cobra 导管，并沿 4 F Cobra 导管交换置入 6 F Rotarex 机械血栓切除系统配套的 0.018 in 导丝至肠系膜上动脉远端	连接 Straub 医疗动力系统的电源线与马达；打开 6 F Rotarex 机械血栓切除系统，递送 6 F Rotarex 吸栓导管、0.018 in 配套导丝、灭菌覆盖布、集液袋
(7) 使用灭菌覆盖袋将未灭菌的马达全部覆盖，并将获得灭菌遮盖的马达连接到 6 F Rotarex 吸栓导管上，同时将集液袋也连接到吸栓导管上	协助覆盖马达
(8) 吸栓：沿 0.018 in 配套导丝置入 6 F Rotarex 吸栓导管，启用手控或脚控模式，沿 0.018 in 配套导丝推送 6 F Rotarex 吸栓导管进行肠系膜上动脉的吸栓	根据医生习惯打开手控或脚控模式（若选用脚控模式，需提前将脚踏板连接到 Straub 医疗动力系统）
(9) 吸栓完毕，撤出 6 F Rotarex 吸栓导管，沿 0.018 in 导丝置入 4 F Cobra 导管，经 4 F Cobra 导管造影显示肠系膜上动脉显影明显改善，末梢血管显影良好	递送 4 F Cobra 导管
(10) 退出导管、6 F Ansel 长鞘，交换置入 6 F 短鞘，用 6 F Exoseal 封堵止血系统封堵右侧股总动脉穿刺点（图 19-26）	递送 6 F 短鞘、6 F Exoseal 封堵止血系统
(11) 加压包扎穿刺点	递送纱布和弹力绷带并协助包扎，护送患者返回病房

注：0.018 in=0.457 mm，0.035 in=0.889 mm。

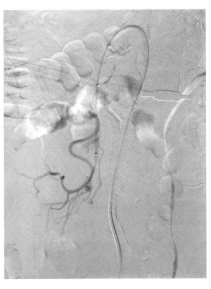

图 19-25　术前造影

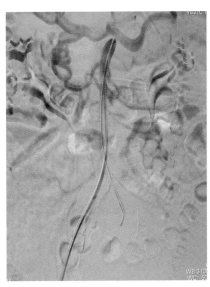

图 19-26　术后造影

【技术要点及注意事项】

• 该患者既往有房颤病史、未进行正规抗凝治疗，急性肠系膜上动脉栓塞发生考虑心房内栓子脱落，发病至就诊时超过72小时，不排除栓子堵塞肠系膜上动脉后继发栓子远端血栓形成，因此首先给予肠系膜上动脉置管脉冲溶栓，经过手术台上30分钟脉冲置管溶栓后，肠系膜上动脉病变内血栓负荷较前减轻，但栓子溶栓效果不明显，为了尽快去除栓子、复通血运，采用Rotarex导管吸栓，可在清除继发新鲜血栓的同时，其导管内的旋切刀片可切碎陈旧性血栓病变，恢复血流。

• 急性肠系膜上动脉栓塞是血管外科威胁患者生命的急症之一，若治疗不及时，病死率极高。此类患者在治疗上应尽快复通血运，恢复肠道血流，而且由于肠道内大量菌群的原因，对于血运复通后预防肠道的再灌注损伤也极为棘手。血运复通后应禁食水、密切观察病情，待无腹部症状时才可逐步恢复饮食。

• 抗凝治疗对于肠系膜上动脉栓塞后继发血栓形成，减轻肠道缺血症状，减少坏死肠道的范围，改善患者预后极为重要，一经明确肠系膜上动脉急性栓塞，应尽早开始抗凝治疗，必要时可静脉给予普通肝素进行抗凝。

• 肠系膜上动脉急性栓塞后发生肠道坏死患者，除了需要进行剖腹探查坏死肠管切除吻合外，也需要尽快恢复肠系膜上动脉血流。传统治疗方法为同期进行人工血管旁路重建，对于肠管坏死患者合并腹腔污染，术后移植物感染发生率高，而机械吸栓可通过血管内重建血流，不留下移植物，降低了术后发生移植物感染的风险。

• 在机械吸栓过程中有发生血栓脱落导致远端栓塞的风险，因此吸栓操作过程中动作应该轻柔仔细。吸栓前选择置入溶栓导管行脉冲溶栓，可减轻栓子远端继发血栓的负荷，从而降低远端栓塞的风险。

案例十一　"弹簧圈栓塞"技术治疗巨大脾动脉瘤

【病例资料】

患者，男性，46岁，2015年4月体检时彩超提示脾动脉瘤，后复查CTA再次提示脾动脉瘤，于5月以"脾动脉瘤"收住院。

【手术方案】

根据术前CTA显示脾动脉近脾门处有一直径约为5 cm的囊状动脉瘤，动脉瘤近端的脾动脉迂曲呈"S"形，经评估拟使用外周覆膜支架隔绝动脉瘤。但因外周覆膜支架的导入系统粗、柔顺性差，可能很难到达病变部位；即使外周覆膜支架能够到达病变部位，支架释放后动脉瘤也有可能不完全隔绝，反而将脾动脉瘤栓塞的手术入路封闭而丧失了微创治疗的机会。综合患者的各项指标，最终选择 Interlock 可控弹簧圈和 Cook 弹簧圈联合栓塞该脾动脉瘤。

【器具准备】

见表 19-21。

表 19-21　器具准备

物品名称	数量	物品名称	数量
穿刺针（Cook）	1 根	5 F Cobra 导管（AngioDynamics）	1 根
高压连接管（深圳益心达）	2 根	5 F 普通猪尾巴导管（Optimed）	1 根
0.035 in 泥鳅导丝 260 cm（Terumo）	1 根	5 F 短鞘（Terumo）	1 根
0.014 in PT2 导丝 300 cm（Boston Scientific）	1 根	6 F Ansel 长鞘 45 cm（Cook）	1 根
弹簧圈（0.018 in）8 mm × 140 mm（Cook）	4 枚	Renegade STC 18 微导管（Boston Scientific）	1 根
Interlock-18 可控弹簧圈 10 mm × 300 mm（Boston Scientific）	2 枚	Interlock-35 可控弹簧圈 10 mm × 400 mm（Boston Scientific）	1 枚
Interlock-18 可控弹簧圈 12 mm × 300 mm（Boston Scientific）	1 枚	Interlock-35 可控弹簧圈 8 mm × 200 mm（Boston Scientific）	2 枚
Interlock-18 可控弹簧圈 14 mm × 300 mm（Boston Scientific）	4 枚	弹簧圈（0.035 in）8 mm × 140 mm（Cook）	2 枚
Complex Helical-18 游离弹簧圈 11 mm × 170 mm（Boston Scientific）	1 枚	弹簧圈（0.035 in）5 mm × 500 mm（Cook）	1 枚
6 F Proglide 血管缝合器（Abbott）	1 个		

注：上表中涉及的器具（A mm × B mm），其中 A 为器具的直径，B 为器具的长度。0.014 in=0.356 mm，0.018 in=0.457 mm，0.035 in=0.889 mm。

【操作步骤及术中配合】

见表 19-22。

表 19-22　手术操作步骤及术中配合

操作步骤	术中配合流程
（1）患者入室	心理护理；注意保暖；协助摆平卧位，双下肢略外展外旋；连接心电监护仪，观察心率、血压、氧饱和度变化；建立静脉通道
（2）常规消毒双侧腹股沟，上至脐部，下至股中部，暴露腹股沟	准备消毒液（恒温箱加热至 37℃）；协助铺单；递送碘克沙醇注射液；准备台上肝素稀释液（生理盐水 1 000 ml + 肝素钠注射液 100 mg）

操作步骤	术中配合流程
（3）局麻下以改良 Seldinger 方法逆行穿刺右侧股总动脉，置入 5 F 短鞘、0.035 in 泥鳅导丝 260 cm，沿泥鳅导丝置入 5 F 普通猪尾巴导管至腹主动脉脾动脉开口上方，撤出泥鳅导丝并进行造影，显示脾动脉近端呈"S"形迂曲，远端伴有动脉瘤（图 19-27）	递送 1% 利多卡因注射液、穿刺针、高压连接管、5 F 短鞘、0.035 in 泥鳅导丝 260 cm 和 5 F 普通猪尾巴导管；全身肝素化；术中的腔内器具均需用配制的肝素稀释液冲洗
（4）撤出 5 F 普通猪尾巴导管和 5 F 短鞘，交换置入 6 F Ansel 长鞘 45 cm 和 5 F Cobra 导管，使用泥鳅导丝配合 5 F Cobra 导管超选进入脾动脉	递送 6 F Ansel 长鞘 45 cm 和 5 F Cobra 导管
（5）撤出 0.035 in 泥鳅导丝 260 cm 交换成 0.014 in PT2 导丝 300 cm，经 PT2 导丝置入 Renegade STC 18 微导管配合超选进入脾动脉瘤	递送 0.014 in PT2 导丝 300 cm、Renegade STC 18 微导管
（6）0.018 in 弹簧圈的植入：撤出 PT2 导丝，沿着 Renegade STC 18 微导管植入 7 枚 Interlock-18 可控弹簧圈、4 枚 Cook 弹簧圈（0.018 in）、1 枚 Complex Helical-18 游离弹簧圈至瘤腔内	递送 2 枚 Interlock-18 可控弹簧圈 10 mm×300 mm、1 枚 Interlock-18 可控弹簧圈 12 mm×300 mm、4 枚 Interlock-18 可控弹簧圈 14 mm×300 mm、4 枚 Cook 弹簧圈（0.018 in）8 mm×140 mm、1 枚 Complex Helical-18 游离弹簧圈 11 mm×170 mm
（7）0.035 in 弹簧圈的植入：撤出 Renegade STC 18 微导管，沿着 5 F Cobra 导管植入 3 枚 Interlock-35 可控弹簧圈、3 枚 Cook 弹簧圈至脾动脉瘤瘤腔及流入道	递送 1 枚 Interlock-35 可控弹簧圈 10 mm×400 mm、2 枚 Interlock-35 可控弹簧圈 8 mm×200 mm、2 枚 Cook 弹簧圈（0.035 in）8 mm×140 mm、1 枚 Cook 弹簧圈（0.035 in）5 mm×50 mm
（8）经 5 F Cobra 导管尾端手推碘克沙醇稀释液进行造影，显示脾动脉瘤瘤腔内血流明显减少，栓塞效果明显（图 19-28）	
（9）撤出 5 F Cobra 导管、6 F Ansel 长鞘，使用泥鳅导丝配合 6 F Proglide 血管缝合器缝合右侧股总动脉穿刺点	递送 6 F Proglide 血管缝合器
（10）加压包扎穿刺点	递送纱布和弹力绷带并协助包扎，护送患者返回病房

注：0.14 in=0.356 mm，0.018 in=0.457 mm，0.035 in=0.889 mm。

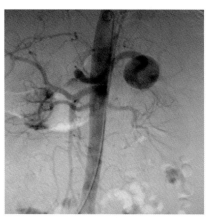

图 19-27　术中造影

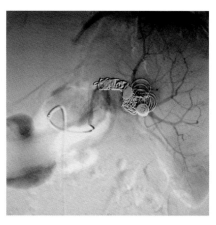

图 19-28　弹簧圈栓塞后造影

【技术要点及注意事项】

• 该例患者使用了弹簧圈填塞脾动脉瘤瘤体及流入道，技术要求相对较低，是目前脾动脉瘤栓塞的主要治疗方法。其他腔内治疗还包括外周覆膜支架隔绝、自膨式外周裸支架辅助下弹簧圈栓塞术等。外周覆膜支架隔绝动脉瘤要求导入通路、脾动脉走行顺畅，此类病变多位于脾动脉起始部，在脾动脉瘤隔绝的同时，保留了脾脏血供。但是由于输送系统比较粗，导入扭曲病变困难，因此此法对病变解剖部位要求较高；自膨式外周裸支架系统较覆膜支架系统细，更容易导入病变部位，辅以弹簧圈栓塞能够达到保留脾动脉血供、栓塞动脉瘤的目的。

• 该患者脾动脉由于走形扭曲，动脉瘤距离腹腔干动脉开口较远，而且动脉瘤瘤壁较薄，操作中需谨慎，防止术中脾动脉瘤破裂，并需做好中转开放手术的准备。术后要注意脾梗死并发症的发生，脾梗死多为局灶性梗死，对症处理后多可好转，对预后无影响，但要注意预防脾坏死后脓肿形成。

案例十二　"弹簧圈栓塞辅助腹主髂支支架"技术腔内隔绝髂动脉瘤

【病例资料】

患者，男性，49 岁，2015 年 3 月出现双下肢麻木，在外院行 DSA 造影显示"右髂动脉瘤"，于 4 月收住院。

【手术方案】

术中造影显示右髂动脉瘤位于髂外动脉和髂内动脉分叉处，为了彻底隔绝动脉瘤，拟采用"弹簧圈栓塞辅助腹主动脉髂支支架"技术，即在髂外动脉置入腹主动脉髂支支架的同时，预留导管使用弹簧圈栓塞髂内动脉。

【器具准备】

见表 19-23。

表 19-23　器具准备

物品名称	数量	物品名称	数量
穿刺针（Cook）	1 根	4 F Cobra 导管（AngioDynamics）	1 根
高压连接管（深圳益心达）	2 根	5 F 普通猪尾巴导管（Optimed）	1 根
0.035 in 泥鳅导丝 260 cm（Terumo）	2 根	5 F 短鞘（Terumo）	1 根
6 F Proglide 血管缝合器（Abbott）	2 个	6 F 翻山鞘 40 cm（Cook）	1 根

续表

物品名称	数量	物品名称	数量
6 F Angio-Seal 血管封堵器（St. Jude）	1 个	5 F 单弯导管（AngioDynamics）	1 根
5 F 超滑导管（Terumo）	1 根	0.035 in Lunderquist 超硬导丝 260 cm（Cook）	1 根
弹簧圈 15 mm×80 mm（Cook）	4 枚	Endurant 腹主髂支支架 16 mm×13 mm×95 mm（Medtronic）	1 枚

注：上表中涉及的器具（A mm×B mm），其中 A 为器具的直径，B 为器具的长度；腹主主体（髂支）支架（A mm×B mm×C mm），其中 A 为支架近端直径，B 为支架远端直径，C 为支架的长度。0.035 in=0.889 mm。

【操作步骤及术中配合】

见表 19-24。

表 19-24　手术操作步骤及术中配合

操作步骤	术中配合流程
（1）患者入室	心理护理；注意保暖；协助摆平卧位，双下肢略外展外旋，连接心电监护仪，观察心率、血压、氧饱和度变化；建立静脉通道
（2）常规消毒双侧腹股沟，上至脐部，下至股中部，暴露腹股沟	准备消毒液（恒温箱加热至 37℃）；协助铺单；递送碘克沙醇注射液；配制台上肝素稀释液（生理盐水 1 000 ml ＋肝素钠注射液 100 mg）
（3）局麻下以改良 Seldinger 方法逆行穿刺右侧股总动脉，置入 5 F 短鞘、0.035 in 泥鳅导丝 260 cm 和 5 F 普通猪尾巴导管至腹主动脉，撤出泥鳅导丝并进行造影，显示右侧髂动脉瘤位于髂外动脉和髂内动脉分叉处（图 19-29）	递送 1% 利多卡因注射液、穿刺针、高压连接管、5 F 短鞘、0.035 in 泥鳅导丝 260 cm 和 5 F 普通猪尾巴导管；全身肝素化；术中的腔内器具均需用配制的肝素稀释液冲洗
（4）以改良 Seldinger 方法逆行穿刺左侧股总动脉，置入 6 F 翻山鞘 40 cm，先后使用 5 F 单弯导管、4 F Cobra 导管、5 F 超滑导管沿着 0.035 in 泥鳅导丝 260 cm 超选右侧髂内动脉，成功预留 5 F 超滑导管于右髂内动脉，撤出 0.035 in 泥鳅导丝 260 cm	递送穿刺针、6 F 翻山鞘 40 cm、0.035 in 泥鳅导丝 260 cm、5 F 单弯导管、4 F Cobra 导管、5 F 超滑导管
（5）撤出右侧股总动脉处的 5 F 短鞘和 5 F 普通猪尾巴导管，预埋 2 个 6 F Proglide 血管缝合器	递送 2 个 6 F Proglide 血管缝合器
（6）经右侧股总动脉 0.035 in 泥鳅导丝 260 cm 置入 5 F 单弯导管，交换 0.035 in Lunderquist 超硬导丝 260 cm，撤出 5 F 单弯导管，沿超硬导丝植入 Endurant 腹主髂支支架 16 mm×13 mm×95 mm 至髂外动脉并释放，撤出 Endurant 腹主髂支支架输送系统，置入 5 F 普通猪尾巴导管行髂动脉造影，显示右髂动脉瘤有内漏（图 19-30）	递送 0.035in Lunderquist 超硬导丝 260 cm、Endurant 腹主髂支支架 16 mm×13 mm×95 mm
（7）沿预留的 5 F 超滑导管植入 4 枚 Cook 弹簧圈 15 mm×80 mm 至右髂内动脉，再次行髂动脉造影，显示右髂动脉瘤已隔绝，无明显内漏（图 19-30）	递送 4 枚 Cook 弹簧圈 15 mm×80 mm
（8）撤出导管、血管鞘，用预埋的 2 个 6 F Proglide 血管缝合器缝合右侧股总动脉，用 6 F Angio-Seal 血管封堵器封堵左侧股总动脉穿刺点	递送 6 F Angio-Seal 血管封堵器
（9）加压包扎穿刺点	递送纱布和弹力绷带，并协助包扎

注：0.035 in=0.889 mm。

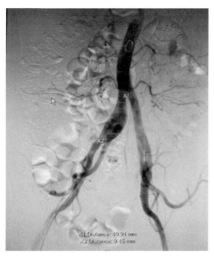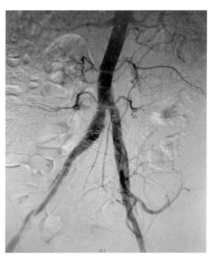

图 19-29　术中造影　　　　　图 19-30　术后造影

【技术要点及注意事项】

• 术中为了避免髂内动脉反流，往往需要栓塞髂内动脉，其栓塞后可能会引起臀肌跛行、直肠缺血等并发症，缺血程度取决于髂内动脉栓塞后侧支循环建立的情况，一般认为至少保留一侧髂内动脉。

• 覆膜支架的选择种类较多，主要取决于动脉瘤体的位置，必要时可以选择腹主一体式支架，同时隔绝腹主动脉和髂动脉。因此，术前需详细评估 CTA，了解瘤体的大小、髂内动脉和腹主动脉的关系、导入动脉情况等。

案例十三　"套接"技术治疗下肢腘动脉瘤

【病例资料】

患者，男性，66 岁，2013 年 5 月突感右下肢酸胀，膝盖处摸到一肿块且伴有强烈跳动感，CT 检查显示右侧腘动脉明显增粗，于 10 月以"下肢腘动脉瘤"收住院。

【手术方案】

术中造影显示患肢从股浅动脉下段到腘动脉扭曲且伴有异常扩张，扩张程度参差不齐，经 DSA 下测量，股浅动脉下段直径扩张至 30.8 mm，腘动脉直径扩张至 42.7 mm（图 19-31）。该患者的股浅动脉和腘动脉直径已超出正常的 7~8 倍，一旦动脉瘤破裂，将会造成大出血。考虑到股浅动脉到腘动脉扩张程度不一且极其扭曲，近端锚定区直径达 13 mm，而远端直径为

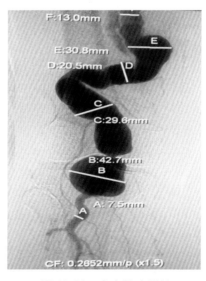

图 19-31　术中精确测量

7.5 mm，拟采用"套接"技术将外周覆膜支架以从小到大、由远及近的释放方式隔绝动脉瘤。

【器具准备】

见表 19-25。

表 19-25 器具准备

物品名称	数 量	物品名称	数 量
穿刺针（Cook）	1 根	4 F 单弯导管（AngioDynamics）	1 根
高压连接管（深圳益心达）	2 根	5 F 普通猪尾巴导管（Optimed）	1 根
0.035 in 泥鳅导丝 260 cm（Terumo）	1 根	5 F 短鞘（Terumo）	1 根
Viabahn 外周覆膜支架 8 mm×100 mm（Gore）	1 枚	12 F 短鞘（Cook）	1 根
Viabahn 外周覆膜支架 10 mm×100 mm（Gore）	1 枚	0.035 in 加硬泥鳅导丝 260 cm（Terumo）	1 根
Viabahn 外周覆膜支架 11 mm×100 mm（Gore）	1 枚	6 F Proglide 血管缝合器（Abbott）	2 个
Viabahn 外周覆膜支架 13 mm×100 mm（Gore）	1 枚		

注：上表中涉及的器具（A mm×B mm），其中 A 为器具的直径，B 为器具的长度。0.035 in=0.889 mm。

【操作步骤及术中配合】

见表 19-26。

表 19-26 手术操作步骤及术中配合

操作步骤	术中配合流程
（1）患者入室	心理护理；注意保暖；协助摆平卧位，双下肢略外展外旋；连接心电监护仪，观察血压、心率、氧饱和度变化；建立静脉通道
（2）常规消毒双侧腹股沟，上至脐部，下至股中部，暴露腹股沟	准备消毒液（恒温箱加热至 37℃）；协助铺单；递送碘克沙醇注射液；配制台上肝素稀释液（生理盐水 1 000 ml ＋肝素钠注射液 100 mg）
（3）局麻下以改良 Seldinger 方法逆行穿刺左侧股总动脉，置入 5 F 短鞘、0.035 in 泥鳅导丝 260 cm，沿泥鳅导丝置入 5 F 普通猪尾巴导管至腹主动脉，撤出泥鳅导丝，行髂动脉、股浅动脉、腘动脉、膝下动脉造影，显示右侧股浅动脉下段到腘动脉扭曲且伴有异常扩张	递送 1% 利多卡因注射液、穿刺针、高压连接管、5 F 短鞘、0.035 in 泥鳅导丝 260 cm、5 F 普通猪尾巴导管；全身肝素化；术中的腔内器具均需用配制的肝素稀释液冲洗
（4）经 5 F 普通猪尾巴导管置入泥鳅导丝并交换 4 F 单弯导管，导管、导丝配合送至病变部位远端	递送 4 F 单弯导管

续表

操作步骤	术中配合流程
(5)"套接"技术：撤出 5 F 短鞘和 4 F 单弯导管，交换置入 12 F 短鞘和 0.035 in 加硬泥鳅导丝 260 cm，沿加硬泥鳅导丝从右侧腘动脉至股浅动脉下段病变处依次植入并释放 Viabahn 外周覆膜支架 8 mm×100 mm、Viabahn 外周覆膜支架 10 mm×100 mm、Viabahn 外周覆膜支架 11 mm×100 mm 和 Viabahn 外周覆膜支架 13 mm×100 mm（图 19-32）	递送 12 F 短鞘、0.035 in 加硬泥鳅导丝 260 cm、Viabahn 外周覆膜支架 8 mm×100 mm、Viabahn 外周覆膜支架 10 mm×100 mm、Viabahn 外周覆膜支架 11 mm×100 mm 和 Viabahn 外周覆膜支架 13 mm×100 mm
(6)撤出 Viabahn 外周覆膜支架输送系统，再次行右下肢动脉造影，显示腘动脉瘤已隔绝，远端血流通畅（图 19-33）	
(7)撤出导丝、短鞘，用 2 个 6 F Proglide 血管缝合器缝合左侧股总动脉穿刺点	递送 2 个 6 F Proglide 血管缝合器
(8)加压包扎穿刺点	递送纱布和弹力绷带，并协助包扎

注：0.035 in=0.889 mm。

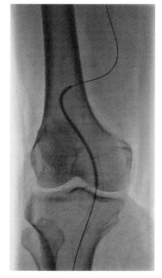
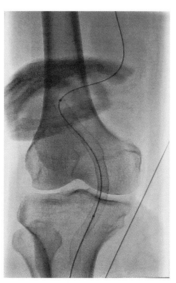

图 19-32 术中覆膜支架的释放（右侧）

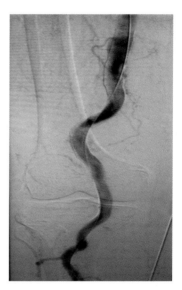

图 19-33 术后造影

【技术要点及注意事项】

• 本病例较罕见，因股浅动脉全程瘤样扩张，传统开放旁路术可能出现难以控制的出血，因此在术中选择了外周覆膜支架腔内隔绝技术；又因该患者病变在腘动脉位置，植入支架后易降低远期通畅率，故术后应给予华法林抗凝。

• 该患者由于腘动脉和股浅动脉近段锚定区口径差别较大，所以选择了不同口径的外周覆膜支架以"套接"技术完成腔内隔绝；又由于病变动脉严重扭曲，支架导入相对困难，需要选择支撑力强的加硬导丝，且大口径覆膜支架在国内市场缺少相应的导入长鞘，所以在导入过程中需要细心操作，使用支撑力强的加硬甚至超硬导丝以增强支撑力，使支架系统顺利到达病变部位。

案例十四　"逆行入路采用覆膜支架"技术治疗腘动脉硬化闭塞

【病例资料】

患者，男性，73 岁，2013 年 1 月出现左下肢足靴区溃疡，经当地医院保守治疗后，溃疡面积不断扩大并出现间歇性跛行，于 5 月以"左下肢动脉硬化闭塞症"收住院。

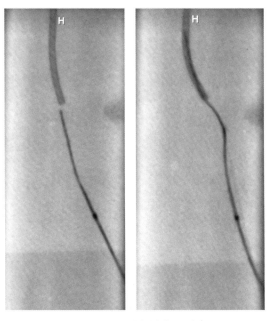

图 19-34　"穿管"技术

【手术方案】

术中造影（图 19-34）显示左下肢腘动脉段闭塞。先经右股总动脉穿刺翻山开通左侧下肢动脉，若动脉粥样硬化闭塞严重，可能导致导丝无法开通病变部位，拟采用"逆行入路开通"技术，完成左下肢腘动脉闭塞的腔内微创治疗。所谓"逆行入路开通"技术就是穿刺患侧胫后动脉（也可胫前、足背动脉等），通过导丝、导管逆行开通腘动脉闭塞段，并使导丝、导管头端与经右侧股总动脉逆行翻山到达左侧股浅动脉的导管相互对接（图19-28），使导丝自右侧股动脉导管中引出体外，建立工作牵张导丝。

【器具准备】

见表 19-27。

表 19-27　器具准备

物品名称	数量	物品名称	数量
穿刺针（Cook）	1 根	4 F MPA 导管 125 cm（Cordis）	1 根
高压连接管（深圳益心达）	2 根	5 F 普通猪尾巴导管（Optimed）	1 根
0.035 in 泥鳅导丝 260 cm（Terumo）	1 根	5 F 短鞘（Terumo）	1 根
4 F 微穿鞘（Cook）	1 根	6 F 翻山鞘 40 cm（Cook）	1 根
0.018 in V-18 导丝 300 cm（Boston Scientific）	1 根	7 F 翻山鞘 40 cm（Cook）	1 根
0.014 in PT2 导丝 300 cm（Boston Scientific）	1 根	6 F Proglide 血管缝合器（Abbott）	1 个

续表

物品名称	数量	物品名称	数量
压力泵（Boston Scientific）	1个	Reekross18 球囊导管 3 mm×120 mm（Bard）	1根
Evercross 球囊导管 5 mm×100 mm（Medtronic）	1根	Deep 球囊导管 2.5 mm×120 mm（Medtronic）	1根
Viabahn 外周覆膜支架 5 mm×100 mm（Gore）	1枚		

注：上表中涉及的器具（A mm×B mm），其中 A 为器具的直径，B 为器具的长度。0.014 in=0.356 mm，0.018 in=0.457 mm，0.035 in=0.889 mm。

【操作步骤及术中配合】

见表 19-28。

表 19-28 手术操作步骤及术中配合

操作步骤	术中配合流程
（1）患者入室	心理护理；注意保暖；协助摆平卧位，双下肢略外展外旋；连接心电监护仪，观察血压、心率、氧饱和度变化；建立静脉通道
（2）消毒右侧腹股沟，上至脐部，下至股中部；消毒左下肢，上至脐部，下至脚踝	准备消毒液（恒温箱加热至37℃）；协助铺单；递送碘克沙醇注射液；配制台上肝素稀释液（生理盐水1 000 ml＋肝素钠注射液100 mg）
（3）局麻下以改良 Seldinger 方法逆行穿刺右侧股总动脉，置入 5 F 短鞘、0.035 in 泥鳅导丝 260 cm，沿泥鳅导丝置入 5 F 普通猪尾巴导管至腹主动脉，分别行左侧髂动脉、股浅动脉、腘动脉、膝下动脉造影，显示左下肢的腘动脉 P_2~P_3 段未显影（图 19-35）	递送 1% 利多卡因注射液、穿刺针、高压连接管、5 F 短鞘、0.035 in 泥鳅导丝 260 cm、5 F 普通猪尾巴导管；全身肝素化；术中的腔内器具均需用配制的肝素稀释液冲洗
（4）使用 0.035 in 泥鳅导丝 260 cm 配合 5 F 普通猪尾巴导管翻山进入左侧股浅动脉，撤出 5 F 普通猪尾巴导管，沿泥鳅导丝交换置入 6 F 翻山鞘 40 cm 和 4 F MPA 导管 125 cm，开通腘动脉。由于腘动脉硬化闭塞严重，导致导丝无法开通病变部位	递送 6 F 翻山鞘 40 cm、4 F MPA 导管 125 cm
（5）"逆行穿刺"技术：透视下以 Seldinger 方法穿刺左侧胫后动脉，置入 4 F 微穿鞘，沿 4 F 微穿鞘置入 0.018 in V-18 导丝 300 cm 逆行开通腘动脉闭塞段至股浅动脉；以"穿管"技术将 V-18 导丝自 4 F MPA 导管中引出体外，建立工作牵张导丝；将 4 F MPA 导管沿牵张导丝通过病变段，撤出 V-18 导丝	递送 4 F 微穿鞘、0.018 in V-18 导丝 300 cm
（6）膝下动脉球囊扩张：沿 4 F MPA 导管 125 cm 置入 0.014 in PT2 导丝 300 cm 进入膝下动脉，选用 Deep 球囊导管 2.5 mm×120 mm、Reekross18 球囊导管 3 mm×120 mm 依次扩张膝下动脉病变处	递送 0.014 in PT2 导丝 300 cm、Deep 球囊导管 2.5 mm×120 mm、Reekross18 球囊导管 3 mm×120 mm、压力泵
（7）撤出球囊导管，经 6 F 翻山鞘 40 cm 进行造影，显示膝下动脉血流通畅	
（8）腘动脉球囊扩张：撤出 0.014 in PT2 导丝 300 cm 和 6 F 翻山鞘 40 cm，交换置入 7 F 翻山鞘 40 cm 和 0.035 in 泥鳅导丝 260 cm，沿泥鳅导丝置入 Evercross 球囊导管 5 mm×100 mm 至腘动脉病变处进行球囊扩张	递送 7 F 翻山鞘 40 cm、0.035 in 泥鳅导丝 260 cm、Evercross 球囊导管 5 mm×100 mm

操作步骤	术中配合流程
（9）外周覆膜支架的植入：撤出 Evercross 球囊导管，沿 0.035 in 泥鳅导丝 260 cm 植入 Viabahn 外周覆膜支架 5 mm×100 mm 至腘动脉病变处	递送 Viabahn 外周覆膜支架 5 mm×100 mm
（10）撤出 Viabahn 外周覆膜支架输送系统，经 7 F 翻山鞘 40 cm 依次对髂动脉、股浅动脉、腘动脉、膝下动脉进行造影，显示左下肢动脉血流通畅（图 19-36）	
（11）撤出导丝、7 F 翻山鞘，用 6 F Proglide 血管缝合器缝合右侧股总动脉穿刺点；撤出 4 F 微穿鞘，压迫左侧胫后动脉 5~10 分钟，直至无出血	递送 6 F Proglide 血管缝合器
（12）加压包扎右侧股总动脉、左侧胫后动脉穿刺点	递送纱布和弹力绷带，并协助包扎

注：0.014 in=0.356 mm，0.018 in=0.457 mm，0.035 in=0.889 mm。

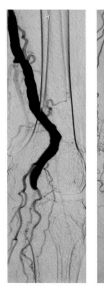
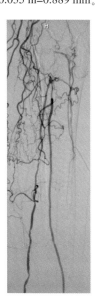
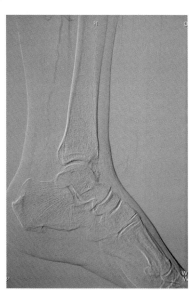

图 19-35
术中造影

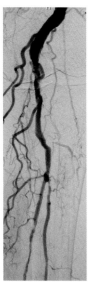
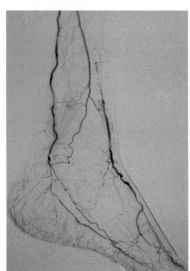

图 19-36
术后造影

【技术要点及注意事项】

* 此类病变在顺行开通腘动脉远段闭塞病变过程中，导丝自闭塞段近端容易进入血管内膜下后无法及时返回真腔，往往需要在膝下动脉才能返回真腔，否则容易破坏较多相对正常的血管。

* 由于腘动脉周围较多的侧支循环形成，导管、导丝易进入闭塞段近心端朝向下方的侧支血管内，导致无法进一步开通。若采用膝下动脉逆行穿刺，置入导管、导丝开通不仅可避免分叉小动脉的干扰，而且膝下动脉走行较直，可为导管、导丝提供较强支撑力，这样有利于通过腘动脉闭塞段。

* 在下肢大多数病变中，逆行开通往往较为顺利，可能与血管闭塞病变两端不同的病理结构有关。近端血管闭塞，动脉硬化钙化比较明显，斑块、纤维帽质地较硬；远端血栓形成相对新鲜、纤维帽质地较软。若采用膝下动脉逆行穿刺，逆行导丝首先通过软段闭塞血管，残留的硬质闭塞段血管较短，所以开通的成功率高。

* 对于膝下动脉逆行穿刺，可采用超声引导下穿刺技术，或者在实时 DSA 造影或者路图下进行穿刺。在逆行穿刺之前需要先行造影判断膝下动脉位置、管径大小及走向，在操作中一般选择管腔较粗、走行较直、无斑块的血管，便于穿刺。

案例十五 "支架直接穿刺"技术治疗下肢动脉支架术后再闭塞

【病例资料】

患者，男性，61 岁，下肢动脉硬化闭塞多年。2011 年 6 月在外院行"右下肢动脉 + 左侧髂动脉支架成形术"。2013 年 2 月出现右下肢间歇性跛行，于 5 月以"下肢动脉支架术后再闭塞"收住院。

【手术方案】

术中造影显示股浅动脉开口至股浅动脉下段完全闭塞，若穿刺左股总动脉翻山至右下肢进行开通，导管、导丝可能无法进入闭塞支架通过病变部位。通过评估，拟采用支架直接穿刺技术（direct stent puncture technique，DSPT），即在 DSA 透视下用穿刺针"逆行穿刺支架"（图 19-37）。

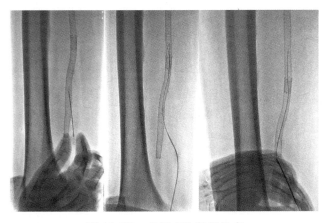

图 19-37 支架直接穿刺技术

该技术的优点是穿刺简单、安全，避开支架两端的严重增生，且并发症少。

【器具准备】

见表 19-29。

表 19-29　器具准备

物品名称	数量	物品名称	数量
穿刺针（Cook）	1 根	4 F MPA 导管 125 cm（Cordis）	1 根
高压连接管（深圳益心达）	2 根	5 F 普通猪尾巴导管（Optimed）	1 根
0.035 in 泥鳅导丝 260 cm（Terumo）	1 根	压力泵（Boston Scientific）	1 个
0.035 in 加硬泥鳅导丝 260 cm（Terumo）	1 根	Admiral 球囊导管 6 mm×120 mm（Medtronic）	1 根
5 F 短鞘（Terumo）	1 根	Reekcross18 球囊导管 2.5 mm×120 mm（Bard）	1 根
6 F 翻山鞘 40 cm（Cook）	1 根	0.014 in PT2 导丝 300 cm（Boston Scientific）	1 根
Complete SE 自膨式外周裸支架 6 mm×120 mm（Medtronic）	1 枚	6 F Proglide 血管缝合器（Abbott）	1 个
Omnilink 球囊扩张式外周裸支架 8 mm×29 mm（Abbott）	1 枚		

注：上表中涉及的器具（A mm×B mm），其中 A 为器具的直径，B 为器具的长度。0.014 in=0.356 mm，0.035 in=0.889 mm。

【操作步骤及术中配合】

见表 19-30。

表 19-30　手术操作步骤及术中配合

操作步骤	术中配合流程
（1）患者入室	心理护理；注意保暖；取平卧位，双下肢略外展外旋；连接心电监护仪，观察血压、心率、氧饱和度变化；建立静脉通道
（2）消毒左侧腹股沟，上至脐部，下至股中部；消毒右下肢，上至脐部，下至膝关节	准备消毒液（恒温箱加热至 37℃）；协助铺单；递送碘克沙醇注射液；配制台上肝素稀释液（生理盐水 1 000 ml ＋肝素钠注射液 100 mg）
（3）局麻下以改良 Seldinger 方法逆行穿刺左侧股总动脉，置入 5 F 短鞘、0.035 in 泥鳅导丝 260 cm，沿泥鳅导丝置入 5 F 普通猪尾巴导管至腹主动脉，行髂动脉、股浅动脉、腘动脉、膝下动脉造影，显示右髂动脉狭窄，股浅动脉开口至股浅动脉下段全程闭塞，腘动脉及膝下动脉狭窄（图 19-38）	递送 1% 利多卡因注射液、穿刺针、高压连接管、5 F 短鞘、0.035 in 泥鳅导丝 260 cm 和 5 F 普通猪尾巴导管；全身肝素化；术中的腔内器具均需用配制的肝素稀释液冲洗
（4）使用 0.035 in 泥鳅导丝 260 cm 配合 5 F 普通猪尾巴导管翻山进入右下肢，撤出 5 F 普通猪尾巴导管和 5 F 短鞘，沿泥鳅导丝交换置入 6 F 翻山鞘 40 cm、4 F MPA 导管 125 cm	递送 6 F 翻山鞘 40 cm、4 F MPA 导管 125 cm

续表

操作步骤	术中配合流程
(5) 先后使用 0.035 in 泥鳅导丝 260 cm 和 0.035 in 加硬泥鳅导丝 260 cm 配合 4 F MPA 导管 125 cm 开通右下肢，由于支架内闭塞严重而导致导丝无法通过闭塞段	递送 0.035 in 加硬泥鳅导丝 260 cm
(6) 支架直接穿刺技术：用穿刺针逆行穿刺右侧股浅动脉下段支架的远端，穿刺成功后，从穿刺针尾端置入 0.035 in 泥鳅导丝 260 cm，将泥鳅导丝逆行置入右侧股总动脉，并与左侧股总动脉入路的 6 F 翻山鞘 40 cm 的头端进行对接，以"穿鞘"技术将泥鳅导丝自 6 F 翻山鞘中引出体外，建立工作牵张导丝；沿牵张导丝置入 4 F MPA 导管 125 cm 通过支架闭塞段	递送穿刺针、0.035 in 泥鳅导丝 260 cm
(7) 撤出 4 F MPA 导管 125 cm，沿泥鳅导丝置入 Admiral 球囊导管 6 mm × 120 mm 至支架闭塞段进行扩张	递送 Admiral 球囊导管 6 mm × 120 mm、压力泵
(8) 股浅动脉支架的植入：撤出 Admiral 球囊导管，沿导丝植入 Complete SE 自膨式外周裸支架 6 mm × 120 mm 至股浅动脉开口到闭塞支架的近端（Complete SE 自膨式外周裸支架的远端与闭塞支架的近端重叠 10 mm）并释放	递送 Complete SE 自膨式外周裸支架 6 mm × 120 mm
(9) 髂动脉支架的植入：撤出 Complete SE 自膨式外周裸支架输送系统，沿 0.035 in 泥鳅导丝 260 cm 植入 Omnilink 球囊扩张式外周裸支架 8 mm × 29 mm 至右髂动脉病变处并释放	递送 Omnilink 球囊扩张式外周裸支架 8 mm × 29 mm、压力泵
(10) 膝下动脉球囊扩张：撤出球囊扩张式外周裸支架的输送系统，更换成 0.014 in PT2 导丝 300 cm 至膝下动脉，沿 PT2 导丝置入 Reekross18 球囊导管 2.5 mm × 120 mm，依次扩张膝下动脉病变处	递送 0.014 in PT2 导丝 300 cm、Reekross18 球囊导管 2.5 mm × 120 mm
(11) 撤出球囊导管，经 6 F 翻山鞘行髂动脉、股浅动脉、腘动脉及膝下动脉造影，显示右下肢动脉血流通畅（图 19-39）	
(12) 撤出导丝、6 F 翻山鞘，用 6 F Proglide 血管缝合器缝合左侧股总动脉穿刺点，压迫右侧股浅动脉下段穿刺点 5~10 分钟，直至无出血	递送 6 F Proglide 血管缝合器
(13) 加压包扎穿刺点	递送纱布和弹力绷带，并协助包扎

注：0.014 in=0.356 mm，0.035 in=0.889 mm。

【技术要点及注意事项】

• 术中通过造影了解病变后，可在 DSA 透视下选择支架的远段进行穿刺，穿刺的难点在于闭塞支架内无回血需要反复多角度验证导丝是否在支架血管腔内。在导丝逆行通过支架内狭窄病变后，再用"穿鞘"技术将导丝从对侧穿刺鞘中引出，形成牵张导丝后再进行腔内治疗。

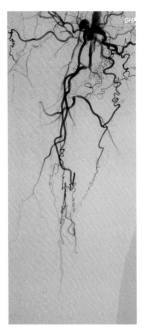
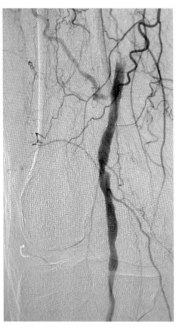

图 19-38 术中造影

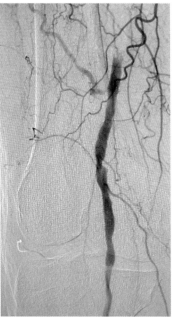
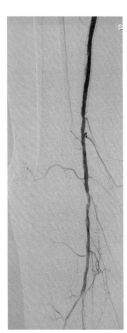

图 19-39 术后造影

- 支架内再狭窄是下肢动脉闭塞病变治疗的难点之一，如果导丝无法进入闭塞支架近端，而闭塞血管远端又没有正常血管满足逆行穿刺，那么穿刺支架将成为腔内治疗的选择。对于支架内再狭窄的治疗，可选择普通球囊扩张、切割球囊扩张、斑块切除等方法；药物涂层球囊及载药支架对支架内再狭窄有较好的疗效，也期待国内能早日在临床使用。

案例十六 "逆行穿刺＋仿生支架"技术治疗严重钙化股动脉分叉病变

【病例资料】

患者，男性，84岁，于2016年无明显诱因逐渐出现右下肢冷感，间歇性跛行，未予重视。2017年3月15日至我院行下肢CTA检查，提示"双下肢动脉多发硬化闭塞，左侧股动脉闭塞，双侧胫前动脉闭塞"，局麻下行"左下肢动脉球囊扩张＋支架植入术"，术后规律抗血小板抗凝治疗，建议患者两周后行右下肢腔内治疗。为进一步治疗，于2017年4月以"右下肢动脉硬化闭塞"收住院。

【手术方案】

根据患者下肢CTA检查结果（图19-40），考虑先翻山行右股浅动脉的顺行开通。若钙化严重，无法从近端开通，则

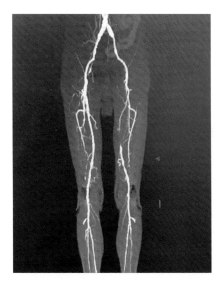

图 19-40 术前CTA

行远端股浅动脉或腘动脉逆行穿刺，试行双向的病变段开通。若开通成功，可先使用适当口径的切割球囊扩张病变部位，若扩张后效果不佳，可行自膨式外周仿生裸支架植入，其原因是病变段钙化过于严重，对支架的支撑力要求高，而此款支架不仅有良好的支撑力，而且可以根据局部的病变及钙化情况，在释放时调整支架局部的紧密程度，以达到最佳的治疗效果。而该款支架要求在植入前对病变部位进行充分的预扩张，接近甚至达到拟使用支架的直径，因此需要使用比传统预扩张更大的非顺应性高压球囊。

【器具准备】

见表 19-31。

表 19-31　器具准备

物品名称	数量	物品名称	数量
穿刺针（Cook）	1 根	0.018 in V-18 导丝 300 cm（Boston Scientific）	1 根
高压连接管（深圳益心达）	3 根	4 F 短鞘（Cordis）	1 根
0.035 in 泥鳅导丝 260 cm（Terumo）	1 根	6 F Proglide 血管封合器（Abbott）	1 个
5 F 普通猪尾巴导管（Cordis）	1 根	Pacific 球囊导管 6 mm×80 mm（Medtronic）	1 个
4 F MPA 导管 125 cm（Cordis）	1 根	Admiral 球囊导管 6 mm×40 mm（Medtronic）	1 个
7 F 翻山鞘 40 cm（Cook）	1 根	外周切割球囊导管 6 mm×20 mm（Boston Scientific）	1 根
压力泵（Boston Scientific）	1 个	Supera 自膨式外周裸支架 5.5 mm×120 mm（Abbott）	1 枚
0.018 in Rubicon 支撑导管 150 cm（Boston Scientific）	1 根		

注：上表中涉及的器具（A mm×B mm），其中 A 为器具的直径，B 为器具的长度。0.018 in=0.457 mm，0.035 in=0.889 mm。

【操作步骤及术中配合】

见表 19-32。

表 19-32　手术操作步骤及术中配合

操作步骤	术中配合流程
（1）患者入室	心理护理；注意保暖；协助摆平卧位，双下肢略外展外旋；连接心电监护仪，观察血压、心率、氧饱和度变化；建立静脉通道
（2）消毒左侧腹股沟，上至脐部，下至大腿中部；消毒右下肢，上至脐部，下至小腿中部	准备消毒液（恒温箱加热至 37 ℃）；协助铺单；递送碘克沙醇注射液；配制台上肝素稀释液（生理盐水 1 000 ml ＋肝素钠注射液 100 mg）

续表

操作步骤	术中配合流程
(3) 局麻下以改良 Seldinger 方法逆行穿刺左侧股总动脉，置入 7 F 翻山鞘 40 cm、0.035 in 泥鳅导丝 260 cm，沿泥鳅导丝置入 5 F 普通猪尾巴导管至腹主动脉，分别行右侧髂动脉、股浅动脉、腘动脉、膝下动脉造影，显示右股总动脉近分叉处钙化斑块致管腔闭塞，右股浅动脉起始段闭塞长度为 5 cm，且病变段股浅动脉严重钙化，右侧胫前动脉闭塞，右侧腓动脉及胫后动脉通畅尚可（图 19-41）	递送 1% 利多卡因注射液、穿刺针、高压连接管、7 F 翻山鞘 40 cm、0.035 in 泥鳅导丝 260 cm、5 F 普通猪尾巴导管；全身肝素化；术中的腔内器具均需用配制的肝素稀释液冲洗
(4) 使用 0.035 in 泥鳅导丝 260 cm 配合 5F 普通猪尾巴导管翻山进入右侧股总动脉，撤出 5 F 普通猪尾巴导管，沿泥鳅导丝交换置入 4 F MPA 导管 125 cm 配合开通右侧股浅动脉，多次尝试后无法由近端开通，撤出 4 F MPA 导管，交换置入 0.018 in V-18 导丝和 0.018 in Rubicon 支撑导管仍无法由近端开通（图 19-42）	递送 4 F MPA 导管 125 cm、0.018in V-18 导丝 300 cm 和 0.018 in Rubicon 支撑导管 150 cm
(5) "逆行穿刺"技术（图 19-43）：略屈曲右侧膝关节，在近端造影引导下成功穿刺远端股浅动脉，置入 4 F 短鞘，以 V-18 导丝和支撑导管配合开通股浅动脉近端闭塞，行内膜下开通闭塞段并于股总动脉返回真腔	递送 4 F 短鞘
(6) 将 V-18 导丝自 7 F 翻山鞘 40 cm 中引出体外，建立工作牵张导丝；将 4 F MPA 导管沿牵张导丝通过病变段，将 V-18 导丝顺向置入至远端腘动脉；撤出 4 F 短鞘，压迫 5~10 分钟，直至无出血	
(7) 撤出 4 F MPA 导管，沿牵张导丝置入 Pacific 球囊导管 6 mm×80 mm，逐段扩张股总动脉、股浅动脉近端，撤出球囊导管，经 6 F 翻山鞘 40 cm 进行造影，显示股总动脉远端仍有严重狭窄	递送压力泵、Pacific 球囊导管 6 mm×80 mm
(8) 沿 V-18 导丝置入外周切割球囊导管 6 mm×20 mm 扩张狭窄段	递送外周切割球囊导管 6 mm×20 mm
(9) 撤出球囊导管，再次经 7 F 翻山鞘进行造影，显示外周切割球囊扩张效果欠佳	
(10) "仿生支架"的置入：沿 V-18 导丝置入 Supera 外周自膨式裸支架 5.5 mm×120 mm 至股浅股动脉远端狭窄处并释放	递送 Supera 外周自膨式裸支架 5.5 mm×120 mm
(11) 撤出"仿生支架"（Supera 外周自膨式裸支架）输送系统，沿导丝置入 Admiral 球囊导管 6 mm×40 mm 扩张支架残余狭窄处	递送 Admiral 球囊导管 6 mm×40 mm
(12) 退出球囊导管，经 7 F 翻山鞘进行造影，显示右股动脉分叉处病变狭窄明显解除，右股总动脉、股浅动脉、股深动脉、腘动脉及膝下动脉血流通畅（图 19-44）	

续表

操作步骤	术中配合流程
（13）撤出导丝、7 F 翻山鞘，用 6 F Proglide 血管缝合器缝合左侧股总动脉穿刺点	递送 6 F Proglide 血管缝合器
（14）加压包扎左侧股总动脉穿刺点	递送纱布和弹力绷带并协助包扎

注：0.018 in=0.457 mm，0.035 in=0.889 mm。

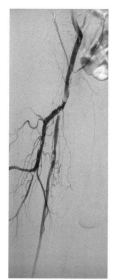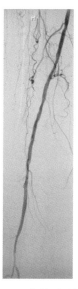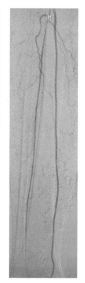

图 19-41　术前造影

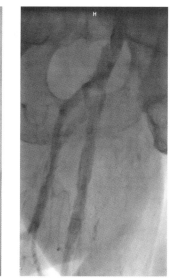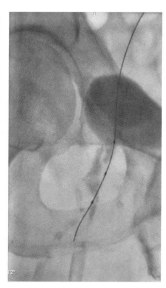

图 19-42　近端顺行开通困难

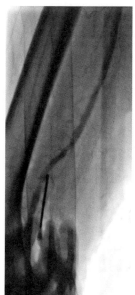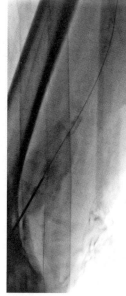

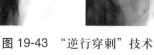

图 19-43　"逆行穿刺"技术

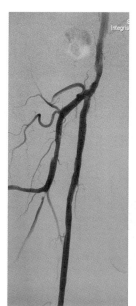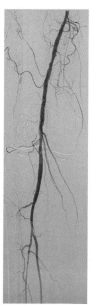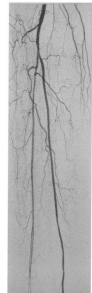

图 19-44　"仿生支架"置入后

【技术要点及注意事项】

· 此患者为右股动脉分叉处严重钙化病变。虽然股总动脉远端闭塞段仅长 1 cm，但顺向无法顺利开通，故行远端逆行穿刺技术开通。

· 在逆行穿刺远端股浅动脉或腘动脉时，适当屈曲膝关节。在近端鞘推注造影剂，利用侧枝显影作为动脉穿刺部位的参考。穿刺点选择位于小腿内上侧，胫骨平台后内侧进针，向前、外、上方穿刺。穿刺成功后选择 0.018 in（0.457 mm）导丝进入血管腔，并支撑导入 4 F 短鞘。

· 逆行开通时如导丝是经真腔通过病变，可直接将导丝从近端鞘中引出建立牵张工作导丝。如导丝为内膜下通过，可将远近端导管均置入闭塞段内膜下，多次调整导管头端，放大屏幕比例，利用导丝头端旋转，如在某层面导丝可触及导管，则可在此层面将导丝超选入导管中，建立股动脉－腘动脉的牵张导丝。

· 远端逆行穿刺点的止血操作：近端闭塞段开通完毕后，将近端导丝撤入穿刺鞘，并且超选至穿刺点以远端的血管真腔。以本例患者腘动脉逆行穿刺为例，可于穿刺部位进行直径 4 mm 的球囊低压扩张，以进行腔内的"内封堵"。同时体外压迫止血，时间 5 分钟。后以无菌绷带套上予以止血压迫，以利于后续手术操作。

案例十七　"AngioJet 血栓抽吸"技术治疗急性下肢深静脉血栓形成

【病例资料】

患者，女性，68 岁，2015 年 9 月因摔伤导致腰椎压缩性骨折，在第二军医大学附属长海医院行"骨折内固定术"，术后卧床。于 10 月出现左下肢明显肿胀 3 天，彩超提示左下肢深静脉血栓形成，以"左下肢深静脉血栓形成"收住院。

【手术方案】

根据病史，该病例属于下肢深静脉新鲜血栓形成，按常规治疗可选择经小隐静脉或腘静脉穿刺置入溶栓导管进行置管溶栓。静脉置管溶栓时间长，其间患者需长时间卧床且溶栓治疗理论上存在一定的出血风险。本例拟采用"AngioJet 血栓抽吸"技术进行"一站式"治疗。

【器具准备】

见表 19-33。

表 19-33 器具准备

物品名称	数量	物品名称	数量
穿刺针（Cook）	1 根	5 F 单弯导管（AngioDynamics）	1 根
高压连接管（深圳益心达）	2 根	6 F 翻山鞘 40 cm（Cook）	1 根
0.035 in 泥鳅导丝 260 cm（Terumo）	1 根	10 F 长鞘 65 cm（Arrow）	1 根
AngioJet Ultra 控制台（Boston Scientific）	1 台	压力泵（Boston Scientific）	1 根
6 F AngioJet Thrombectomy 装置（Boston Scientific）	1 套	Admiral 球囊导管 8 mm×60 mm（Medtronic）	1 根
Wallstent 自膨式外周裸支架 12 mm×60 mm（Boston Scientific）	1 枚		

注：上表中涉及的器具（A mm×B mm），其中 A 为器具的直径，B 为器具的长度。0.035 in=0.889 mm。

【操作步骤及配合流程】

见表 19-34。

表 19-34 手术操作步骤及术中配合

操作步骤	术中配合流程
（1）患者入室	心理护理；注意保暖；协助摆平卧位，双下肢略外展外旋，连接心电监护仪，观察心率、血压、氧饱和度变化；建立静脉通道
（2）常规消毒双侧腹股沟，上至脐部，下至股中部，暴露腹股沟	准备消毒液（恒温箱加热至 37℃）；协助铺单；递送碘克沙醇注射液；配制台上肝素稀释液（生理盐水 1 000 ml + 肝素钠注射液 100 mg）
（3）局麻下以改良 Seldinger 方法顺行穿刺右侧股静脉，置入 6 F 翻山鞘 40 cm、0.035 in 泥鳅导丝 260 cm 翻山开通闭塞段，经泥鳅导丝置入 5 F 单弯导管，撤出导丝	递送 1% 利多卡因注射液、穿刺针、高压连接管、6 F 翻山鞘 40 cm、0.035 in 泥鳅导丝 260 cm 5 F 单弯导管；全身肝素化；术中的腔内器具均需用配制的肝素稀释液冲洗
（4）经 5 F 单弯导管行左下肢静脉造影，显示左髂至股深静脉上段长段血栓（图 19-45）	提前将 AngioJet Ultra 控制台连接电源；配制肝素稀释液（生理盐水 500 ml + 肝素钠 50 mg）并悬挂在控制台一侧挂钩上；配制尿激酶溶液（生理盐水 100 ml + 尿激酶 50 万单位）并悬挂在控制台另一侧挂钩上
（5）吸栓：退出 5 F 单弯导管，将 6 F AngioJet Thrombectomy 装置导管尖端完全浸入台上配制的肝素稀释液中，并踩下脚踏开关进行排气，直至 AngioJet Ultra 控制台屏幕显示为 0；将 6 F AngioJet Thrombectomy 装置导管沿泥鳅导丝置入病变段，控制脚踏开关，缓慢推送导管进行血栓抽吸	递送 6 F AngioJet Thrombectomy 装置；将装置内的泵插入 AngioJet Ultra 控制台；将装置内的液袋针头与悬挂在 AngioJet Ultra 控制台上配制的肝素稀释液相连接
（6）溶栓：同吸栓过程	将机器调制成溶栓模式；同时将 6 F AngioJet Thrombectomy 装置液袋针头与悬挂在 AngioJet Ultra 控制台配制的尿激酶液体相连接

操作步骤	术中配合流程
（7）吸栓、溶栓模式来回转换后，退出 6 F AngioJet Thrombectomy 装置导管，沿泥鳅导丝置入 5 F 单弯导管，经单弯导管再次行左下肢静脉造影，显示髂至股深静脉血流通畅，但髂静脉末端狭窄	
（8）球囊扩张术：沿 0.035 in 泥鳅导丝 260 cm 将 Admiral 球囊导管 8 mm×60 mm 置入至左侧髂静脉起始部，充盈球囊，行狭窄段扩张	递送压力泵、Admiral 球囊导管 8 mm×60 mm
（9）撤出 Admiral 球囊导管与 6 F 翻山鞘 40 cm，更换置入 10 F 长鞘 65 cm，并沿泥鳅导丝将 Wallstent 自膨式外周裸支架 12 mm×60 mm 植入至左侧髂静脉狭窄段并释放	递送 10 F 长鞘 65 cm、Wallstent 自膨式外周裸支架 12 mm×60 mm
（10）退出 Wallstent 自膨式外周裸支架输送系统，经泥鳅导丝置入 5 F 单弯导管再次行左下肢静脉造影，显示左髂静脉至股深静脉血流通畅，髂静脉起始部狭窄消失（图 19-46）	
（11）退出泥鳅导丝、10 F 血管鞘，按压右侧股静脉穿刺点并加压包扎	递送纱布和弹力绷带，并协助包扎

注：0.035 in=0.889 mm。

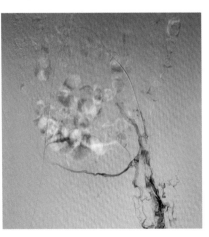　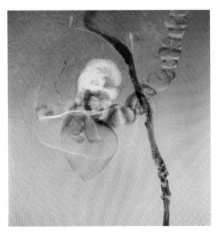

图 19-45　术前造影　　　　图 19-46　术后造影

【技术要点及注意事项】

• 此病例入路为顺行穿刺健侧股静脉，若不能翻山开通，可顺行穿刺患侧腘静脉、股总静脉、小隐静脉、胫后静脉（视血栓长度及血管情况而定）通过导丝并翻山至健侧股总静脉后建立操作通路。也可经患侧腘静脉穿刺，便于后续支架植入和滤器回收。

• 对于髂股静脉吸栓后仍伴有狭窄的患者，可采取球囊扩张 + 自膨式外周裸支架植入术。支架的选择上可采用直径为 10~16 mm 的自膨式外周裸支架，以尽可能扩张静脉狭窄部位。

• 在 AngioJet 血栓抽吸操作过程中可能因栓子脱落而危及患者生命，因此应尽可能在滤器保护下进行操作，尽量选择可回收滤器。

案例十八 "弹簧圈栓塞 + 外周覆膜支架隔绝" 技术治疗左锁骨下动静脉瘘

【病例资料】

患者，男性，38 岁，无意间发现左颈部有一鸡蛋大小的"不明肿物"，无疼痛，未予重视，后发现左颈部的"不明肿物"逐渐增大且伴有明显的跳动，颈部 CT 提示"动静脉瘘"（图 19-47），于 2013 年 4 月以"左锁骨下动静脉瘘"收住院。

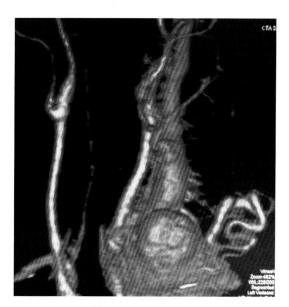

图 19-47 颈部 CT

【手术方案】

根据 MRI 显示该患者动静脉瘘侧支较多，若单纯使用弹簧圈，则无法完全栓塞所有侧支；若单纯使用外周覆膜支架腔内隔绝，可能会丧失后续治疗的机会，经术前多次评估，拟采用"弹簧圈栓塞 + 外周覆膜支架隔绝"技术治疗左锁骨下动静脉瘘。

【器具准备】

见表 19-35。

表 19-35 器具准备

物品名称	数量	物品名称	数量
穿刺针（Cook）	1 根	5 F MPA 导管 125 cm（Cordis）	1 根
高压连接管（深圳益心达）	2 根	5 F 普通猪尾巴导管（Optimed）	1 根
0.035 in 泥鳅导丝 260 cm（Terumo）	1 根	5 F 短鞘（Terumo）	1 根
6 F Raabe 长鞘 90 cm（Cook）	1 个	10 F Raabe 长鞘 80 cm（Cook）	1 根
Fluency 外周覆膜支架 10 mm × 100 mm（Bard）	1 枚	弹簧圈 10 mm × 80 mm（Cook）	3 枚
Viabahn 外周覆膜支架 8 mm × 50 mm（Gore）	1 枚	弹簧圈 8 mm × 50 mm（Cook）	11 枚
止血贴片	1 个	弹簧圈 5 mm × 50 mm（Cook）	11 枚
6 F Proglide 血管缝合器（Abbott）	1 个		

注：上表中涉及的器具（A mm × B mm），其中 A 为器具的直径，B 为器具的长度。0.035 in=0.889 mm。

【操作步骤及术中配合】

见表 19-36。

表 19-36　手术操作步骤及术中配合

操作步骤	术中配合流程
（1）患者入室	心理护理；注意保暖；协助摆平卧位，双下肢略外展外旋，连接心电监护仪，观察心率、血压、氧饱和度变化；建立静脉通道
（2）常规消毒双侧腹股沟，上至脐部，下至股中部，暴露腹股沟	准备消毒液（恒温箱加热至37℃）；协助铺单；递送碘克沙醇注射液；配制台上肝素稀释液（生理盐水 1 000 ml ＋肝素钠注射液 100 mg）
（3）局麻下以改良 Seldinger 方法穿刺右侧股总动脉，置入 5 F 短鞘、0.035 in 泥鳅导丝 260 cm，沿泥鳅导丝置入 5 F 普通猪尾巴导管至升主动脉，撤出泥鳅导丝行主动脉弓造影，显示左锁骨下动静脉瘘（图 19-48）	递送 1% 利多卡因注射液、穿刺针、高压连接管、5 F 短鞘、0.035 in 泥鳅导丝 260 cm、5 F 普通猪尾巴导管；全身肝素化；术中的腔内器具均需用配制的肝素稀释液冲洗
（4）撤出 5 F 普通猪尾巴导管和 5 F 血管鞘，沿泥鳅导丝交换置入 6 F Raabe 长鞘 90 cm 和 5 F MPA 导管 125 cm，用泥鳅导丝配合 5 F MPA 超选至左锁骨下的病变处，撤出泥鳅导丝，依次进行各分支动脉的栓塞	递送 6 F Raabe 长鞘 90 cm 和 5 F MPA 导管 125 cm
（5）Cook 弹簧圈的置入：将 25 枚弹簧圈经 5 F MPA 导管 125 cm 依次植入至左锁骨下动静脉瘘的分支动脉处	递送 11 枚弹簧圈 8 mm×50 mm、11 枚弹簧圈 5 mm×50 mm 和 3 枚 Cook 弹簧圈 10 mm×80 mm
（6）Viabahn 外周覆膜支架的置入：撤出 5 F MPA 导管 125 cm 和 6 F Raabe 长鞘 90 cm，交换置入 10 F Raabe 长鞘 80 cm，并沿 0.035 in 泥鳅导丝 260 cm 植入 Viabahn 外周覆膜支架 8 mm×50 mm 至左锁骨下病变处并释放	递送 10 F Raabe 长鞘 80 cm、Viabahn 外周覆膜支架 8 mm×50 mm
（7）退出 Viabahn 外周覆膜支架输送系统，经 10 F Raabe 长鞘行左锁骨下动脉造影，显示左锁骨下动静脉瘘侧枝动脉血流明显减少，为达到效果完美，术中考虑再植入 1 枚外周覆膜支架	
（8）Fluency 外周覆膜支架的置入：沿 0.035 in 泥鳅导丝 260 cm 植入 Fluency 外周覆膜支架 10 mm×100 mm 至左锁骨下病变处并释放	递送 Fluency 外周覆膜支架 10 mm×100 mm
（9）退出 Fluency 外周覆膜支架输送系统，沿泥鳅导丝置入 5 F 普通猪尾巴导管至升主动脉，撤出泥鳅导丝并进行造影，显示左锁骨下动静脉瘘已隔绝（图 19-49）	递送 5 F 普通猪尾巴导管
（10）撤出 5 F 普通猪尾巴导管、10 F Raabe 长鞘 80 cm，用 6 F Proglide 血管缝合器缝合右侧股总动脉穿刺点	递送 6 F Proglide 血管缝合器
（11）将止血贴片覆盖在右侧股总动脉穿刺点处，按压 5 分钟后加压包扎穿刺点	递送止血贴片、纱布和弹力绷带并协助包扎

注：0.035 in=0.889 mm。

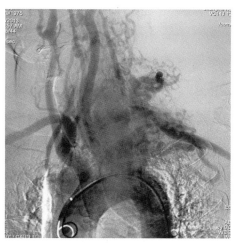
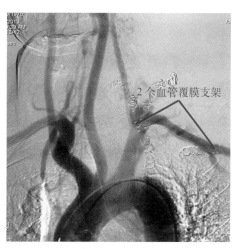

图 19-48　术中造影　　　　　　　　图 19-49　术后造影

【技术要点及注意事项】

- 该患者在使用弹簧圈栓塞过程中弹簧圈的直径应大于栓塞处动脉的直径，且弹簧圈应盘曲成形，避免弹簧圈顺血流方向进入颅内血管，造成恶性结果，必要时可选择可控弹簧圈提高治疗安全。

- 该类患者单纯栓塞通常无法完全治愈，因此很多时候都要使用外周覆膜支架隔绝对应供血动脉，在治疗动静脉畸形时应尽可能靠近瘘口栓塞。由于动静脉瘘侧支较多，使用覆膜支架时应谨慎，需保证异常血管网尽量完整覆盖，降低动静脉瘘复发可能。

案例十九　"钢筋 + 混凝土"技术治疗下肢动静脉瘘

【病例资料】

患者，女性，19 岁，2015 年 8 月因长时间站立后出现左下肢胀痛不适，平卧休息后症状缓解，于 9 月在外院行 CTA 显示"左下肢动静脉血管畸形"，于 10 月以"左下肢动静脉瘘"收住院。

【手术方案】

术中造影提示左下肢多处患有动静脉瘘，由于动静脉瘘侧支较多，使用覆膜支架可能会丧失后续治疗的入路，拟采用"钢筋（弹簧圈）＋混凝土（Onyx 液态栓塞剂）"技术对动静脉瘘的各分支血管进行栓塞。

【器具准备】

见表 19-37。

表 19-37　器具准备

物品名称	数量	物品名称	数量
穿刺针（Cook）	1 根	5 F 单弯导管（AngioDynamics）	1 根
高压连接管（深圳益心达）	2 根	5 F 短鞘（Terumo）	1 根
0.035 in 泥鳅导丝 260 cm（Terumo）	2 根	Echelon 10 微导管（Medtronic）	1 根
6 F 翻山鞘 40 cm（Cook）	1 根	Onyx18 液态栓塞剂（Medtronic）	2 支
Interlock-35 可控弹簧圈 6 mm×200 mm（Boston Scientific）	3 枚	6 F Proglide 血管缝合器（Abbott）	1 个
Onyx 液态栓塞振荡器（Medtronic）	1 套		

注：上表中涉及的器具（A mm×B mm），其中 A 为器具的直径，B 为器具的长度。0.035 in=0.889 mm。

【操作步骤及术中配合】

见表 19-38。

表 19-38　手术操作步骤及术中配合

操作步骤	术中配合流程
（1）患者入室	心理护理；注意保暖；协助摆平卧位，双下肢略外展外旋；连接心电监护仪，观察心率、血压、氧饱和度变化；建立静脉通道
（2）常规消毒双侧腹股沟，上至脐部，下至股中部，暴露腹股沟	准备消毒液（恒温箱加热至 37℃）；协助铺单；递送碘克沙醇注射液；准备台上肝素稀释液（生理盐水 1 000 ml + 肝素钠注射液 100 mg）
（3）局麻下以改良 Seldinger 方法穿刺右侧股总动脉，置入 5 F 短鞘、0.035 in 泥鳅导丝 260 cm、5 F 单弯导管至左下肢，撤出泥鳅导丝并进行造影，显示左下肢多发动静脉瘘（针对不同瘘口采用不同方式栓塞）	递送 1% 利多卡因注射液、穿刺针、高压连接管、5 F 短鞘、0.035 in 泥鳅导丝 260 cm 和 5 F 单弯导管；全身肝素化；术中的腔内器具均需用配制的肝素稀释液冲洗
（4）撤出 5 F 短鞘，交换置入 6 F 翻山鞘 40 cm，经 5 F 单弯导管置入 Echelon 10 微导管至左下肢动静脉瘘瘘口处	递送 6 F 翻山鞘 40 cm、Ev3 Echelon 10 微导管；打开 Onyx18 液态栓塞剂包装盒，查看盒内配套产品：1.5 ml DMSO 液体、1.5 ml Onyx18 液态栓塞剂和 3 支 1 ml 注射器（黄色注射器专用抽吸 DMSO 液体，白色注射器专用抽吸 Onyx18 液态栓塞剂）；提前 20 分钟将 Onyx18 液态栓塞剂放在振荡器上进行震荡（室温较低时，须加热后再震荡）
（5）Onyx18 液态栓塞剂栓塞：首先用 1 ml 黄色注射器抽吸 DMSO 液体注入 Echelon 10 微导管内冲洗导管（若术中使用多支 Onyx18 液态栓塞剂，只需冲管一次），接着用白色注射器抽吸 Onyx18 液态栓塞剂，经 Echelon 10 微导管注入至瘘口；经 Echelon10 微导管手推造影显示瘘口处分支明显减少（图 19-50）	递送 3 支 1 ml 注射器和 2 支 Onyx18 液态栓塞剂；配合医师抽吸 DMSO 液体和震荡完毕的 Onyx18 液态栓塞剂

续表

操作步骤	术中配合流程
（6）Interlock-35 弹簧圈栓塞：退出 Echelon 10 微导管，使用 0.035 in 泥鳅导丝 260 cm 和 5 F 单弯导管配合超选进其他瘘口处，并沿单弯导管植入 3 枚 Interlock-35 可控弹簧圈 6 mm × 200 mm 进行栓塞；经 5 F 单弯导管手推造影显示瘘口处分支明显减少	递送 3 枚 Interlock-35 可控弹簧圈 6 mm × 200 mm
（7）Onyx18 液态栓塞剂配合 Interlock-35 可控弹簧圈直至所有瘘口均被栓塞	
（8）经 5 F 单弯导管再次行左下肢动脉造影，显示下肢动静脉瘘口处无明显分流，栓塞成功（图 19-51）	
（9）撤出导管、短鞘，用 6 F Proglide 血管缝合器缝合右侧股总动脉穿刺点	递送 6 F Proglide 血管缝合器
（10）加压包扎穿刺点	递送纱布和弹力绷带并协助包扎，安全护送患者回病房

注：0.035 in=0.889 mm。

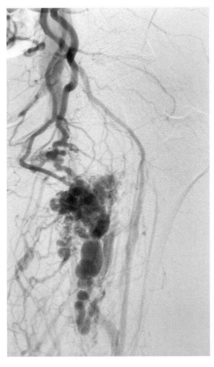
图 19-50 术前造影

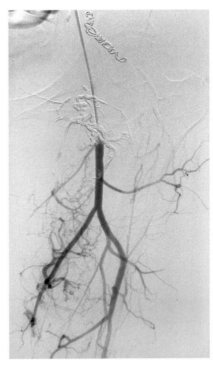
图 19-51 术后造影

【技术要点及注意事项】

• 动静脉畸形的治疗对血管外科医师始终是一大挑战。近年来，随着血管腔内器具的发展、技术的进步以及理念的深入，血管腔内治疗动静脉瘘已被证实为一种有效而可靠的方法。

• 本病例采用的 Onyx 液态栓塞剂具有注胶时间长、可控性强、栓塞率高等优点，在临床得到广泛应用。通过 Onyx 液态栓塞剂完全闭塞或尽可能多地闭塞畸形团，可降低残留的部分血流，缩小动静脉畸形的体积，减轻盗血、静脉高压等表现。

• 弹簧圈栓塞后高流量血流速度减慢会导致显影减淡或消失，但是原低流量病变在造影时就会显影，采用 Onyx 胶液态栓塞剂栓塞时应尽可能将微导管配合下达至瘘口位置，这将会提高栓塞率。

案例二十　高位结扎 + 点状剥除 + 硬化剂注射治疗大隐静脉曲张伴血栓性浅静脉炎

【病例资料】

患者，男性，53 岁，左下肢静脉曲张 20 余年，2 周前左下肢出现约 5 cm×7 cm 包块不退伴疼痛，沿大隐静脉走行区压痛。B 超提示大隐静脉血栓形成，深静脉通畅。于 2016 年 8 月以"左下肢静脉曲张伴血栓性浅静脉炎"收入院。

【手术方案】

结合查体及 B 超，血栓集中于膝下大隐静脉主干，于膝下 10 cm 处形成一约 5 cm×7 cm 包块，股部大隐静脉内未发现血栓，膝下可见散在迂曲扩张的属支静脉。根据不同部位的静脉特点，拟在局麻下行大隐静脉高位结扎，膝上大隐静脉硬化剂注射，膝下大隐静脉血栓剥除，细小属支静脉硬化剂注射。

【器具准备】

见表 19-39。

表 19-39　器具准备

物品名称	数　量	物品名称	数　量
一次性手术包	1 个	线剪、组织剪	各 1 把
5 ml、2 ml、1 ml 空针	各 1 个	中弯钳	2 把
一次性手套	2 副	密氏钳	1 把
大纱布	10 块	小弯钳	6 把
三通	1 个	蚊钳	6 把
1% 利多卡因	2 支	刀柄、尖刀片	各 1

续表

物品名称	数 量	物品名称	数 量
丝线（1 号）	1 包	1% 聚多卡醇注射液	1 ～ 2 支
无损伤线	1 根	5F 单弯导管（Cook）	1 根
有齿镊	2 把	Histoacryl 组织胶水（Braun）	1 管
Muller 钩	1 把	Mepore 自黏性伤口无菌敷料（Molnlycke）	若干
皮拉钩	2 个	治疗型静脉曲张袜（好士德）	1 双
持针器	1 把	弹力绷带（好士德）	2 卷

注：上表中涉及的器具（A mm×B mm），其中 A 为器具的直径，B 为器具的长度。

【操作步骤及术中配合】

见表 19-40。

表 19-40　手术操作步骤及术中配合

操作步骤	术中配合流程
（1）患者进入手术室，取平卧位，于曲张静脉处画线标记，于切开处预标记（图 19-52）	心理护理；注意保暖；协助摆平卧位；连接心电监护仪，观察血压、心率、氧饱和度变化
（2）常规消毒，上至肚脐，下肢全部患肢及对侧大腿上 1/3 处。	准备消毒液（恒温箱加热至 37 ℃）；协助铺单；整理手术台，准备手术器械
（3）于股根部大隐静脉汇入股静脉处行局部麻醉，沿曲张浅静脉行局部麻醉	递送 1% 利多卡因注射液
（4）以左侧股动脉搏动点为起点，在腹股沟皮纹处向内行约 3 cm 切口，依次切开皮肤、皮下脂肪、Scape 筋膜，游离大隐静脉主干；离断大隐静脉根部属支，分别予以结扎；向近端游离至卵圆窝，于大隐静脉汇入股静脉处 0.5 cm 离断大隐静脉，予以结扎，远端钳夹	递送手术器械
（5）于膝下标记处切开皮肤，有血栓处切口稍长。游离血栓静脉与皮肤的粘连部位，注意减少挤压。于血栓处血管切小口，掏出其中血栓（图 19-53）；待血管中血栓基本掏尽后抽剥出血管。小腿其余部位的曲张静脉予以点状剥除。	递送手术器械；密切关注氧饱和度变化
（6）经膝关节大隐静脉主干近端插入 5 F 单弯导管至根部，1% 聚多卡醇与空气以 1:4 比例配置泡沫硬化剂，通过 5 F 单弯导管注射入大隐静脉主干膝上段，边注射边撤出导管。结扎大隐静脉两端。于大腿中段找出大隐静脉扩张明显部位，切断大隐静脉，剥除部分静脉并予以结扎（图 19-53）	递送 5 F 单弯导管，1% 聚多卡醇注射液

续表

操作步骤	术中配合流程
（7）关闭腹股沟切口，予以 Histoacryl 组织胶水黏合。其余部位小切口均以 Histoacryl 组织胶水黏合，Mepore 自黏性伤口无菌敷料包扎伤口；术中穿治疗型静脉曲张袜后予以弹力绷带加压包扎	递送 Histoacryl 组织胶水、Mepore 自黏性伤口无菌敷料；协助包扎及穿治疗型静脉曲张袜

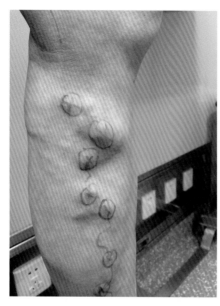

图 19-52　曲张静脉处画线标记

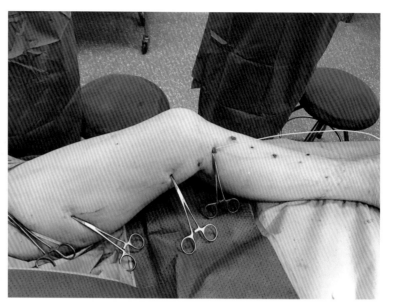

图 19-53　高位结扎＋点状剥脱＋硬化剂注射治疗

【技术要点及注意事项】

- 血栓性浅静脉炎术中最重要的是避免过度挤压、牵拉大隐静脉，将血栓挤至深静脉，造成肺动脉栓塞。因此，在牵拉剥除前，需仔细游离血栓段大隐静脉；分段在大隐静脉上剪开小口，用于减压，可给血栓留出通路，避免进入穿通支。术中应密切监测氧饱和度。

- 血栓性浅静脉炎患者行大隐静脉高位结扎时，要特别注意大隐静脉根部是否存在血栓。有时 B 超并不能反映出实时情况。因此，在手术时动作一定要轻柔，避免过度挤压、牵拉。

- 血栓性浅静脉炎的手术时机并不是时间越长血栓越不容易脱落，有时 1-2 月后血栓会出现液化，形成巧克力酱样血栓，受挤压极易通过穿通支进入深静脉。

参·考·文·献

[1] 蒋米尔 . 临床血管外科学 [M]. 3 版 . 北京：科学出版社，2011.

[2] 郭伟 . 腔内血管外科学 [M]. 北京：人民军医出版社，2011.

[3] 王深明 . 血管外科学 [M]. 北京：人民卫生出版社，2011.

[4] Cronenwett JL, Johnston KW. Rutherford's Vascular Surgery[M]. 8th edtion. American: Saunders, 2014.

第三篇

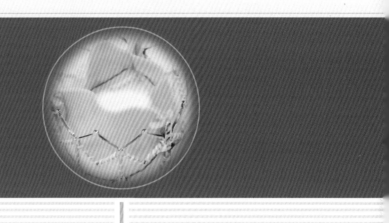

血管腔内器具管理篇

第二十章
管理理论与方法

在临床手术中可能使用到的血管腔内器具种类与规格众多,其存储、保管和使用均有着严格的要求。与一般医疗器械在管理上存在着显著差异的是,血管腔内器具尤其是高值耗材,因备货成本较高和有效期限制,往往只能根据手术计划的安排,采取由供应商专门配送的方式,对于手术过程中临时急需的器具则由供应商直接应急输送至手术室或导管室。因此,血管腔内器具的管理从空间范围看包括临床科室的内部管理和从供应商到临床科室的供应链管理两大部分。在管理对象上又可分为器具管理、供应商管理、器具师或护士管理、患者管理。血管腔内器具的临床科室内部管理主要涉及对各类器具的条形码信息录入、出入库登记、使用追溯、分类放置、优化布局等环节,并且必须注意到器具的有效期及存放环境要求,按照先进先出、便捷精准取拿和最大限度地避免污染、失效、遗失等损耗的原则来做好相关管理工作。本章将针对上述管理要求与特征,从全程供应链角度来讨论血管腔内器具的管理理论与方法。

第一节 腔内器具的敏捷供应链管理

随着血管腔内器具技术的发展和现代信息网络应用的日益普及,在面向临床手术的输送配合中,血管腔内器具的管理必须考虑到如下新的需求特征。

1. 多样性、复杂性、专业性

血管腔内器具中很多关键的器具已成为临床手术成功的重要保障,具有较高的附加值,是相关机构研发的重点和技术发展最快的领域之一。随着产品的不断更新和日益丰富,产品的设计与应用也呈现了细分化、专业化的发展趋势,临床手术中将面临更多复杂性,必须为上述选择提供最新的知识和临床应用实践经验。

2. 动态变化与应急输送需求

在临床手术方案中，虽然预先给出了对关键性器具的备置与输送要求，但实际的手术进程中往往会遇到各类复杂情况必须对原定的手术方案进行变更，由此将导致对器具需求的动态变化，对尚未备置的器具必须采取应急输送措施。因此，临床手术对腔内器具的需求具有随需应变的动态特性。

3. 个性化偏好与智能推荐

在临床手术中，由于知识、经验与习惯上的差异，不同的医师对器具的选用偏好往往存在较大的差异。为了保障手术的顺利进行，应该尽量满足医师的个性化偏好，从安全性、有效性、经济性综合考虑的角度，通过智能化技术及时推荐最合适的器具产品，并提供其重要特性和使用操作要领的提示性帮助。

4. 不良反应预测及安全预警

对于在临床手术中可能带来的不良反应的器具，尤其是不适合在该临床手术中使用的产品，必须及时给出预测判断和安全预警。上述安全预警，除了从卫生管理部门获得的通告以外，对已有的案例和互联网信息进行大数据挖掘分析，可以及时获得重要的信息。

在血管腔内器具的相关管理理论与方法上，S. E. Heinbuch 提出了采用先进的物流技术和全面质量管理（total quality management，TQM）理念，通过 JIT（just in time）模式来实现精准化管理与降低成本的重要思路。L. Ritchie 等从供应链管理理论出发，对其逆向物流管理及各相关利益者的关系做了研究。K. V. Ramani 指出必须对采购与库存系统进行集成管理，通过随需应变的动态采购来更有效地降低医用耗材的总成本。S. T. Young 提出了通过供应商对医院的库存进行动态监控，并由供应商来管理库存的新模式，这实质上就是医院虚拟库存（virtual inventory）和"零库存"管理模式的雏形。

随着信息技术应用的不断深入及医院信息化程度的不断提高，各类数字条形码技术、无线射频识别技术、数据挖掘技术、智能监控技术和 ERP（enterprise resource planning）系统的应用为器材的需求分析、优化采购、库存管理和使用监控等全程一体化管理提供了有力的手段。上述器材的管理已从库存与使用的管理转向整个集成供应链的管理，以适应在动态变化的环境下获得最佳的总体经济效益。因此，研究学者们从集成供应链管理的角度，提出了基于信息集成的流程优化管理新模式，并运用情景分析理论供应链管理系统做了较为完善的设计。在注重经济性的同时，器材的安全性问题也得到了日益重视，针对上述器材的安全风险特征提出了全程安全监管新模式。

20 世纪 90 年代末，随着市场的动态变化和个性化需求的日益复杂，美国 Stanford 大学提出了敏捷供应链（agile supply chain，ASC）管理的新理论，为在不确定性和持续变化环境下解决动态需求的快速响应并更有效地降低整个供应链的总成本提供了系统性的原理与机制。敏捷供应链管理模式使得传统的供应链结构从串型结构转为以客户个性化需求为中心的并行结构，运用信息技术来构建全新的动态供需网络和协同运作的反应式机制，能够在不确定性环境下快速响应动态需求，并更有效地降低整个供应链的总成本。尤其是移动通信技术的发展，使得供应链的终端延伸到了处于移动环境中的客户，必须针对客户不断变化的需求和位置信息来实现供应链资源的优化匹配和动态集成。T.Y. Eng 认为在上述移动环境下应该利用移动通信技术、各种移动设备、计算机技术和互联网技术，对围绕提供某种共同产品或服务的相关企业的特定关键信息资源进行随时随地的管理，并对如何有效配置商品和服务的区域、实时满足顾客的需求、保障顾客服务的质量和提高顾客满意度等技术作了分析。

　　面向临床手术的血管腔内器具输送配合具有移动环境下的敏捷定制服务特征，敏捷供应链的管理理论为上述输送配合管理提供了重要的理论基础。在上述管理中，器材种类及其数量的自动补货决策是影响系统效能的关键环节，必须针对如前所述的需求特征，从有效性、安全性、经济性综合考虑的角度解决好输送配合服务水平与库存成本控制之间的矛盾，并满足医师的个性化偏好，具备智能推荐、不良反应预测及安全预警等功能，提高患者、医师和供应商各利益相关方的满意度。由于上述管理的复杂性，必须采用多 Agent 技术来设计其供应链管理系统的体系结构。近年来，随着对代码可移动性的研究和 Agent 的自主智能研究不断取得新的进展，移动 Agent 与自主智能 Agent 在供应链管理中的应用已越来越被人们所关注。上述 Agent 能通过计算机网络，在计算机之间自由移动并针对相关情景信息的出现自主执行特定的功能。这种移动性和自主智能性，使得用户的代理程序能够真正驻留在对方的计算机中，代表用户进行信息处理，大大提高了处理的灵活性、智能性和异步处理效率，对于解决敏捷供应中大量的动态协商、决策问题具有重要意义。在我们承担的国家 863 课题研究中，余悦和黄河基于上述 Agent 技术对移动环境下的敏捷供应链网格模型、动态协商机制和供应链集成技术做了研究，提出全新的供应链系统架构及其运行机制方案。与此同时，动态联盟企业建模技术、分布式计算技术、软件可重构技术、对 Legacy 系统的封装技术以及各类信息安全技术，也被大量应用于敏捷供应链的管理中。从当前的发展趋势看，医疗信息化的发展正在从信息化管理走向基于大数据驱动的智能化决策，从机器的理性智能走向与情感智能相结合的智慧医疗，从医院内部的管理走向以患者为中心的泛在服务集成，对传统的医疗管理模式正在引发深刻的变革。面向临床手术的血管腔内器具管理，必须从移动环境下的全程供应链优化管理和敏捷、精准、安全、智能输送配合服务的新要求出发，构建基于现代敏捷供应链管理理论与先进智能技术的全新管理模式。

第二节　输送配合自主智能决策

　　在血管腔内器具的敏捷供应链管理中，涉及大量的决策问题。如输送配合决策（图 20-1），首先需要考虑临床手术的各类需求、医师对相关器具的熟悉程度及使用偏好，还必须特别关注手术过程中可能出现的各种复杂情况及所采取的应急调整方案对关键器材的需求。

　　在血管腔内器具的供给方面，除了医院库存和科室库存中所提供的备货以外，还必须建立应对急缺器具的供应商应急输送服务体系，供应商对器具的调配能力和物流配送能力是上述应急输送服务中的关键环节。在输送配合的决策目标中，手术保障、患者成本、医院效益及各类

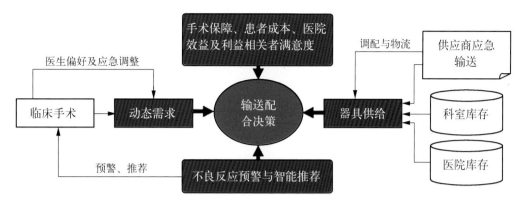

图 20-1　血管腔内器具的输送配合决策

利益相关者的满意度等均为应予以考虑重要目标，对于提高输送配合的协同创新能力、维持其可持续发展和更好地发挥经济、社会效益具有重要意义。与此同时，在上述决策中必须对已经发现的器具使用中的不良反应进行及时预警，并根据器具的创新发展动态和最新的使用经验为临床手术提供智能化推荐及参考。

在上述器具的输送配合服务模式上，必须考虑常规输送配合和应急输送配合两种模式。其中，常规输送配合主要根据各临床手术小组事先给出的手术编排和器具需求方案，保障相关器具的及时、准确供给；而应急输送配合则主要针对手术过程中出现的变化情况，保障以最快的速度输送所急需的器具，尤其是上述关键性器具从不同供应商库存中进行调配和输送等待时间对于抢救危重病人的生命具有极为重要的意义。在器具的输送配合服务决策中，主要涉及两方面的决策问题：器具选择方案、器具输送方案。上述两方面的决策在常规输送配合和应急输送配合两种模式下所涉及的决策目标和约束条件都有所不同的。

在实际的选择方案决策中，除了关注手术保障、医生的使用经验及偏好和患者的成本之外，还必须考虑到供给约束、不良反应的预警提示、医院的经济效应以及供应商的利益等因素。既要从供应商的利益诉求出发，通过数据分析保障其合理的利润收入，以提高其在输送配合服务、医疗手术协同创新方面的积极性，又要引入适当的竞争机制，防止价格水平的虚高。而在应急输送配合模式下，其选择方案决策，除了上述影响因素以外，关键性器具的调配和输送等待时间是首要考虑的问题。随着手术进程和输送过程中的各种情况变化，上述决策必须从动态优化角度进行深入分析，在其输送方案决策中，主要考虑器具的实时库存分布、运输条件和运输时间等问题。在实际情况下，上述决策也可能涉及一系列随机优化和动态决策问题。

为了进一步分析上述决策问题的性质，我们将以上器具的选择方案、输送方案的决策模型表述如下：

（1）器具选择方案决策：

$$\begin{cases} \max Z(C_i) = f_c(p_1, p_2, \cdots, p_m) \\ s.t. C_i \in C, i=1, 2, 3, \cdots n \end{cases}$$

以上模型中，$Z(C_i)$ 为选择方案决策的多目标函数，$p_1, p_2, \cdots, p_m$ 为上述决策中须考虑的器具适配性、手术成功率、并发症及其他不良反应的发生率、器具总成本，以及各方的利益诉求等子目标变量；C 为可选择的器具方案集合，包括在同样病情下满足供给约束条件、医生的使用经验与偏好，以及排除不良反应的可能性等情况下所有可选择的器具方案。由于器具的更新速度较快，相关使用经验也在快速积累，以上可选择的器具方案集合 C 不能仅仅通过对历史数据的检索来简单生成，还必须针对器具的组合使用规则及相关知识给出智能化推荐方案。

（2）器具输送方案决策：

$$\begin{cases} \max S\,(D_i)=f_s\,(t_i,c_i) \\ s.t.q\,(D_i) \leqslant Q, l\,(D_i) \in L, i=1,2,3,\cdots n \end{cases}$$

以上模型中，$S\,(D_i)$ 为输送方案决策的多目标函数，t_i，c_i 分别为运输时间与运输成本子目标变量；$q\,(D_i)$ 为器具的需求数量，Q 为上述器具的实时库存数量；$l\,(D_i)$ 为运输方案，L 为满足上述运输要求的所有可选择运输方案集合，包括对运输条件、运输工具的专业要求。由于器具的需求一般涉及多种器具的组合使用，可能涉及从不同地点的供应商库存中进行多点调配，上述运输方案的集合 L 具有多样性和复杂性，运输时间与运输成本 t_i，c_i 要受到交通运输环境的动态变化影响。

在上述决策中，对于器具总成本、利益均衡、运输时间与运输成本等目标变量的计算，在一定的环境条件或具有稳定的随机分布特性下，基本上属于结构化问题，可以通过模型优化来解决。而器具选择方案的推荐、医生的使用经验及偏好、不良反应的预警提示等问题具有非结构化或半结构化的性质，且随着新器具的大量使用和相关知识的不断更新，必须考虑到将模型优化与经验知识引导、基于案例的推理和数据驱动等非结构化决策模式相结合。在以上决策中，还涉及外部相关动态信息的获取，尤其在应急输送配合模式下必须针对手术进程的需求和运输环境的动态变化进行随机优化和动态决策，其中器具的选择和调配可能涉及对来自不同地点的供应商库存产品进行组合优化，以最大限度地降低运输等待时间，具有一定的复杂性。

通过上述分析可见，面向临床手术的器具输送配合决策，不同于一般的医院对器具的集中采购决策，必须考虑面向临床手术及其动态变化过程中对服务水平与服务质量的多方面要求，涉及全程供应链外部各个环节的动态变化影响因素，具有较高的复杂性和深入研究的价值。与此同时，上述器具中包含了大量医院不作统一采购及库存备货的高值耗材和特殊器具，对医疗成本和各方利益相关者的影响巨大，解决好上述决策问题可以对临床手术的保障、医疗费用的控制、各方利益的合理分配、患者满意度的提升以及促进不同手术组之间的经验交流与学习进步带来显著的经济效益和社会效益。

从决策理论来看，面向临床手术的血管腔内器具输送配合决策是一个多目标动态决策的问题。L. Ritchie 和 S. T. Young 等深入分析了其利益关系的复杂性，指出上述器材的选用和输送配合方案不仅关系到临床手术的成功，而且与患者医疗成本、医院效益和供应商利益及其协同创新意愿有着密切的关系。C. R. Rosales 和 M.S. Pishvaee 等对其影响因素和多目标动态决策特征做了研究，阐述了临床应用现场决策中各类影响因素的复杂性及手术过程中需求的动态变化特性。K. E. Bourland、W. Padula 等学者通过对上述需求的变化特征分析，提出了 Markov 动态预测模型。在对上述问题进行深入分析的基础上，X. Kong、H. T. Wong、O. Y. Al-Jarrah 等指出面对实际应用中的复杂性，上述决策问题必须通过机器学习、数据挖掘和各种人工智能手段，结合有效的经验知识来建立新的智能化决策模式。

在上述决策中，可以通过对已有案例的分析及各类利益相关者的调研，深入分析器具输送配合的需求特征及医师、患者、医院、供应商各类利益相关者的主要诉求和从目前现状与其期望对比所能描述的指标水平参数，并对影响输送配合的医学因素、经济因素、社会因素及其决策目标与原则进行综合性分析，构建影响因子模型与决策目标模型。在此基础上，再根据大数据驱动决策的相关理论针对面向临床手术的器具决策问题特征，研究其中的大数据敏感特征指标，大数据驱动的决策机制、决策方法与模型。最后，构建面向临床手术的大数据驱动决策模式架构及其与经验决策的集成，形成智能化解决方案，以上是血管腔内器具输送配合决策的发展方向。

我们针对上述决策问题的性质及其要求，通过对 10 余年积累的器具输送配合案例剖析和系统性深入思考，从数据驱动、经验知识引导与模型优化相结合的角度出发，提出了一种新的混合决策模式解决方案（图 20-2）。

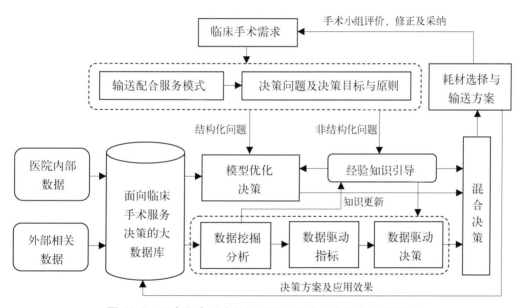

图 20-2　面向临床手术的器具输送配合服务混合决策模式

在上述决策模式中，首先对医院内部数据和各类外部相关数据，如供应商的产品数据、库存数据、运输工具与环境数据、卫生管理部门关于器具使用的政策规制及不良反应通告信息、互联网对供应商产品与手术方案的评价信息及相关医疗事件报道信息、文献研究信息等，进行采集并构建面向临床手术服务决策的大数据库。然后，通过对上述数据的智能挖掘分析，建立数据驱动的决策指标集，当数据变化使得上述指标达到一定程度时，则通过数据驱动的自主决策生成相关决策方案。上述数据驱动决策主要针对器具输送配合服务的总体策略、基本保障和各手术小组的共性需求进行决策，如依据器具使用状况、手术效果的统计分析给出的不同手术小组使用偏好分析、手术效果评价、库存水平设置以及基于上述分析做出的器具推荐、采购总体策略等等。

在面对具体的临床手术时，首先通过手术需求的分析选择合适的输送配合服务模式，然后根据上述服务模式所涉及的相关决策问题及其决策目标与原则，对决策问题进行分解。其中的结构化问题将采用模型优化决策模式来解决，为了提高模型优化的效率和决策方案的可行性，在上述优化过程中将采用相关的经验知识进行引导。对于非结构化问题则，则通过经验知识引导和在上述引导下的数据挖掘分析技术，如基于案例的推理等方法来解决，并以数据挖掘分析所获得的知识和客观事例对已有的经验知识进行更新。最终，上述混合决策模式所产生的决策方案进行综合分析，向手术小组提供推荐方案，经过其评价、修正以后采纳，满足以上临床手术对器具输送配合服务的需求，并将上述决策方案及其实际应用效果反馈至大数据库中，为后续决策提供参考。

从总体上看，血管腔内器具的敏捷供应链管理及其输送配合服务中涉及大量复杂的决策及操作处理问题，难以在有限的时间约束下通过人工方式来完成，必须通过机器自主智能化管理来及时做出响应、生产优化决策方案并在一定的规则和数据驱动下自主执行。以上自主智能技术与一般智能技术的主要区别在于：①通过对目标对象及相关环境信息的动态监测，可自主采取预设的自主行动，如在临床手术进程过程中会根据器具的变化和手术知识库自动向供应商启动紧急订货程序；②采用了可在服务链不同组织之间自主迁移的移动 Agent，以解决服务链中大量的智能协商与决策问题。由于临床手术涉及的器具种类复杂繁多，通过上述自主智能技术为实现器具的敏捷、精准、安全、智能输送配合提供了关键技术手段。

例如，通过对以往手术案例的深入分析，我们根据各类手术的特点及不同医师的偏好对相关器具的需求规律进行了归纳和总结，基于上述知识构建了主要器具的动态需求预测模型：

$$p_{i,j}=f(t, d, i, j)$$

其中，$p_{i,j}$ 表示种类为 i、规格为 j 的器具需求预测概率，t、d、i、j 分别为手术名称、手术医师姓名、器具的种类与规格。比如，表 20-1 为在腹主动脉瘤腔内修复术中，某位手术医师对部分器具的需求预测概率表。

表 20-1　部分器具的需求预测概率表

种　　类	规　　格	需求概率（%）
Cook 动脉瘤支架主体	TFFB-26-96	28.13
Cook 动脉瘤支架主体	TFFB-30-125	2.44
Cook 动脉瘤支架髂支	TFLE-12-105	24.84
Cook 动脉瘤支架髂支	TFLE-22-54	1.12
Coda 球囊导管	Coda-10.0-35-120-40	74.58
Cook 穿刺针（改良）	G00003 BSDN-18-7.0	100.00

续表

种　　类	规　　格	需求概率（%）
Cook Lunderquist 特硬导丝	G31453 TSMG-35-260-LES	100.00
AngioDynamics 血管造影导管	10722702	94.66
Optimed 放射造影导管	1080-4100 110 5	78.77
Optimed 镍钛合金支架	6406-7060	9.84
Perclose AT 缝合线闭合系统	12673 6F	49.18

然后，根据各位医师的手术安排计划，计算出对各类器具的备货需求水平。在此基础上，通过对现有库存变化的动态监测，建立自动补货的最优化模型：

$$s_{i,j} = \min \cos t\,(p_{i,j},\, q_{t,d},\, c_{i,j},\, w_{i,j}) \mid l_{i,j} \leq L_{i,j}$$

其中，$s_{i,j}$ 为对种类 i、规格 j 的器具自动补货数量 $\cos t()$ 为上述器具的补货成本函数，是一个与需求预测概率 $p_{i,j}$、医师的手术数量 $q_{t,d}$、器具成本 $c_{i,j}$ 及现有库存量 $w_{i,j}$ 有关的变量。$l_{i,j}$ 为上述器具的应急输送时间，$L_{i,j}$ 为从确定必须使用该器具到该器具被配送到临床手术现场所允许的等待时间。上述模型的优化计算结果，能够在保障特定的器具输送配合服务水平前提下，使得总的补货成本最低。自主智能 Agent 可根据模型所计算出的自动补货数量，综合考虑医师、患者、医院、供应商各类利益相关者的需求，自主做出补货决策，向相关供应商发出补货订单并对上述器具的配送过程进行监控。上述 Agent 还可以携带需求信息，迁移至供应商信息系统的接口区域，与供应商系统中的 Agent 进行信息交互和自主协商之后，在一定的规则约束下做出新的补货决策，为血管腔内器具的输送配合管理提供了自主智能化新模式。

第二十一章
器具的管理

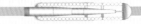

随着医疗技术的不断进步和医院服务水平的全面提高，血管腔内器具的种类与使用量逐年增多。这些器具对保管和使用有着很高的要求，如何在有限的手术室空间内存放这些器具，实现便捷、精准的出入库管理，并按照国家卫生和计划生育委员会的有关要求做好植入物的登记与追溯，是实际工作中的难题。信息技术的发展为上述管理带来了极大的便利，也为之提供了先进的管理模式。本章主要从储存管理、信息化管理、登记管理、管理制度等4个方面来阐述血管腔内器具的管理。

第一节　血管腔内器具的储存管理

腔内微创技术的发展在很大程度上依赖于腔内器具的创新。近年来，各类新型腔内器具，如血管鞘、导丝、弹簧圈等，在腔内微创手术中大量使用。这些器具品种繁多、规格复杂、体形各异，其摆放不仅会占用手术室较大的面积，使得手术室显得拥挤、凌乱，而且还容易因标识不清而寻找困难或造成拿错的现象，产生医疗差错。因此，必须按照各类器具的结构与形状、使用特点和保管要求来做好储存管理，对器具的摆放、进货日期与使用顺序都要做精心考虑。为了解决好上述问题，第二军医大学附属长海医院血管外科对上述器具的存储管理专门设计了合适的保管装置，为上述器具的管理带来了极大的便利，详见由毛华娟设计的以下3个专利产品。

1. 医用耗材整理装置

医用耗材整理装置（专利号：ZL201320560946.4）（图21-1）采用有机玻璃材料制作，根据常用耗材的大小、直径、体积设置不同的框架和隔栏，进行分类放置，并给出清晰的标识。其中，第一支撑框通过第一后挡板、第一侧挡板以及支架与第二支撑框形成固定连接，也可拆卸调整。该整理装置不易变形，结实耐用，不仅可以存放不同体积的耗材，而且大大减少医用耗材整理装置的占地

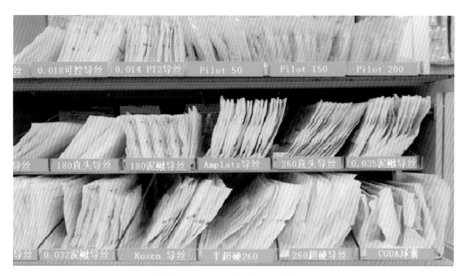

图 21-1　医用耗材整理装置

面积,增加了储物空间。第二军医大学附属长海医院血管外科备用的导丝就有 40 余种,在上述装置中都可以很好地分类摆放,并清楚地标识好型号、直径与长度。这样,不但大大减少了手术室的占地面积,节省了手术中医师等待的时间,而且使得临床手术配合中的差错率也大大降低。自采用了以上装置以来,没有发生过任何耗材输送配合差错,在实际应用中取得了安全、便捷的效果。

2. 支架整理保存柜

支架整理保存柜(专利号:ZL201320617605.6)(图 21-2)采用木板材料制作,主要用于胸、腹主动脉手术的大动脉支架存放。不仅能使长短不一的大动脉支架垂直悬挂,不易损坏,而且可将新购进的支架放在后面,以便按生产日期的顺序来使用支架,避免了因过期而产生的失效浪费。上述保存柜大大增加了储物空间,原来的柜子最多只能放置约 20 根大动脉支架,现在可以放置 100 余根。同时,护士在手术配合中能快速寻找和准确拿取所需要的支架,避免了上述工作中的忙乱,大大减少了手术等待时间。

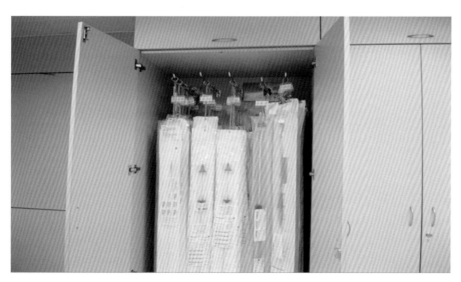

图 21-2　支架整理保存柜

3. 主动脉支架整理挂件

主动脉支架整理挂件（专利号：ZL201320585533.1）（图21-3）采用有机玻璃材料和金属链条、圈、挂钩制成，采用了中空夹层设计方式。可以方便地放入、取出标记有不同支架型号标签的透明板材，并对上述支架进行很好的分类陈列，防止因印刷在支架包装袋上的编号太小、不易辨识而耗费的时间和在匆忙中容易发生的拿错现象。

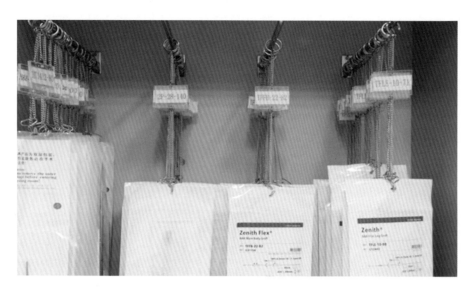

图21-3　主动脉支架整理挂件

对于空间有限的手术室来讲，有序地摆放手术器具，做好标识，分类摆放，合理地设计腔内器具的整理装置非常重要。尤其在手术配合过程中，应该根据手术进程中随时可能出现的需求，能够迅速、准确、有序地拿取各种器具。上述保管、存贮装置的使用，不仅方便了护理人员的配合工作，而且为手术的顺利进行提供重要保障，减少了拿错器具而发生在手术台上出错的现象，杜绝了各种医疗差错。采用上述装置还可以方便清点存货，做到先进先用，避免了器具的失效损耗。通过与信息系统联网监测，还可以优化配货数量，随时补齐库存，避免缺货现象并大大降低成本。我们经过多年的实际应用，不但提高了工作效率，而且使得医师、供应商和患者的满意度都大为提升。

第二节　血管腔内器具的信息化管理

一、血管腔内器具的信息化管理现状

血管腔内器具可分为低值腔内器具和高值腔内器具。其中，低值腔内器具品种众多、数量庞大、规格多样，使用也较为频繁，为了保障供货的及时性和便利性，一般不得不采取高库存量的备货方式。由于众多的低值腔内器具在使用有效期上各不相同，难以注意到上述有效期而

容易造成较大的过期损耗。此外，某些低值腔内器具市场价格变动很大，在库存上临着较大的风险损失。高值腔内器具的特点是价格昂贵，对保管要求高，尤其是植入物的有效性和安全性必须严格管控。因此，高值腔内器具的管理是医院器材管理中的重要内容。

面对腔内器具的上述特点及其管理的复杂性，传统的管理方式难以满足在临床需求、计划采购和成本控制三者之间的精细化协调管理要求。尤其是，在目前的操作中器具费用是在患者使用以后才收取的，如果上述货款在采购时已经支付，一旦产品出现质量问题，成本的追回往往会存在一定的困难。上述器具一般由使用科室直接保管，在治疗过程中对腔内器具的需求经常会发生各种变化，如术前准备好的器具实际未被使用或者因临时需要而借用新的器具，都容易造成账面数据与实际库存不符甚至器具遗失的现象，由此造成直接的经济损失。

针对上述高值腔内器具的管理，我们采用了敏捷供应链的信息化管理新模式。

二、高值腔内器具的信息化管理模式

高值腔内器具是指直接作用于人体，对安全有严格要求，生产使用必须严格控制，价值相对较高的消耗型医用器械。对血管外科来讲，主要包括球囊、支架、滤器、弹簧圈等器具。针对高值腔内器具的管理特点，我们提出了血管腔内器具的敏捷供应链信息化管理新模式（图21-4）。

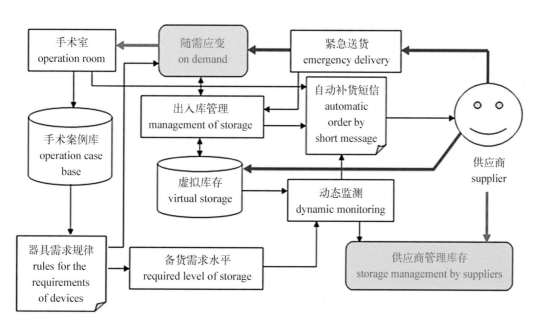

图 21-4　血管腔内器具的敏捷供应链信息化管理模式

在上述管理模式中，首先通过对以往手术案例的深入分析，根据各类手术的特点及不同医师的偏好给出器具的动态需求预测模型，建立备货需求水平的基本指标参数，并按照上述指标参数要求供应商在医院的科室进行备货。这些器具在未经使用之前产权上仍属于供应商，医院只建立虚拟库存记录并对上述库存进行保管，医院的实际库存数量为零。上述虚拟库存的信息提供给供应商，并通过对虚拟库存的动态监测及其与备货需求水平的比较，以短信的方式向供应商自动发送补货信息。

为了满足手术过程中对不同器具的动态需求并提供即时服务，上述系统还将根据各类手术和不同医师对相关器具的需求规律提供随需应变服务，遇到特殊情况由供应商紧急送货到手术室。在上述管理模式中，对医院而言，采用的是"零库存"备货方式。值得指出的是，上述"零库存"并不是等于不要储备和没有储备，是指物料（包括原材料、半成品和产成品等）在采购、生产、销售、配送等一个或几个经营环节中，不以仓库存储的形式存在，而均是处于周转的状态。"零库存"备货是指先要求供应商先在医院备货并由医院保管，在手术使用以后再做入库登记的账面"零库存"备货。采用"零库存"管理方式，可更有效地发挥资金效能，减少科室成本，节约库房空间，增加物品管理的灵便性。上述管理方式对规范科室的高值腔内器具管理流程，做到准确计价、有效跟踪和更好地规避风险都具有重要的意义。

在"零库存"管理中，我们采用了以下两种订货管理方式。

（1）定量订货管理法：指当虚拟库存量下降到预定的最低库存数量时，按规定数量进行订货补充的一种库存管理方式。它的优点是由于每次高值腔内器具被使用后都要详细检查和盘点库存，能及时了解和掌握库存的动态。但由于经常检查和盘点库存，花费了大量的时间和人力，增加了库存保管维持成本。

（2）定期订货管理法：指按预先确定的订货间隔期间进行订货补充库存的一种库存管理方式。企业根据过去的经验或经营目标预先确定一个订货间隔期间，每经过一个订货间隔期间就进行订货，每次订货数量都不同。定期订货法需要确定订货周期和最高库存量，每次订货量为最高库存减去当前库存量减去订货未到量再加上顾客延迟购买量。运用定期订货法，多种货物同时进行采购，这样可以降低订单处理成本以及运输成本，而且这种方式不需要经常检查和盘点库存，降低库存维护费用。

以上"零库存"管理方式通过7年的运行取得了显著的效果，既节省了医师和患者的等待时间，也为供应商节约了大量的备货成本，为腔内器具的管理提供了先进的全程供应链信息化管理模式。

三、高值腔内器具的信息化管理系统

在进行腔内器具的信息化管理时，首先应采用条形码给出各类器具的标签。每个器具都有自己的条形码，类似于"身份证号"。相同规格的产品由于批号不同也会具有不同的"身份证号"，扫描条形码即可以完成相关器具的信息输入、数量盘存及收费结算。腔内器具入库时，供应商需按规定填写腔内器具送货单，以上送货单必须写明器具的型号、数量、生产批号、有效期等。医院对产品包装、数量、条形码、有效期和批号等进行核对验收。最后，通过信息系统扫描条形码，完成腔内器具的入库。当患者使用腔内器具后，通过上述系统进行计费，录入患者住院号，即可把使用的腔内器具信息与患者进行关联。手术中使用的器具标签均按照规定贴在《科室植入物登记本》上，以便追溯。同时，可以输入患者的住院号和供应商的拼音代码生成供应商手术材料的出库明细表。

四、系统功能及操作流程

上述信息化管理系统的主要功能及操作流程如下。

• 负责器具的管理人员应根据手术临床科室的需求，与供应商协商并备好常规使用的各种型号的球囊、支架、滤器等，每种型号贮备的数量可根据手术量和每个医师的特性需求来准备，在使用科室的信息化管理软件中建立供应商高值腔内器具的备货库存信息（图 21-5）。

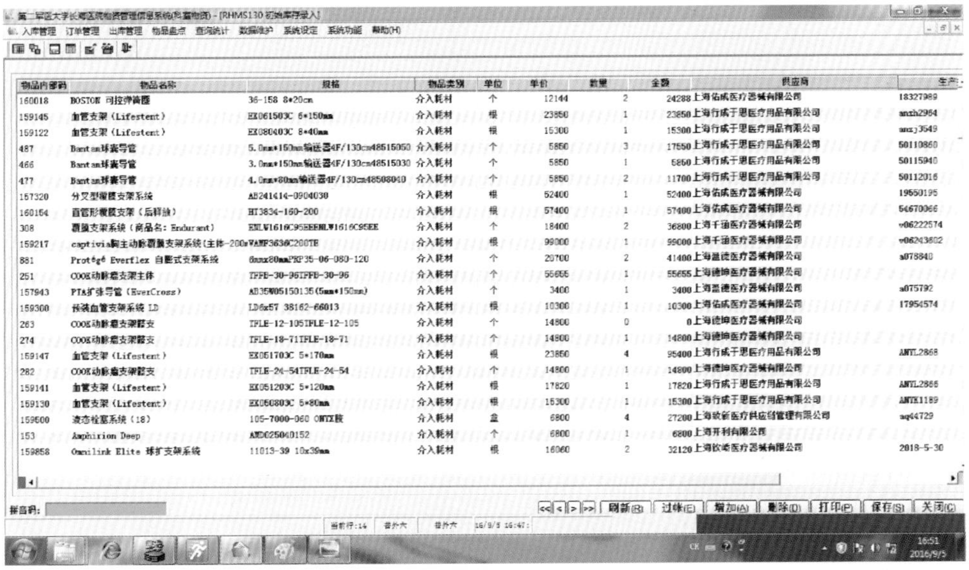

物品内部码	物品名称	规格	物品类别	单位	单价	数量	金额	供应商	生产
160018	BOSTON 可控弹簧圈	36-158 8*20cm	介入耗材	个	12144	2	24288	上海佑威医疗器械有限公司	18327989
159145	血管支架（Lifestent）	EX061503C 6*150mm	介入耗材	根	23850	1	23850	上海行威于思医疗用品有限公司	anzh2964
159122	血管支架（Lifestent）	EX080403C 8*40mm	介入耗材	根	15300	1	15300	上海行威于思医疗用品有限公司	anzj3549
487	Bantam球囊导管	5.0mm*150mm输送器4F/130cm48515050	介入耗材	个	5850	3	17550	上海行威于思医疗用品有限公司	50110860
466	Bantam球囊导管	3.0mm*150mm输送器4F/130cm48515030	介入耗材	个	5850	1	5850	上海行威于思医疗用品有限公司	50115940
477	Bantam球囊导管	4.0mm*80mm输送器4F/130cm48508040	介入耗材	个	5850	2	11700	上海行威于思医疗用品有限公司	50112016
157320	分叉型覆膜支架系统	AB241414-0904030	介入耗材	根	52400	1	52400	上海佑威医疗器械有限公司	19550195
160154	直管形覆膜支架（后释放）	HI3834-160-200	介入耗材	根	57400	1	57400	上海佑威医疗器械有限公司	54670066
308	覆膜支架系统（商品名：Endurant）	ENLW1616C95EEENLW1616C95EE	介入耗材	个	18400	2	36800	上海千涵医疗器械有限公司	v06222574
159217	captivia胸主动脉覆膜支架系统(主体-200m	VAMF3636C200TE	介入耗材	根	99000	1	99000	上海千涵医疗器械有限公司	v06243602
881	Protégé Everflex 自膨式支架系统	8mmx80mmPRP35-06-080-120	介入耗材	个	20700	2	41400	上海盈德医疗器械有限公司	a078840
251	COOK动脉瘤支架主体	TFFB-30-96TFFB-30-96	介入耗材	个	55655	1	55655	上海德坤医疗器械有限公司	
157943	PTA扩张导管（EverCross）	AB35W05150135(5mm*150mm)	介入耗材	个	3400	1	3400	上海盈德医疗器械有限公司	a075792
159300	预装血管支架系统 LD	LD6x57 38162-66013	介入耗材	根	10300	1	10300	上海佑威医疗器械有限公司	17954574
263	COOK动脉瘤支架髂支	TFLE-12-105TFLE-12-105	介入耗材	个	14800	0	0	上海德坤医疗器械有限公司	
274	COOK动脉瘤支架髂支	TFLE-18-71TFLE-18-71	介入耗材	个	14800	1	14800	上海德坤医疗器械有限公司	
159147	血管支架（Lifestent）	EX051703C 5*170mm	介入耗材	根	23850	4	95400	上海行威于思医疗用品有限公司	ANYL2868
282	COOK动脉瘤支架髂支	TFLE-24-54TFLE-24-54	介入耗材	个	14800	1	14800	上海德坤医疗器械有限公司	
159141	血管支架（Lifestent）	EX051203C 5*120mm	介入耗材	根	17820	1	17820	上海行威于思医疗用品有限公司	ANYL2866
159130	血管支架（Lifestent）	EX050803C 5*80mm	介入耗材	根	15300	1	15300	上海行威于思医疗用品有限公司	ANTK1189
159500	液态栓塞系统（18）	105-7000-060 ONYX胶	介入耗材	盒	6800	4	27200	上海数新医疗供应链管理有限公司	aq44729
153	Amphirion Deep	AMD025040152	介入耗材	个	6800	1	6800	上海开利有限公司	
159858	Omnilink Elite 球扩支架系统	11013-39 10x39mm	介入耗材	根	16060	2	32120	上海钦崎医疗器械有限公司	2018-5-30

图 21-5　库存信息

• 在术前 1 天根据预约的手术量进行高值腔内器具的补充和准备。在手术中，如果患者出现病情变化和手术方式的改变而临时需要用未备的高值腔内器具时，可采用敏捷供应链和随需应变协同服务来满足。

• 术中需及时登记好患者植入物的追溯信息和条形码，并在手术图谱上做好手术部位的标记和使用的植入物（图 21-6）。

• 术后及时准确地收费，并打印出供应商手术材料出库明细表（图 21-7），此单共四联。

• 将所用的高值腔内器具输入到医院物资管理系统的采购申请单直接登记界面后，打开采购到货通知单。

• 将当天所用的各供应商的高值腔内器具按照物品名称、型号、数量、单价发送到供应商手机上（图 21-8）。信息发送的设备是由短信包和手机的 SIM 卡组成，使用 USB 接口直接连接电脑。

• 信息发送成功后，建立库存出库，并审核。

• 供应商根据当天收到的短信于第二天早上 9:30~10:30 补货。经多年经验积累，该时间为最佳补货时间。供应商将“供应商手术材料出库明细表（图 21-7）”签好字后留下一联，其他三联带回公司销货和盖章开发票，开完发票后直接交医院仪器科做账。

• 将所有供应商的送货单（图 21-9）按照入库单上的记录输入到采购到货通知单审核界面。

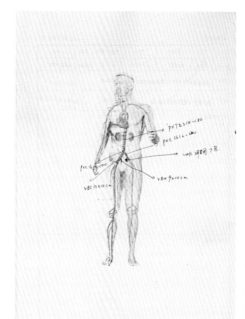

图 21-6　植入物信息登记及追溯本

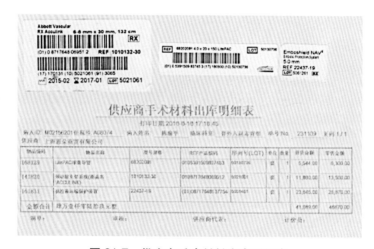

图 21-7　供应商手术材料出库明细表

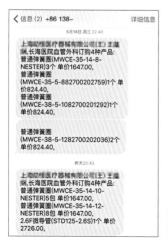
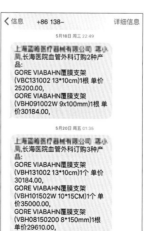

图 21-8　手机短信界面

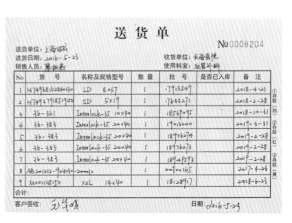

图 21-9　送货单

在上述流程的实施过程中，短信通知不但满足了手术患者、手术医师在术中的需求，而且为护士节约了通知供应商的时间，减少各种意外的发生，同时也提高了销售员送货的及时性和准确性，减轻了护士和销售人员工作的无绪忙乱。还可以快捷查询术中患者继往手术信息，为临床医师进行术中资料的调阅与比较、选择手术方案提供精确的指导信息，而所有数据信息、资料的获得都无须耗费大量的时间和精力查找、翻阅原始登记本或进行人工统计。例如曾置入支架发生再狭窄而再次行腔内诊疗的患者，术中需了解继往置入支架的规格，从而对本次支架选择进行指导。以往只能通过翻阅登记本查询，而使用信息管理系统后，只需输入患者姓名首字母，即可立即查询到该患者的历次手术信息，极大地缩短了术中查询等待的时间，从而全面提高医疗护理质量。通过专人管理、专人申请、专柜管理、规范使用管理、收费的管理这几道程序管理，杜绝高值腔内器具凌乱、过期、丢失、少收费、漏收费的现象。做到账账相符、账实相符，这样不但使专管人员工作便捷有效，同时还增强了护士的责任感，提高了服务质量，真正做到为患者服务，取得了双赢的好效果。上述医用耗材的信息管理系统研究成果已经发表于《中华医院管理杂志》（2014年第6期），于2017年9月获得了国家发明专利"医用耗材预估补货系统及其计算方法"（专利号：ZL201310488851.0）。

随着自主智能技术的应用，上述系统中的大量复杂决策问题以及全程供应链的管理将通过智能 Agent 来完成，并与供应商的信息系统进行对接，为临床手术提供敏捷、精准、安全、智能输送配合服务。

第三节　血管腔内器具的登记管理

血管腔内器具的登记管理，是器具管理的一项基本工作。其中，植入物是指手术中放置于患者体内的可植入型腔内器具，如血管支架、弹簧圈、心脏瓣膜等。每次手术中，患者用到的植入物都需要在登记本上记录备案。在植入物登记本上，医护人员需要记录所使用的植入物的名称和数量，并需要通过多重审核签字，以免医护人员的疏忽，导致植入物的费用计算错误，而引起不必要的医疗纠纷。但是，这种简单的登记本，不能清楚地记录植入患者体内的植入物的条形码信息和植入位置，也就不能对患者体内的植入物进行追踪和查询。

为了做好上述植入物的登记管理，我们根据临床需要专门设计了"植入物信息登记及追溯本"（专利号：ZL201530303843.4）（图21-10）。

该植入物信息登记及追溯本是严格按照国家卫生和计划生育委员会的条形码追溯要求所保持的原始记录。登记页的正面下端印刷有用于粘贴植入物条形码的植入物信息栏，能够记录手术中植入物的条形码信息。其反面印刷有人体结构图，能够标记下一页中记录的植入物的植入位置，从而能够对植入物进行跟踪和查询。以上植入物信息登记及追溯本的采用，使得供应商库存管理中杜绝了型号或数量不清的情况，在科室库存管理上减少了少收费和漏收费的情况，对随访的患者来说，提供了一线的宝贵手术资料。对于医师来讲，也给他们提供了科研的信息资料。最后，将所有植入物信息登记及追溯本，按照时间先后顺序归纳成档（图21-11）。

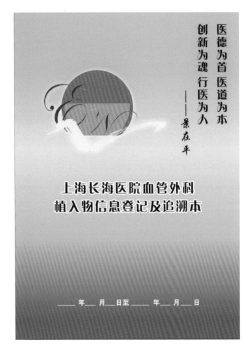
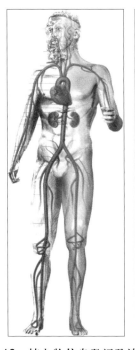
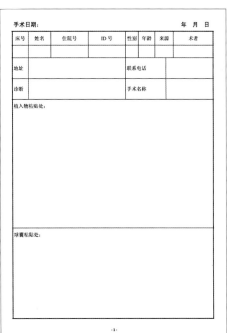

图 21-10　植入物信息登记及追溯本

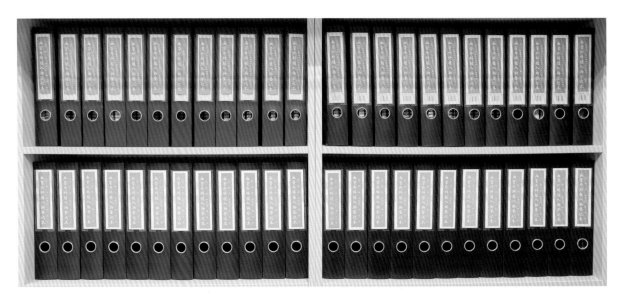

图 21-11　植入物信息登记及追溯本归纳成档

第四节　血管腔内器具的使用管理制度

　　血管腔内器具的使用管理，应按照器具不同类别、特点及其要求来制订专门的使用管理制度。针对上述器具的使用管理，第二军医大学附属长海医院制订了以下管理制度，供参考。

一、低值血管腔内器具使用的管理制度

- 所有血管腔内器具均采用条形码管理。
- 专职器具师负责耗材的请领、使用、记账、收费等手续。
- 每月底对库存进行清点。定期检查器具的有效期，使用前应检查包装有无破损、失效等。
- 所用一次性腔内器具必须由医院设备科统一集中采购，科室不得自行购入。
- 采购一次性使用血管腔内器具，必须从取得省级以上药品监督管理部门颁发《医疗器械生产企业许可证》《工业产品生产许可证》《医疗器械产品注册证》和卫生行政部门颁发卫生许可批件的生产企业或获得《医疗器械经营企业许可证》的经营企业购进合格产品；进口的一次性导管等血管腔内器具应具有国家药品监督管理部门颁发的《医疗器械产品注册证》。
- 每次购置，采购部门必须进行质量验收，订货合同、发货地点、货款汇寄账号应与生产企业/经营企业相一致，并查验每包产品的检验合格证、生产日期、消毒或灭菌日期及产品标识和失效期等，进口的一次性导管等介入耗材应具灭菌日期和失效期等中文标识。
- 物品按有效期先后摆放于阴凉干燥的储物柜内，距地面 ≥ 20 cm，距墙壁 ≥ 5 cm。
- 专职器具师应建立低值血管腔内器具登记本（图 21-12），记录供货单位、送货日期、产品名称、规格、单价、数量、产品批号、有效期、签收日期、送货人、签收人、开票价、开票日期、发票号等。

公司名称：

日期	产品名称（规格型号）	单价	数量	产品批号	有效期	签收日期	送货人	收货人	开票价	开票日期	发票号	总价	发票签名

图 21-12 低值血管腔内器具登记本

二、植入性高值血管腔内器具的管理制度

• 禁止使用未经医院招标购入的植入性医疗器械、高值血管腔内器具产品。

• 医院设备科要保证临床所用植入性医疗器械、高值血管腔内器具产品符合国家相关法律、法规所规定的产品质量要求，要按照规定履行索证程序，确认生产厂家的合法资质。

• 在手术中置入的所有高值血管腔内器具（如弹簧圈、滤器、支架等）术前必须进行医患沟通，说明选择的高值血管腔内器具的类型、使用目的、价格以及不良反应，在征得患者或家属同意后，在"植入性医用器材使用知情同意书（图21-13）"上签字。

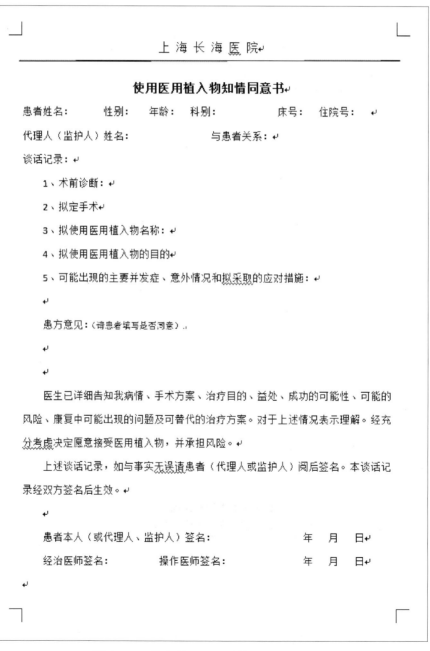

图21-13 植入性医用器材使用知情同意书

- 在患者体内植入的高值血管腔内器具所有条形码必须粘贴在"植入医疗器械使用登记表（图21-14）"并做登记，手术医师在手术记录中也必须记载术中所用的高值血管腔内器具的品牌、型号、数量。

- 科室必须建立高值血管腔内器具的入库登记、使用登记、出库登记，所有登记信息本保存期限30年以上，以备产品质量追溯。

- 设备科负责高值血管腔内器具的购入及质量检查，并备案。医务科负责检查病历中是否填写"植入性医用器材使用知情同意书"和"植入医疗器械使用登记表"的粘贴产品合格证和条形码。

植入医疗器械使用登记表

病人姓名	住院号	手术时间	手术医师签名
产品名称	规格/型号	产品跟踪号/生产批号	
生产单位	生产单位地址	生产单位联系电话	

产品资料粘贴处：

备注：

填表说明：1. 此表由手术医师填写。
　　　　　2. 产品资料粘贴处应粘贴产品有关序号的条形码等。
　　　　　3. 此表必须在手术当日完成。
　　　　　4. 此表请附在病人手术病史内。

图 21-14　植入医疗器械使用登记表

- 在高值血管腔内器具使用中，如出现产品质量问题，须留好该器具并做进一步的产品质量认证，填写"可疑医疗器械不良事件报告表（图21-15）"，交由医院设备科上报。

- 限私自购入、使用高值血管腔内器具，一旦发现由医院纪检委处理。

附件1：

可疑医疗器械不良事件报告表

报告日期：　　　年　月　日　　　　　　　编　　码：□□□□□□□□□□□

报告来源：□ 生产企业　□ 经营企业　□ 使用单位　单位名称：

联系地址：　　　　　　　　　　　　　　　邮　编：　　　　联系电话：

A. 患者资料			C. 医疗器械情况
1. 姓名：	2. 年龄：	3.性别□ 男 □ 女	11. 产品名称：
4. 预期治疗疾病或作用：			12. 商品名称：
B. 不良事件情况			13. 注册证号：
5. 事件主要表现：			14. 生产企业名称： 　　生产企业地址： 　　企业联系电话：
6. 事件发生日期：　　　　年　　月　　日 7. 发现或者知悉时间：　　年　　月　　日			15. 型号规格： 　　产品编号： 　　产品批号：
8. 医疗器械实际使用场所： □ 医疗机构　□ 家庭 □ 其它（请注明）：			16. 操作人：□专业人员 □非专业人员 □患者 □其它（请注明）：
9.事件后果 □ 死亡 ＿＿＿＿＿＿＿＿＿＿＿＿＿（时间）； □ 危及生命； □ 机体功能结构永久性损伤； □ 可能导致机体功能机构永久性损伤； □ 需要内、外科治疗避免上述永久损伤； □ 其它（在事件陈述中说明）。			17. 有效期至：　　　　　　年　　月　　日 18. 生产日期：　　　　　　年　　月　　日
			19. 停用日期：　　　　　　年　　月　　日
			20. 植入日期(若植入)：　　年　　月　　日
10.事件陈述：（至少包括器械使用时间、使用目的、使用依据、使用情况、出现的不良事件情况、对受害者影响、采取的治疗措施、器械联合使用情况）			21. 事件发生初步原因分析：
			22. 事件初步处理情况：
			23. 事件报告状态： □　已通知使用单位　□　已通知生产企业 □　已通知经营企业　□　已通知药监部门
			D. 不良事件评价
			24. 上海市监测技术机构评价意见（可另附附页）：
			25. 国家监测技术机构评价意见（可另附附页）：

报告人：　　医师□　　技师□　　护士□　　　其他□

报告人签名：

国家食品药品监督管理局制

图 21-15　可疑医疗器械不良事件报告表

第二十二章
人员的管理

第一节　供应商的管理

在血管腔内器具的相关人员管理中，供应商的配合能力与专业素质是最关键的要素。器具的备货须根据临床手术医师的个性化需求进行更新，每个产品均有其不同的特点和优、劣势。作为上述器具的供应商，应根据其产品的结构、性能、型号、适用对象和使用方法为临床医师提供充分的指导和重要的建议。在供应商团队的管理中，我们根据多年的实践经验，制订了如下制度。

- 对供应商的产品、服务和信誉做定期评估，并据此对供应商进行等级分类，给予不同的管理对策和激励措施，对于未达标的供应商将取消备货资格。

- 所有订购的器具必须在器具目录范围之内，对于新的器具必须经过医院领导审批之后才能订购、备货。

- 对每种器具的使用状况及出现的问题，通过数据统计分析给出器具使用状况表，由供应商对其产品的使用状况进行分析并给出解释与建议，为后续订购提供评估参考。

- 在每天上午 9:00~10:30，供应商应完成正常送货，并了解产品的使用状况和出现的问题，及时提供相关指导。

- 高值腔内器具及常用、关键性器具须根据手术计划编排和备货水平的要求，由供应商提供充分的备货保障并核对盘货数据。

- 对于种类众多的血管腔内低值器具，设计了专门的器具登记本（图 22-1），以便随时查找核对。

对供应商的管理，既要建立必要的保障制度和优胜劣汰机制，又要通过有效的激励措施共同构建良好的共生生态系统，实现多方共赢和合作关系的可持续发展。

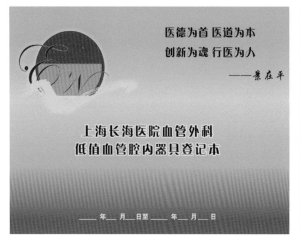

图 22-1　低值血管腔内器具登记本

第二节　患者的管理

以患者为中心是现代医疗服务的重要理念，患者的需求不仅体现在对上述服务的有效性、安全性、经济性等方面，其感知、认知和体验是服务满意度的重要影响因素。随着医学技术的发展，血管腔内手术的时间大大缩短了，大部分患者是在局麻下完成手术的，具有清醒的意识，在上述手术中和手术后对患者的关怀是患者管理中需要悉心考虑的问题。针对血管腔内手术患者的特点，我们在上述患者的管理中采取了如下措施。

一、情绪的管理

在患者的情绪管理中，除了医护人员的关爱以外，环境氛围具有重要的影响。1997年景在平教授就提出了在病房安装音乐设备的设想。轻松、欢快的音乐可使大脑及整个神经系统的功能得到改善，节奏明快的音乐使人精神焕发、消除压抑、紧张感，旋律优美的音乐能安定人的情绪，分散患者紧张不安的情绪，有利于身心健康的恢复。自2000年我们在病房安装了环绕立体声音乐设备以来，患者对此给予了高度赞赏。2009年，在景在平教授的提议下，我们在血管外科DSA室也安装了轻音乐播放设备（图22-2）。上述音乐不仅使得许多

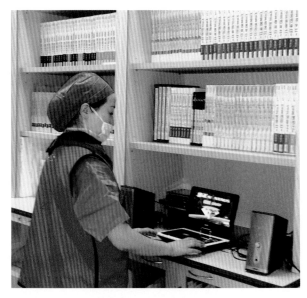

图 22-2　音乐播放设备

紧张、焦虑的患者大大减轻了精神压力和痛苦，也为手术医师带来了良好的体验，使得手术效率与质量都获得了提升。

二、温度的管理

《手术室护理技术手册》中指出，手术室的温度非常重要，手术室应配有冷暖调节设备，室温保持在 24~26℃，湿度约为 50%。《手术室护理学》及《医院洁净手术部建筑技术规范》中规定保持手术间温度在 22~25℃，相对湿度为 50%~60%，要求每个手术室配有温度表、湿度表和温度调节开关。相关研究表明，在老年人手术期间，手术室的温度应维持在 22℃ 左右，这个温度既能有效地预防老年人在手术中核心体温过度下降，又能防止或减少微生物的繁殖，同时满足良好的舒适感要求。因此，在患者管理中应注意调节好其所处的环境温度，上述温度对于患者的生理、心理和防止微生物的繁殖都具有重要影响。

三、皮肤的管理

手术患者会受到体位限制和其他多方面因素的影响，成为压疮发生的高危人群。其中，因体位引起的压疮居手术室安全隐患的第四位。因此，在安置任何体位前，都应考虑在上述体位中患者身体的受力点状况，并垫上合适的体位垫。若是高危手术患者，可以用压疮贴或透明贴对局部皮肤进行保护。以上压疮贴可改善摩擦力和剪切力，缓冲垂压力，减轻皮肤受压，缓解血运障碍，并阻止外界水分的渗入，保持皮肤干燥和较好的通透性，对压疮的发生具有很好的预防作用。为了防止术中急性压疮的发生，当双人在移动患者摆放时，须提起床单以免拉、拽患者而形成剪切力。另外，应注意手术床单的清洁干燥，避免对皮肤的刺激及其他意外的发生。例如，皮肤消毒纱布需干湿适中，防止因消毒液过多而流至患者身体其他部位，浸湿床单。手术床单、体位约束带须保持干燥、平整、柔软、无褶皱，尽可能消除各种压疮危险因素，而体位约束带也需加垫，注意松紧度，防止局部皮肤组织的损伤，降低压疮的发生率。

四、安全管理

对于接至导管室的患者，护理站的护士需检查患者各种管道是否在位通畅，保证术中的正常使用，对于没有留置静脉针或静脉针不通畅患者，则应及时给予留置和处理，减少术前的准备时间，加快了手术的进程。完善手术交接核查制度，患者进入导管室后，由导管室的护士根据病历进行核对患者的身份，确认患者信息无误后将患者带至或推至等候区，做好健康宣教，消除患者的顾虑；患者开始手术时，由技师携带病历根据手腕识别带核对患者信息，确认无误后方可将患者带至或推至手术间。患者上台后由手术间的医师、巡回护士及麻醉医师或技师三人再次核对患者的信息，以保证手术的安全性。

第三节　神经管理学与医疗智慧服务

医疗服务中的心理与行为具有很强的情境特征，并受到疾病诊疗的复杂性、信息的不对称性及医患之间的信任机制影响。上述服务具有个体需求的差异性与不确定性、医患双方知识的不对称性等多方面的特殊性。在上述服务中，不仅需要专业性的医疗技术知识，还必须考虑到社会、经济、心理等各方面因素的影响。大量实证研究表明：如何通过医患双方有效的沟通，形成良好的认知、理解与配合，是上述服务成功的重要保障和提高服务满意度的关键环节。随着现代神经科学与人工智能技术的发展，如何从神经学机制研究患者在医疗服务过程中的感知、认知及其情感变化特征，并运用智能情景感知、分析技术为患者提供更好的医疗关怀服务，已成为相关领域的研究热点和应用发展新趋势。

20世纪70年代，神经科学、脑科学与心理学的交叉结合，尤其是认知神经科学的发展，使得人们对脑的高级功能，如学习、记忆、思维、语言、情绪等等，从分子、细胞水平到整体、行为水平的神经学机制研究获得了突破性进展。20世纪90年代fMRI（功能性磁共振成像）的出现，为人类对脑功能活动进行无创直接观测提供了新技术手段，促进了脑神经科学、认知神经科学的快速发展。上述发展不仅为计算神经学和人工智能科学等工程学科的交叉研究领域提供了类脑与仿脑设计的新基础，而且形成了更多与人文社会科学交叉的新兴学科。1992年，Cacioppo与Berntson1992年，Cacioppo与Berntson提出了"社会神经学"（Social Neuroscience）的研究新领域，该领域以正常人的社会过程和社会行为的神经生物学机制作为研究对象。2002年，诺贝尔经济学奖得主Vernon Smith在颁奖大会上提出了采用大脑影像技术去探索神经经济学问题的发展新趋向。2004年，"国际心智、脑与教育学会"成立，形成了教育神经学的研究新领域。2006年，我国学者马庆国教授对上述发展趋势作了深入分析，提出了神经管理学的学科新概念，并对上述学科与及其他相关学科之间的区别及联系作了重要阐述。

神经管理学是运用神经科学理论、方法与技术手段探索管理学的问题及其内在机制，发现新的管理规律，提出新的管理理论的新兴交叉学科体系。神经管理学的发展，为从管理活动的脑认知特征及其神经学机制来研究相关管理问题提供了新的理论基础与技术方法，为大数据分析提供了人类心理与行为的内在机理先验知识，为面向大脑高级功能的人工智能类脑与仿脑设计提供了新的支持。与此同时，脑科学与神经科学的发展也正在对现代心理学、教育学、语言学、社会学、经济学、法学、军事学等社会科学与人文艺术学科产生重大影响，形成了认知神经科学、教育神经学、语言神经学、社会神经学、文化神经学、神经经济学、神经法学、军事神经学等众多交叉学科和领域。2015年12月13日，中国管理科学与工程学会神经管理与神经工程研究会在浙江大学组建。2016年5月在浙江宁波大学召开了第一届学术年会，2017年7月在广东工业大学召开了第二届学术年会，2017年8月由中国计算机学会（CCF）主办、中国计算机学会上海分部、中国管理科学与工程学会神经管理与神经工程研究会、复旦大学管理学院信息管理与信息系统系承办的"神经管理与智能计算论坛"在复旦大学举行。经过十多年来的发展，神经管理学在国际上已经引起了广泛关注，在我国已经形成了一支充满活力的研究队伍，对相关学科的创新发展产生了重大影响。

神经管理学领域的研究成果为我们更深入地理解医疗服务中的心理与行为特征及其变化规律，避免医患矛盾和构建和谐医患关系提供重要的理论指导。

通过 f-MRI（功能性磁共振成像）、EPRs（事件相关电位）等神经活动实验观测技术以及各类可穿戴式设备，对患者在医疗服务过程中的神经活动特征及其情感体验的脑机制进行研究，取得了很多重要的成果。从情感的脑机制看，上述情感的产生首先是由外界或身体内部特定情景所产生的刺激信号通过各种感觉器官和感觉通路传入到大脑边缘系统及各级中枢，同时沿传入侧支兴奋脑干网状结构，造成脑广泛性的唤醒状态，并激发相应的脑功能活动。上述刺激信号所产生的情感分为两大类：第一类是指在受到外界刺激时所产生的快速的本能反应，这类情感主要由大脑边缘系统产生，不需要经过大脑皮层的高级认知过程，被称为"第一性的情感"。第二类是指那些经过大脑皮层的认知推理之后较慢产生的情感，被称为"第二性的情感"。第一性情感往往形成直觉的情绪反应，在此基础上再通过大脑边缘系统与大脑皮层的交互活动，并经过大脑的高级认知过程以后继发第二性情感，形成较为理性的认知反应。

上述情感变化除了在大脑特定的功能区域产生相应的激活信号以外，还会通过神经调控机制引发一系列的生理反应，导致人体外周各类生理信号（如：脑电、皮肤电、心电、呼吸、体温等）的变化及外部表现（如：语音、表情、姿态、动作等）的改变，并可能引发进一步的后续行为。另一方面，人体外周及外部的行为活动将通过神经感觉通路的反馈在脑结构中聚合，形成对情感变化的主观体验。因此，人类情感的识别方法可以归结为四大类：①通过自我报告对情感的主观体验进行描述和判定；②通过 f-MRI（功能性核磁共振）对与情感变化密切相关的脑功能区的活动情况进行直接观测；③通过对人体外周各类生理信号的采集分析进行识别；④通过各类音频、视频、红外成像等观测技术或人工观察并结合特定的场景与相关先验知识，对外部表现与后续行为进行现场观测，在此基础上做出分析判断。在上述研究工作的基础上，我们对人类情感的产生、表达机制及其识别方法进行了归纳（图 22-3）。

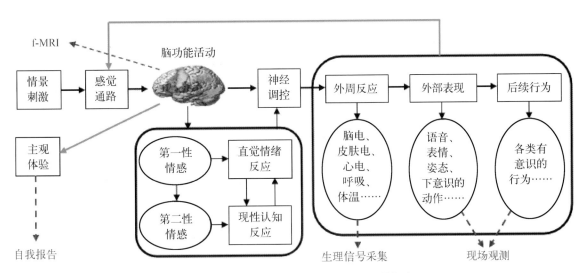

图 22-3　情感的产生、表达机制及识别方法

通过情感的神经活动观测及其与外周反应、外部表现和后续行为之间的关联分析，我们就可以在相关生理信号的采集和现场非干预式、非接触环境下，采用情感计算（affective computing）技术对患者的情感状态进行智能监测、分析，从而提供更好的服务关怀，并对病房与手术室的声音、光照、色彩和温度、湿度、气味等环境进行专门设计，采用超薄粘贴式墙面显示屏、温湿度调节装置和嗅觉气味发生装置等智能化设备，来营造大自然的风景氛围，提供有益于情绪调控的各类感觉刺激信号。复旦大学管理学院的戴伟辉教授指出：从医疗服务的智能化发展趋势看，上述服务不仅要通过机器的"理性智能"（rational intelligence）为患者提供最佳的临床路径与治疗方案决策，还必须与情感智能（emotional intelligence）相结合，根据患者在医疗服务各个环节中的心理状态与情感体验，为之提供最佳的人性化服务，并将"智慧服务"定义为上述情感智能与理性智能相结合的服务。从上述定义看，拥有情感智能是"智慧服务"与一般智能化服务的重要区别，同样，对于"智慧城市""智慧医疗""智慧政府"等概念中"智慧"的理解也是情感智能与理性智能的结合。

第四节　器具平台及器具师的管理

随着血管腔内器具的发展及其管理的专业化要求不断提高，通过构建专门的器具平台并配备相应的器具师是上述管理发展的新模式。以上器具平台是指为血管腔内手术提供器具及相关配合服务的管理、协调、研究的综合性平台。器具师是该平台的主要角色，是处于手术医师和护士中间的专业性技术人员。上述器具平台已列为长海医院血管外科研究所所长景在平教授提出的科室发展九大平台之一。

一、血管腔内器具平台的构建

器具平台是随着腔内微创手术而出现的一个新型平台，在国内许多大型三甲医院是由导管室、临床或手术室护士担当。但由于随着腔内器具的种类、型号、品牌发展迅速，而且备货种类也越来越多，许多护士在术中既需要进行术中护理，同时又需要配合手术，使护士感到力不从心，跟不上手术医师的步伐；又因前沿知识和发展方向缺乏，对术中的备货不会考虑全面性，对手术医师技术的提高起到阻碍作用，尤其会影响患者的手术效果，因此促进了器具平台的构建和发展。

目前在国内一线城市的大型三甲医院配送器具由供应商直接送货逐渐转移至以物流送货到手术室，配合手术以导管室护士、返聘人员、科室医师、手术室护士等为主体，在二三线城市的三甲医院以供应商的销售员配送并进行手术的配合。从以上各类人员分析，存在着以下几个问题。

1. 专业化不强

在配合手术中，虽然某些医院以导管室护士、手术室护士来配合，但她们基本均为不固定的班次或需要到其他相关科室轮转，经常会因岗位不固定而导致专业性不强，无长期的学习过程。

对于供应商跟台手术也存在不少问题，大部分供应商的销售员并不是专业医学院毕业，对一些无菌操作和控制感染方面知识缺乏，这就导致了患者术后增加感染概率，同时也因为部分医院让多个供应商销售员在手术间，导致了人为的相互竞争，严重影响了手术的整体质量和效果。

2．前沿知识缺乏

因部分医院或科室为了减少人力成本，返聘一些已退休的各岗位的医务人员管理腔内器具，虽然在工作上能爱岗敬业，责任心强，但由于腔内器具的种类繁多，发展迅速，他们不会及时去学习最新知识，了解最新行情。有些医院虽然让护士同时监管这些腔内器具，但因不是固定的专业人员，无法了解每种品牌、每个器具的适应性和特殊性，这些均需要临床经验的不断积累。

3．动态需求无法满足

因血管腔内微创手术在术中的情况复杂多变，经常会改变手术方案，随之器具型号、种类均需跟着改变。如果中间环节太多，使送货时间延长或经多人转达后因信息错误而送错，导致手术时间拖延或延误患者抢救时间。

4．与供应商信息交流不及时

在使用过程中，器具如出现不良反应或在应用中碰到不同问题时，需要专业的人员及时联系厂家进行咨询、指导、处理相关事宜，并进行器具不良反应的上报、登记。

5．器具管理紊乱

无专人管理，手工操作，收费不规范、不及时，出现记错账、漏账等情况。

因此，通过构建统一的器具平台，可以对各类血管腔内器具进行专业化管理，大大提高了管理效率。

二、器具师的职业技能管理

作为血管腔内器具管理的器具师，首先必须具备以下基本素质。

• 思想端正，要有高度的责任心，应变能力快。

• 团结协作精神强：因血管外科的患者手术范围广，麻醉方式多样化，涉及相关科室的人员较多。如经股动脉球囊扩张式行主动脉瓣置换术时，手术器具种类多，操作复杂，涉及多学科之间的相互协作，如麻醉科、超声科、心血管内科、胸外科、手术室等，因此，器具师在整个手术操作配合过程中熟练度与默契度是至关重要的。

• 专业化要求较高：随着腔内微创新技术、新疗法的不断开展，器具师要掌握造影导丝、导管、穿刺套件、腔内器具的性能、使用方法，按要求快速递送，做到每个步骤准确，缩短手术时间，保证手术顺利完成。

三、器具师对器具的专业性要求

1．器具的大小

血管外科患者病情复杂，病变涉及范围较广，从头到脚，从左到右，使用的导管、导丝、血管鞘、球囊、支架粗粗细细、长长短短，近几千种类。如血管覆膜支架最大直径为46 mm，最小直径为5 mm，就直径的大小有30多种，另外长度上也是不一样，就一个品牌的覆膜支架近100多种。在术中，需针对不同的病情、不同的手术方式和血管直径选用不同大小的覆膜支架。

2. 器具的型号

每种品牌的器具具有不同的型号，需清楚常规的型号，尤其是每个牌子中的特殊型号，这样在备货中可以取每个牌子器具型号的长处来补其他品牌的短处。如 Bard 的自膨式支架最小直径为6 mm，长度最长为17 mm，但在临床使用过程中，患者大部分适合直径为5 mm 或4 mm，Biotronik 自膨式支架直径6 mm 以下的型号、数量就得多备，因此在备货和使用过程中需掌握各品牌的型号。

3. 器具的种类

器具的种类繁多，如支架中就分多种：球扩支架、自膨式裸支架、覆膜支架、药物支架等。根据导管、导丝的头端、软硬度不同也可分几十种，因此在术中需根据导丝、血管鞘的型号配置不同的球囊和支架。

4. 器具的特性

每种品牌的器具具有不同的特性，同样是外周自膨式裸支架，有的品牌柔软，有的相对较硬，较硬的支架相对适用于静脉疾病，这些特性需清楚哪类疾病谱，不能用错。

5. 器具的用途

器具的用途非常重要，每款血管鞘、导丝、导管、球囊、支架均有主要的适应证和用途，在手术治疗中不能随便乱用。如外周自膨式裸支架用到颈动脉上，很容易因颈部长期运动而导致支架的断裂，因此颈动脉需用专款的颈动脉支架。

6. 器具的发展和前沿知识

近几年，医疗器械公司紧紧围绕临床手术中不断出现的问题，在新材料方面发展迅速，高科技的器具也越来越多，如药物球囊、药物支架、可吸收支架等，作为一名专业的器具师需对器具了如指掌，术中才能和手术医师配合默契。

四、器具师在手术配合中的要点

1. 规划性

提前一天与手术医师了解并沟通患者的手术方案、手术例数，根据沟通结果准备第二天的器具。如有特殊型号需尽早订货，一般在中午12点前完成，给供应商预留订货时间。

2. 灵活性

在临床手术方案中，虽然预先给出了对关键性器具的备置与输送要求，但实际的手术进程中往往会遇到各类复杂情况必须对原定的手术方案进行变更，由此将导致对器具需求的动态变化，对尚未备置的器具还必须采取应急输送。

3. 专业性

很多高值腔内器具已成为临床手术成功的关键，具有较高的附加值，是相关机构研发的重点和技术发展最快的领域之一。随着器具的不断更新与日益丰富，器具应用的细分化也呈现了较快的发展趋势，临床手术中将面临更多的多样性、复杂性与专业性选择，必须及时学习和掌握相关知识并积累重要的临床应用经验。

4. 适应性

在临床手术中，由于知识、经验与习惯上的差异，不同的医师对器具的选用偏好存在较大的差别。为了保障手术的顺利进行，应该在尽量满足医师个性化偏好的同时针对不断变化的手术情况，通过智能化手段从安全性、有效性、经济性综合考虑的角度推荐最合适的腔内器具，并提供其重要特性和使用操作要领。

5. 创新性

在新技术、新疗法的拓展中，器具师必须与手术医师一起学习，合作创新。如医师对胸主动脉覆膜支架输送系统进行肝素稀释液冲洗预处理时，由于整个系统的长度约有 155 cm，而一般手术器械台长度为 90~100 cm，使这类器具无法在手术器械台上操作，尤其对于不同身高的手术医师，手术器械台面的固定高度在操作中也十分不便。为了解决以上问题，第二军医大学附属长海医院血管外科专门设计了一辆国家发明专利手术器械台（专利号：ZL201310468529.1）（图22-4）。

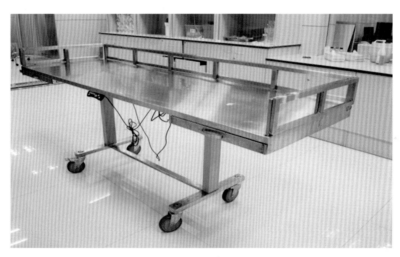

图 22-4　手术器械台

此手术器械台台面较长，为 250 cm，完全解决了因器具过长而导致各类人员从手术器械台外侧经过时碰到手术器械台上的手术器具等物品，对预防感染起到了积极的推进作用；同时也因采用了伸缩支架的结构，在存储芯片中存储了身高与台面高度对应的数值，手术医师可根据自身的要求调整台面的合适高度，达到最佳的操作状态。

6. 经济性

医师的技术和腔内器具的快速发展，导致了手术节奏的加快，患者住院时间缩短，床位周转率快，每台手术结束后，器具师需及时跟进收取费用。

随着各类疾病腔内微创手术的不断发展，所有腔内器具和仪器的品牌、型号越来越多，性能、操作更需要专业的技术人员来操作，这类专业技术人员虽然得到了相关医院和科室主任的重视，但对于医院整个布局和人事安排上却还是处于弱势状态。此职业具有广泛的需求和广阔的发展前景，下一步就是如何更规范地培养和培训专业的器具师，推进准入资质的实施，值得我们进一步思索。

第五节 放射安全管理

一、介入放射学防护用品设计的基本要求

介入放射学的个人防护用品要能满足介入操作工作的性质，灵巧、方便、耐用、对人体无害。防护设施要针对上、下球管两类 X 线机的不同进行设计，使介入操作者受到的辐射尽可能低而又不影响正常操作。对它们的设计有以下几个基本要求。

• 方便适用性：目的是在不影响手术操作的前提下，所设计的防护装置和个人防护用品要做到使用灵活方便，不影响手术操作。

• 安全封闭性：在医师手术区与患者照射区之间用适当的屏障隔开，隔离得越完善，即封闭放射源的性能越好，防护效果越佳。

• 广泛通用性：在设计防护装置时，考虑到能与单 C 型臂、双 C 型臂以及普通 X 线机相匹配，才具有较广泛的应用价值。

• 易消毒处理：介入设备经常会有患者血液的污染，需要定期消毒处理，所以防护用品和设施要有一定耐酸、耐氧化剂的要求，减少污染和疾病的传播。在铅围脖的使用中，因不适宜直接与皮肤接触和清洗，使用一段时间后，沾染的污物较多，容易引起医护人员之间相互交叉感染。为解决上述问题，第二军医大学附属长海医院血管外科器具平台专门设计了国家实用新型专利铅围脖保护套（专利号：ZL201520114715.X）（图 22-5）。

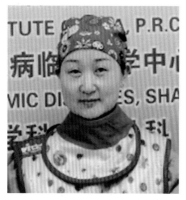 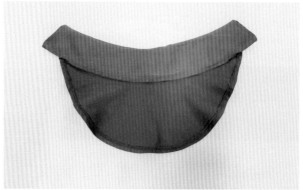

图 22-5 铅围脖保护套

该铅围脖保护套柔软易吸汗，使用方便。在使用铅围脖时，将其套于铅围脖上，避开了直接与皮肤接触；手术结束后将其拆下即可，不会弄脏铅围脖。另外，铅围脖保护套清洗、携带方便，专人专用，避免了混用引起交叉感染的概率。

• 美观耐久性：在选材及其结构设计上充分考虑到是否经久耐用，如机械部分不易出故障，久用不变形，表面不锈蚀等。要求做工精致，整体美观，能与高级 X 线机匹配协调（图 22-6）。

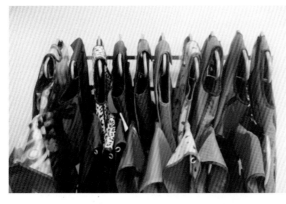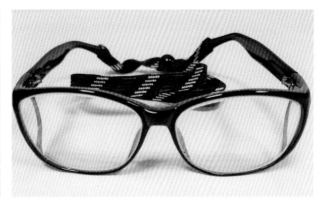

图 22-6　防护用品的选材与结构

• 最优性价比：要综合考虑防护效果、适用性能与经济代价三者之最佳结合，即最优化设计方案。根据实际测量和科学计算，对不同防护部件分别采用 0.6 mm、0.7 mm、1.0 mm 和 1.4 mm 铅当量的防护厚度，即使屏蔽效率均达到 90% 以上，又尽可能减轻重量，降低造价原则。

二、介入放射学防护用品的使用及管理

目前市场上防护用品的品牌有 Lite Tech（美国）、InFab（美国）、Medical Index（德国）、优美优（河北）、科利达（北京）等，其种类较多，有防辐射服、脖套、帽子、眼镜、头罩、手臂套、手套、短裤等。下面主要介绍防辐射服、脖套的使用及管理。

1. **防辐射服、脖套使用的原则**

• 在使用前需检查防辐射服、脖套是否有错位、脱落、松散的现象；使用中避免与尖锐物体接触以免造成划伤而影响防护效果；使用后需及时将防辐射服、脖套挂在专用衣架上，不可折叠或挤压，并需放在阴凉通风处，避免阳光直射。

• 防辐射服、脖套穿戴时不宜与人体直接接触。经观察大部分手术医师会直接将防辐射脖套围在脖子上，或贴近颈部皮肤垫纸、纱布、小毛巾等。为解决此问题，第二军医大学附属长海医院血管外科毛华娟设计了一款国家实用新型专利"铅围脖保护套"，使用简单、方便、可清洗。

• 可通过影像学定期检测，或送至专门的检测机构进行检测，至少每年一次。

• 防辐射服、脖套使用寿命一般为 3~5 年，影像学显示有裂痕或破损（破洞 >5 mm）时，需及时处理。

• 防辐射服、脖套不能自行随便使用洗涤剂清洗，需找专业的机构清洗。

2. **防辐射服、脖套的管理**

• 标记清楚（图 22-7）：每套防辐射服需做好编号标记，或者在购买时请厂家将单位名称、每位医师的名字绣在上面，并且在衣架上贴上每位医师的名字和编号，将每套防辐射服、脖套、帽子挂在相应的架子和挂钩上，加锁加链。

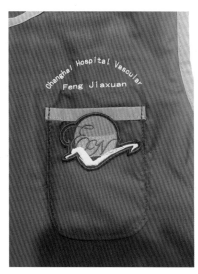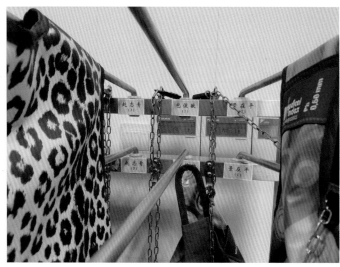

图 22-7　防辐射服及衣架做好各类标记

• 专人专用（图 22-8）：根据各医院、各科室的支持力度，尽量将铅衣固定到人，进行自我管理。

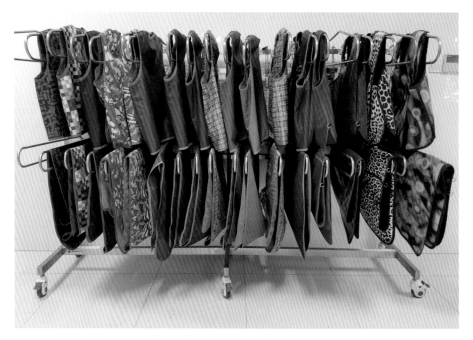

图 22-8　防辐射服及衣架专人专用

• 专人保管（图 22-9）：对于公共使用的防辐射服、脖套，需要专人管理，使用结束后督促医师挂在衣架上并及时上锁。

• 建议：对防辐射用品的厂家和供应商来说，防辐射用品在临床使用中需要相应的配套服务，比如跟踪保养，每年的检测，建立数据信息库等。

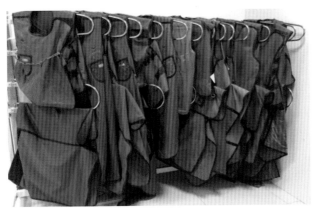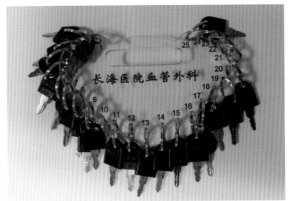

图 22-9　防辐射服及衣架专人保管

三、常用防护措施

（一）一般性防护

1. X 线机的固有防护

X 线机的固有安全防护性能是 X 线防护的最重要环节。球管管套、遮光器应不漏射线，窗口装有铝滤过板，有用线束进入患者皮肤处的空气照射量率应小于 6 R/min。特别是用床上球管透视时，X 线球管及其附件如有辐射线泄漏，工作人员及患者将受到直接辐射。

2. 时间防护

尽量缩短 X 线的辐射时间。术中操作的累计曝光时间不应超过 30 分钟，优化最佳投照条件，避免重复照射。

3. 距离防护

利用增加术者与辐射源（即球管焦点）和散射体（即受检查）的距离，减少术者所受辐射剂量，距离每增加 1 倍，辐射剂量减少 3/4。

4. 屏蔽防护

在射线源与工作人员之间设置屏蔽，减少或消除射线的辐射（例铅屏障等）。

（二）患者防护

降低受检者受照射剂量是患者防护的关键。出版于 2000 年的 ICRP 报告按患者皮肤最大累计吸收剂量对介入操作进行分类：高剂量操作定义为引起数百 mGy 剂量操作，中剂量操作定义为引起数十 mGy 剂量操作，低剂量操作定义为引起低于 10 mGy 剂量操作。因此要求工作人员技术熟练，选择最佳条件，合理使用遮光装置和滤线器，采用屏蔽防护以及体位防护，用铅制品遮盖非照射野（特别应保护生殖器及胎儿）等以减少患者射线辐射量。目的是以最小的照射剂量而取得最好的诊断及治疗效果。

（三）工作人员防护

1. 工作人员应佩带射线剂量检测器

每月报告 1 次个人接触的辐射剂量。介入工作人员每年接触的定量不应超过 5%，为了限制X线辐射剂量，根据介入导管室设备和防护条件，可适当限制术者的手术次数。

2. 工作人员应执行防护规章制度

穿铅衣、戴铅围领和防护眼镜。随时调整遮线器，尽量缩小照射野，严禁工作人员身体任何部位进入照射野。注意重要器官保护，对X线照射高感受性组织有：造血组织、淋巴组织、生殖腺、肠上皮、胎儿。中高感受性组织有：口腔黏膜、唾液腺、毛发、汗腺、皮肤、毛细血管、眼晶状体。

3. 定期进行防护检查

工作人员每月检查血常规1次，每年系统体检1次。

4. 其他

适当增加营养，增加室外活动，避免过于劳累。合理排班，严格休假管理。

（四）DSA 操作室的防护

介入操作的工作场所应严格按照国家《医用诊断X线卫生防护标准》的规定执行。介入操作室内面积的大小与X线机的额定管电流有关，200 mA以上的X线机室内面积不得小于36 m²，室内墙壁要有足够的厚度，防止X线的穿透。室内布局要合理，不得堆放与本次诊疗无关的杂物，减少散射线的发生。建筑物内要有有效的通风设备，以减少有害气体对人体的损害。从目前介入放射学的发展来看，配有电视透视装置的X线机是开展介入操作的最低要求。C型臂架、双相摄影和配有数字减影等装置的X线机，更方便于操作，缩短诊疗时间，可以减少医患两者接受的X线剂量，是较为理想的介入透视设备。没有电视监视系统的X线机，从防护的安全性上考虑应加以限制。

四、放射介入人员保健制度

（一）健康管理

• 参加放射工作的人员必须进行体检，不适应者不得参加放射工作。

• 定期体检：受照射剂量接近年最大容许剂量水平者，每年体检1次；低于年最大容许剂量当量3/10者，每2~3年体检1次。因特殊情况1次照射剂量超过最大允许剂量者，应及时体检并作必要的处理。

• 建立放射工作人员的健康档案，随工作调动转移。

• 放射保健休息时间，不得接触放射线。

• 放射工作人员的劳保措施应按照劳保部门和有关部门的现行规定执行。

（二）定期体检项目

• 血象检验：白细胞计数及分类，血红蛋白及红细胞计数，血小板计数，必要时进行骨髓检查。

• 眼晶状体检查。

- 肝、肾功能。
- 皮肤、毛发、指甲、毛细血管的检查。

（三）放射介入工作者的营养保健

对从事介入放射工作的医务人员，有目的地对营养和膳食加以调整，在一定程度上可改变机体对电离辐射的敏感性，使机体抵抗放射损伤的能力和修复损伤的能力都有所提高。其主要原则是首先满足机体正常的合理营养需求，在此基础上，再根据放射性损害的特殊作用，给予特殊的营养补充。它的最终目的是通过满足人体合理的营养需求量来提高机体对外界因素的抵抗力。

1. 放射性工作人员的营养有如下几个特殊的要求

- 蛋白质：需要量在质的方面是要高于正常人群的标准。
- 维生素：核黄素（维生素 B_2）、维生素 B_{12}、维生素 A、维生素 C、维生素 D 的量必须要首先得到满足。
- 对糖类、脂肪、矿物质、微量元素和水分等不必强调过多补给。
- 烹调食物与调配膳食要合理。
- 维持膳食平衡、食物种类多样化的原则。

2. 有助于减轻辐射损伤的药品与保健品

- 酵母类酵母的自溶物和酵母的核糖核酸及水解物有一定的预防放射损伤的作用。
- 中草药类：例如黄芪、肉苁蓉等。
- 多糖类：例如鳖甲粗多糖、黄蘑多糖等。
- 维生素类。
- 自由基清除剂。
- 其他：有人发现香菇有一定的抗辐射作用。蔬菜中的卷心菜在动物实验中证实对放射性损伤有一定的防护作用，其有效成分尚不明了。胡萝卜对放射线引起的白细胞降低有一定的提升作用。蜂蜜、杏仁、人参等也有一定的抗放射性损伤作用。

（四）放射介入工作人员的健康标准

介入放射性工作人员具有以下情况者，建议给予减少接触、短期脱离、疗养或调离等处理。

- 血红蛋白：男性：<120 g/L 或 >160 g/L；女性：<110 g/L 或 >150 g/L。
- 红细胞数：男性：$<4×10^{12}$/L 或 $>5.5×10^{12}$/L；女性：$<3.5×10^{12}$/L 或 $>5×10^{12}$/L。
- 白细胞总数持续（指 6 个月）$<4×10^9$/L 或 $>1.1×10^9$/L 者。
- 血小板持续 $<100×10^9$/L。
- 患有心血管、肝、肾、呼吸系统疾患和内分泌疾患、血液病、皮肤疾患和严重的晶状体混浊或高度近视者，患有严重的神经官能症或精神疾患。
- 其他器质性或功能性疾患，卫生部门可根据病情或接触放射性损害的具体情况（包括放射性工作种类、水平）、本人工作能力、专业技术需要等综合衡量确定。

五、导管室 X 线防护管理规定

- 导管室 X 线防护工作应由专人负责，或指定兼职人员协助做好 X 线防护工作。

- 导管室工作人员须具备放射防护意识和责任心，在工作中应遵守医疗照射正当化和放射防护最优化的原则。定期组织对工作区、设备、人员进行放射防护检查。

- DSA 设备必须持有大型医疗射线装置工作许可证；工作人员必须具备相应的资质；各级各类人员应熟悉 DSA 设备的主要结构和安全性能，确保设备安全，防止意外放射事件的发生。

- 放射科导管室各检查室、控制室的辐射防护必须达到国家要求；各检查室设有电离辐射警告标志和工作指示灯；必须配备工作人员和受检者的辐射防护用品。

- 检查前告知受检者辐射对健康的影响，在相关醒目位置设置告示牌。非特别必要，对已受孕者，特别是受孕后 8 周至 15 周育龄妇女不得进行检查。对受检者邻近照射野的敏感器官和组织进行屏蔽防护。

- 在 DSA 检查前，应关闭检查室大门，无关人员不得进入检查室。确实因病情需要必须陪同检查者人员，应给予必要的防护用品，陪同人员尽量远离 X 线球管。

- 技术人员要严格执行各种 DSA 设备操作规程，确保造影质量，避免重复照射。

- 导管室工作人员工作期间必须佩带个人计量仪，接受专业及放射防护培训，定期健康检查。医院建立个人计量、职业健康管理和教育培训档案。

参·考·文·献

[1] 毛华娟，靳三勇，戴伟辉，等. 手术高值耗材的便捷供应链管理研究 [J]. 中华医院管理杂志，2014,6(30):466-469.

[2] 毛华娟，陈智勇，戴伟辉，等. 面向动态需求的高值介入耗材信息化管理 [J]. 医学信息杂志，2014,8(27):57-58.

[3] 毛燕君. 介入治疗护理学 [M]. 北京：人民军医出版社，2013.

[4] 张峥. 手术室护理技术手册 [M]. 北京：人民军医出版社，2000.

[5] 魏革，刘苏君. 手术室护理学 [M]. 北京：人民军医出版社，2003.

[6] 中华人民共和国建设部，中华人民共和国国家质量监督检验检疫总局. 医院洁净手术部建筑技术规范 [S]. 北京：中华人民共和国建设部，中华人民共和国国家质量监督检验检疫总局，2002.

[7] 寿红艳，徐旭仲，张旭彤，等. 手术室环境温度对老年人手术期间经核心温度变化的影响 [J]. 实用医学杂志，2005, 21(6):555-557.

[8] 仲崇晓，姜秀琴. 水胶体透明贴在老年患者一期压疮治疗中应用的效果评价 [J]. 中国实用护理杂志，2014, 30(16):42-43.

[9] 王志康，娄海芳，楼亚艳，等. 使用量和效益分析在医用耗材管理中的应用 [J]. 中华医院管理杂志，2012, 18(1): 54-56.

[10] 吴静，孙超伟，刘海荣. 医用耗材收支管理的调研报告 [J]. 财经界，2015, (5):72.

[11] 谢力，谢鸿，魏华刚. 医疗器械不良事件风险的防范与管理 [J]. 中国卫生事业管理，2006, (8):510-511.

[12] 韩月红，王学艳，胡成立，等. 临床护理中医疗器械不良事件的分析与管理 [J]. 中华护理杂志，2008, 43(10): 924-926.

[13] Pishvaee M S, Razmi J, Torabi S A. An accelerated Benders decomposition algorithm for sustainable supply chain network design under uncertainty: A case study of medical needle and syringe supply chain[J]. Transport Res E: Logist Transport Rev, 2014, 67:14-38.

[14] 俞侃斌. 面向临床手术的医用耗材动态供给管理研究 [D]. 复旦大学硕士学位论文，2014.

[15] Rosales C R, Magazine M, Rao U. The 2Bin system for controlling medical supplies at point-of-use[J]. Eur J Operat Res, 2015, 243(1): 271-280.

[16] Christopher M. Supply chain migration from lean and functional to agile and customized [J]. Supp Chain Manag: Internat J, 2000, 5: 206-213.

[17] Kong X, Feng M, Wang R, The current status and challenges of establishment and utilization of medical big data in China[J]. Europ Ger Med, 2015, 6(6): 515-517.

[18] Ramani K V. Managing hospital supplies[J]. Heal Organiz Manag, 2006, 20(3): 218-226.

[19] Padula W, Makic M B, Epstein Z, et al. Using machine learning to populate a Markov model by mining big data directly from hospital ehrs-An application to dynamically predict hospital-acquired pressure ulcers[J]. Val Heal, 2015, 18(7): PA694.

[20] Heinbuch S E. Total quality materials management and just-in-time[J]. Manag Med, 1995, 9(2): 48-56.

[21] Ritchie L, Burnes B, Whittle P, et al. The benefits of reverse Logistics [J]. Supp Chain Manag, 2000, 5(3): 226-233.

[22] Young S T. Prime vendor and hospital purchasing relationships [J]. IJPD&MM, 2007, 19(9): 27-30.

[23] 罗旭, 刘永江. 医疗大数据研究现状及其临床应用 [J]. 医学信息学杂志, 2015, 36(5): 10-14.

[24] 徐宗本, 冯芷艳, 郭迅华, 等. 大数据驱动的管理与决策前沿课题 [J]. 管理世界, 2014, (11): 158-163.

[25] 毛华娟. 医师处方行为分析系统的研究与实现 [D], 复旦大学硕士学位论文, 2010.

[26] Eng T Y. Mobile supply chain management: Challenges for implementation[J]. Technovation, 2006, 26(5–6):682-686.

[27] 余悦. 移动环境下的敏捷供应链网格模型及动态协商机制研究 [D]. 复旦大学硕士学位论文, 2010.

[28] 黄河. 移动环境下的敏捷供应链集成技术研究与实现 [D]. 复旦大学硕士学位论文, 2010.

[29] Cacioppo J T, Berntson G G. Berntson. Social psychological contributions to the decade of the brain: Doctrine of multilevel analysis[J]. American Psychologist, 1992, 47:1019-1028.

[30] 马庆国, 王小毅. 从神经经济学和神经营销学到神经管理学 [J]. 管理工程学报, 2006, 20(3): 129-132.

[31] 戴伟辉. 我国转化医学发展战略研究：前瞻性医疗信息化技术（第一稿）[R]. 中国工程院重大战略咨询报告, 2014.

[32] 戴伟辉. 情景感知与情感智能：通往智慧城市的智慧之门 [J]. 上海城市管理, 2012, (4): 29-32.

[33] 戴伟辉. 神经管理学的学科发展与研究范式 [J]. 北京工商大学学报（社会科学版）, 2017, 32(4): 1-10.